Einfühlsam Gespräche führen

Einfühlsam Gespräche führen

Uwe Bernd Schirmer

Uwe Bernd Schirmer

Einfühlsam Gespräche führen

Wertschätzende und empathische Gesprächsführung in der Praxis der Gesundheits-, Erziehungs-, Pflege- und Sozialberufe

2. vollständig überarbeitete und erweiterte Auflage

hogrefe

Uwe Bernd Schirmer. Dr. biol. Hum., Dipl. Pflegepädagoge, langjährige Leitungserfahrung in den Bereichen Bildung, Coaching und Entwicklung von Mitarbeitenden der Gesundheits-, Erziehungs- und Sozialberufe. Aufgabenschwerpunkt in psychiatrischen und psychosomatischen Einrichtungen. Forschungsschwerpunkte: Empathie, Gesprächsführung und Patientenedukation. Aktuell als freiberuflicher Trainer und Coach tätig.
E-Mail: Uwe.Schirmer@ZfP-Zentrum.de

Bibliografische Information der Deutschen Nationalbibliothek
Die Deutsche Nationalbibliothek verzeichnet diese Publikation in der Deutschen Nationalbibliografie; detaillierte bibliografische Daten sind im Internet über http://www.dnb.de abrufbar.

Einführer in die EU: Hogrefe Verlag GmbH & Co. KG, Merkelstraße 3, 37085 Göttingen, info@hogrefe.de

Anregungen und Zuschriften bitte an:
Hogrefe AG
Lektorat Pflege
z. Hd. Jürgen Georg
Länggass-Strasse 76
3012 Bern
Schweiz
Tel. +41 31 300 45 00
info@hogrefe.ch
www.hogrefe.ch

Lektorat: Jürgen Georg, Johanna Brauer
Redaktionelle Bearbeitung: Martina Kasper
Herstellung: Daniel Berger
Umschlagabbildung: Westend 61, Getty Images
Umschlag: Verlag intern
Druckvorstufe: punktgenau GmbH, Bühl
Druck und buchbinderische Verarbeitung: Multiprint Ltd., Kostinbrod
Printed in Bulgaria

2. vollst. überarb. u. erw. Auflage 2025

(E-Book-ISBN_PDF 978-3-456-96331-0)
(E-Book-ISBN_EPUB 978-3-456-76331-6)
ISBN 978-3-456-86331-3
https://doi.org/10.1024/86331-000

Inhaltsverzeichnis

Dank 9

Geleitwort von Tilman Steinert 11

Geleitwort von Michael Schulz 13

Vorwort 15

1 Zur Handhabung dieses Buches 17

2 Die Bedeutung von Beziehungen 19

2.1 Beziehungen in Gesundheits-, Sozial- und Erziehungsberufen 19

2.1.1 Beziehungen als Beruf 19

2.1.2 Stellenwert der Beziehung in psychosozialen Berufen 22

2.1.3 Beziehungsgestaltung 28

2.1.4 Verständnis von Beziehung in der Einfühlsamen Gesprächsführung 32

2.1.5 Bestandteile einer qualitätsvollen Beziehung 33

2.1.6 Vertrauen 34

2.1.7 Beziehung als Herausforderung in Gesundheits-, Erziehungs- und Sozialberufen 37

2.1.8 Beziehungsebenen in helfenden/therapeutischen Prozessen 39

2.1.9 Einfluss nehmen in Gesundheits-, Erziehungs- und Sozialberufen 41

2.1.10 Zur Bedeutung der gemachten Erfahrungen für Beziehungen . 44

2.2 Kommunikation, die Beziehung fördert 46

2.2.1 Sprache gestaltet Beziehungen: Trennende oder verbindende Kommunikation 47

2.2.2 Ziele von Kommunikation 48

2.2.3 Ziele in der Kommunikation mit Klienten 48
2.2.4 Nonverbale Kommunikation 49

3 Empathie 51
3.1 Zwei Formen der Empathie 51
3.2 Die Grenzen der Empathie 56
3.3 Risiken von Empathie 57
3.4 Empathiefähigkeit lernen und weiterentwickeln 59
3.4.1 Übung – Eigene Konfliktsituationen bearbeiten 59
3.5 Herausforderung Gehirn – Im Fluss des Lebens 60

4 Einfühlsame Gesprächsführung 67
4.1 Einführung 67
4.2 Grundlagen Einfühlsamer Gesprächsführung 68
4.2.1 Innere Haltung und Werte 68
4.2.2 Grundannahmen in der Einfühlsamen Gesprächsführung . . 72
4.2.3 Professionelle Nähe und professionelle Distanz 78
4.2.4 Arbeitsverständnis beim Anwenden der Einfühlsamen Gesprächsführung 83
4.2.5 Die Beziehung durch Einfühlsame Gesprächsführung stärken 90
4.3 Perspektiven der Gesprächsführung 91
4.3.1 Connection before Correction 91
4.3.2 Perspektive: Beziehungsorientierung 93
4.3.3 Perspektive: Bewältigungsorientierung 95
4.3.4 Überblick: Perspektiven der Einfühlsamen Gesprächsführung 95
4.4 Der empathische Prozess 95
4.4.1 Empathie verwirklichen 96
4.4.2 Empathie und Selbstempathie 102
4.4.3 Wechselseitige Einflüsse während des empathischen Prozesses 102
4.4.4 Empathische oder „nicht-empathische“ Reaktion 102
4.4.5 Empathie bei angenehmen Erfahrungen 105
4.4.6 Praxisbeispiel Medikamenteneinnahme 106

5 Anwendung der Einfühlsamen Gesprächsführung 111
5.1 Überblick: Die drei Komponenten 111
5.2 Die Komponente Beobachtung 114

5.2.1 Wahrnehmung 115
5.2.2 Die Beobachtung in der Einfühlsamen Gesprächsführung . . 122
5.2.3 Vorgehen: Komponente 1 – Eine Beobachtung formulieren . 125
5.2.4 Praxisbeispiel zur 1. Komponente: Beobachtung 126
5.2.5 Übung – Beobachtung 126
5.3 Die Komponente Gefühle 128
5.3.1 Gefühle 128
5.3.2 Übung – Wortschatz für Gefühle 129
5.3.3 Entstehung und Funktionen von Gefühlen 131
5.3.4 Körperliche Reaktionen bei Gefühlen 134
5.3.5 Übung – Was sagt Ihnen Ihr Körper? 135
5.3.6 Formen von Gefühlen 135
5.3.7 Schuld und Scham als Gefühle 137
5.3.8 Gefühle verbalisieren – ein Wortschatz für Gefühle 138
5.3.9 Gefühlswörter 139
5.3.10 Die eigene Einstellung zu Gefühlen – Gefühl oder Kognition . 140
5.3.11 Emotionsregulation und psychische Beschwerden 141
5.3.12 Gefühle in der Einfühlsamen Gesprächsführung 143
5.3.13 Gefühle: Wer kann wofür Verantwortung übernehmen? 144
5.3.14 Gefühle und Gedanken unterscheiden 147
5.3.15 Pseudogefühle: die Verantwortung für die eigenen Gefühle abwälzen 149
5.3.16 Vorgehen: Komponente 2 – Gefühle explorieren und verbalisieren 152
5.3.17 Praxisbeispiel zur 2. Komponente: Gefühle 154
5.3.18 Übung – Gefühle benennen/erfragen 155
5.4 Die Komponente Bedürfnisse 156
5.4.1 Bedürfnisse 156
5.4.2 Arten und Kategorien von Bedürfnissen 161
5.4.3 Bedürfnisse nuanciert verbalisieren – ein Wortschatz für Bedürfnisse 164
5.4.4 Erläuterungen zu ausgewählten Bedürfnissen 167
5.4.5 Die Bedeutung der Bedürfnisse in der Einfühlsamen Gesprächsführung 170
5.4.6 Vorgehen: Komponente 3 – Bedürfnisse explorieren und verbalisieren 174
5.4.7 Praxisbeispiel zur 3. Komponente: Bedürfnisse 178
5.4.8 Übung – Bedürfnisse 180

6 Die Perspektive der Bewältigung . . . 181
6.1 Einführung . . . 181
6.2 Vom Bedürfnis zur Strategie . . . 183
6.2.1 Gleiche Bedürfnisse, aber unterschiedliche Strategien . . . 184
6.2.2 Vom (Ver-) urteilen zum Verstehen . . . 186
6.2.3 Abhängigkeit von anderen Menschen bei der eigenen Bedürfniserfüllung . . . 187
6.2.4 Vielfalt von Erfüllungsmöglichkeiten eines Bedürfnisses . . . 188
6.3 Strategien zur Bedürfnisbefriedigung . . . 190
6.3.1 Regulation mit Beteiligung anderer Personen . . . 191
6.3.2 Annahme/Akzeptanz . . . 197
6.3.3 Interventionen – professionelle Unterstützung . . . 199

7 Fazit und Ausblick . . . 203

8 Anhang . . . 205
8.1 Schlüsselunterscheidungen . . . 205
8.2 Praxisbeispiele . . . 208
8.2.1 Praxisbeispiel 1 . . . 208
8.2.2 Praxisbeispiel 2 . . . 213
8.3 Übungsblätter Einfühlsame Gesprächsführung . . . 218

Literaturverzeichnis . . . 221

Autor . . . 227

Sachwortverzeichnis . . . 229

Dank

Ich bin dankbar, dass ich bei Dr. Marshall Rosenberg lernen durfte, während er als Lehrer und Mediator um die Welt reiste und einen wertvollen Beitrag zu einem empathischeren Antlitz auf dieser Welt leistete. Sein Werk wird international durch das Center for Nonviolent Communication (CNVC) in Albuquerque/USA (www.cnvc.org) fortgeführt.

Mein Dank gilt auch meinen einfühlsamen, kompetenten, humorvollen und geduldigen Lehrerinnen der Gewaltfreien Kommunikation, insbesondere Ingrid Holler (D), Suna Yamaner (CH), Regula Langemann (CH) und Monika Oboth (D).

Ohne die Unterstützung bei inhaltlichen Diskussionen und beim Verfassen des Textes wäre ich nicht so weit gekommen. Hierfür mein ganz besonderer Dank an Anita Hofmann, Andrea Deitermann, Ilona Herter und Elke Prestin.

Vielen Dank auch an den Programmplaner des Hogrefe Verlags Jürgen Georg sowie die sorgfältige redaktionelle Bearbeitung durch Martina Kasper.

Es war ein jahrelanger und steiniger Weg, bis ich das Buch vollenden konnte. Ich lernte selbst besser und tiefer zu verstehen. Eines ist für mich beeindruckend deutlich geworden: die Bedeutung von Beziehungen für das Leben. Deshalb widme ich dieses Buch allen, die mit mir in Beziehung standen oder stehen. Allen die Freude an Beziehungen haben und manchmal darunter leiden.

Für meine Familie, den Freunden und den Fremden.

Geleitwort von Tilman Steinert

Wir leben in einer Zeit, in der die medizinische Versorgung in zunehmendem Maße Teil einer komplexen Gesundheitsindustrie geworden ist und medizinische Diagnostik und Behandlung immer mehr Geräten und Maschinen anvertraut wird – mit teils beeindruckenden, teils auch eher bescheidenen Ergebnissen. Entsprechende Erwartungen machen auch vor meinem Fachgebiet, Psychiatrie und Psychotherapie, nicht halt. Dennoch hat die Forschung der letzten zwei Jahrzehnte überraschenderweise überwältigende Wirksamkeitsnachweise gerade für psychotherapeutische Interventionen erbracht, also sogenannte „weiche" Verfahren. Demgegenüber mussten die vermeintlich „harten" (mit chemischen Substanzen arbeitenden, gut messbaren, an Gehirnrezeptoren ansetzenden usw.) Behandlungen, wie insbesondere die mit Psychopharmaka, doch erheblich Federn lassen und zeigen sich in den meisten Situationen nicht wirksamer als der psychotherapeutische Zugang über das Gespräch. Erstaunlich, weil vor wenigen Jahrzehnten so noch nicht vorstellbar, ist auch, dass diese Wirksamkeitsnachweise für psychotherapeutische Verfahren für mehr oder weniger alle Krankheitsbilder vorliegen, also auch diejenigen, die man früher als rein „organisch" oder „endogen" verursacht ansah. Dementsprechend hat sich die ganze Auffassung des Fachgebiets erheblich gewandelt. „Soft skills" sind nicht mehr nur ein wünschenswertes Beiwerk für Ärztinnen und Ärzte, Pflegende und andere Berufsgruppen, sondern sie gehören zur Kernkompetenz. Kernkompetenz bedeutet immer, dass man viel Gutes tun kann, aber leider auch viel Schaden anrichten kann, wenn man es nicht richtig tut. Das gilt auch für die Gesprächsführung. Gesprächsführung findet keineswegs nur in formell so deklarierten psychotherapeutischen Behandlungen statt, sondern in jeder Interaktion. Und dies betrifft nun keineswegs nur das Gebiet der Psychiatrie und Psychotherapie, sondern die ganze Medizin und, darüber hinausgehend, viele andere Bereiche in Pflege, Versorgung und Pädagogik. Wer selbst schon einmal mit einer akuten, besorgniserregenden Krankheit konfrontiert war, womöglich im Krankenhaus, weiß nur zu gut, welches Gewicht plötzlich jede einzelne Bemerkung der Ärztin oder des Krankenpflegers hat, vielleicht nur dahingesagt, aber schwer belastend empfunden oder Hoffnung spendend, vielfach geteilt mit Angehörigen und, wie ich immer wieder feststelle, oft noch nach Jahrzehnten genau erinnert. In der Krankheit sind wir alle in ungewöhnlichem Maße verletzlich, angewiesen auf Fürsorge, Vertrauen und Empathie. Wer an derartigen Schlüsselpositionen arbeitet, braucht nicht eine vollständige Psychotherapieausbildung, sehr wohl aber Fähigkeiten der Selbstwahrnehmung, eine Befähigung zur Empathie und schließlich auch praktisches Wissen für die Gesprächsführung. Die beiden erstgenannten Eigenschaften kann man nicht aus Büchern lernen, sehr wohl aber das Handwerkszeug, um diese weiterzuentwickeln. Herrn Dr. Schirmer ist dafür zu danken, dass er mit diesem Buch eine wichtige Lücke zu den Themen Beziehung und Empathie in der Gesprächsführung füllt und die notwendigen Kenntnisse fundiert und handlungsorientiert aufbereitet für jedermann zur Verfügung stellt.

Prof. Dr. med. Tilman Steinert
Ärztlicher Direktor, Leiter der Klinik für Psychiatrie und Psychotherapie I der Universität Ulm (Weissenau) des ZfP Südwürttemberg.

Geleitwort von Michael Schulz

Viele Menschen, die in einen pflegerischen Beruf arbeiten, möchten eine helfende Beziehung anbieten und haben ein Interesse, an den einzigartigen Lebenserfahrungen anderer Menschen teilzuhaben. Hier stellt der Aufbau und Erhalt einer Beziehung eine besondere Herausforderung dar. Gleichzeitig haben die Komplexität des Arbeitsfeldes und die vielfach große Anzahl an zu versorgenden Patienten häufig zur Folge, dass sich Pflegende zurückziehen und andere pflegerische Schwerpunkte setzen. Hinzu kommt ein Mangel an Kompetenzen und Techniken, um Empathie in einer pflegerischen Beziehung zu realisieren. Erst wenn es gelingt, einer anderen Person einfühlsam zu begegnen, können wir zu Menschen, die wir im Rahmen von Pflegekontexten begleiten, tragfähige Beziehungen aufbauen.

Psychische aber auch alle anderen Erkrankungen können existenzielle Krisen und Erschütterungen des Selbstbildes mit sich bringen. Eine Pflegeperson, der ein empathischer Zugang zum Patienten nicht möglich ist, ist hier nur schwer als erfolgreich Handelnde vorstellbar. Empathie ist deshalb unverzichtbar und ein Kernelement pflegerischen Handelns. Gerade in stationären Settings macht es die implizite Machtposition in Pflegesituationen für Betroffene oft schwierig bis unmöglich, offen über Gefühle und Sorgen zu sprechen. An dieser Stelle ist es ein Leichtes, entsprechende zaghafte Signale seitens der Pflegeperson zu übersehen.

Aus der Forschung wissen wir, dass Pflegende nicht in jedem Fall in gleicher Weise zu einfühlsamem Handeln in der Lage sind. Die schwedische Pflegewissenschaftlerin Anna Björkdahl hat Pflegende von akutpsychiatrischen Stationen untersucht und im Wesentlichen zwei Typen herausgearbeitet: Für die eine Gruppe ist die Einhaltung von Regeln und die Kontrolle über die Station wichtig. Die Personen der anderen Gruppe reagieren eher flexibel und verständnisvoll auf den Patienten und streben individuelle Lösungen an. Diese Gruppe arbeitet deutlich mehr mit Empathie. Kenntnisse über Empathie und deren Bedeutung für eine tragfähige Beziehung sollten demnach ein bedeutender und zentraler Gegenstand von Pflegebildung und Pflegeforschung sein.

Die Stärke des vorliegenden Buches liegt vor allem darin, dass das Thema der empathischen Gesprächsführung als zentrale Dimension von Pflege die Bedeutung und fachliche Fundierung erhält, die ihr zusteht. Damit leistet Uwe Schirmer, der das Thema der Kommunikation und Empathie seit vielen Jahren, sowohl als Lehrender, als auch als Wissenschaftler, unermüdlich bearbeitet und weiterentwickelt, der Pflege einen großen Dienst. Vor allem gibt es wichtige Hinwcise, wie relativ abstrakte Themen fachlich fundiert verstehbar, lehrbar und anwendbar aufbereitet werden können. Die hier dargelegten Erkenntnisse bieten zudem eine gute Grundlage zu wichtigen weiteren Forschungs- und Entwicklungsfragen. Dabei sollte die konsequente Einbeziehung der Betroffenenperspektive besondere Priorität eingeräumt werden.

Ich wünsche dem Buch viele Leser. Den Lesern wünsche ich, dass sie sowohl aus Fachpersonen als auch aus Personen mit einer Betroffenenperspektive bestehen und die Inhalte dieses Werkes als Grundlage für weitere Entwicklungen hin zu einer humaneren Gesellschaft nutzen.

Prof. Dr. rer. medic. habil. Michael Schulz
Studiengangsleitung Psychiatrische Pflege, Fachhochschule der Diakonie Bielefeld.

Vorwort

Connection before Correction

Wer unterstützende Beziehungen kennt, weiß: keine Kooperation ohne Kommunikation und ohne Kooperation keine wirksamen Interventionen. Kommunikation ist alles, sie ist allgegenwärtig und Grundlage unseres sozialen Miteinanders. Mit Kommunikation lässt sich im Leben vieles erreichen, ohne Kommunikation zumeist nichts. Die wahre Bedeutung von Kommunikation liegt in ihrer Funktion des Herstellens einer Verbindung zu anderen Menschen. Von Geburt an gehört es zum menschlichen Leben, in Verbindung mit anderen Menschen zu treten. Unsere Entwicklung ist von Anfang an auf Bindung und damit Beziehung angelegt. Die universellen menschlichen Bedürfnisse nach Bindung und Verbundenheit sind ein wichtiger Grund für unsere, in der Evolution angelegte, Fähigkeit zur Empathie. Wir wenden uns den Menschen zu, die feinfühlig und achtsam mit uns umgehen, denen wir vertrauen können. Doch wie kann ich wissen, was DU fühlst und brauchst – Ich bin nicht DU. Damit wir andere besser verstehen und ihre Signale leichter entschlüsseln können, brauchen wir Empathie. Unsere eigene Fähigkeit zur Empathie stellt die wesentliche Voraussetzung zum Aufbau und Erhalt von qualitätsvollen Beziehungen dar, die auf Vertrauen und Annahme beruhen und so einen möglichen Weg für Entwicklung ebnen. Der Fokus zwischenmenschlichen Handelns, auch der des fürsorglichen Handelns im professionellen Kontext, sollte daher auf das ausgerichtet sein, was uns Verständnis und Annahme unseres Gegenübers ermöglicht, also auf das, was uns als Menschen verbindet, anstatt auf das, was uns trennt.

Menschliches Leben ist von der ersten Sekunde seiner Existenz an verletzlich und da ist es wenig verwunderlich, dass es in der Natur des Menschen die natürliche Veranlagung zu Mitgefühl und Fürsorge gibt.

Angehörige der Gesundheits-, Erziehungs- und Sozialberufe brauchen für professionelles Handeln eine klare Vorstellung davon, wie sie „empathisch" sein können. Empathie ist kennzeichnend für die Qualität ihrer Arbeit. In Anbetracht der Bedeutung von Empathie brauchen sie, anstatt der in Fachbüchern üblichen Appelle *„sei empathisch“*, einen offenen und intensiven Diskurs mit welchen Vorgehensweisen Empathie entwickelbar, und das heißt lehr- und lernbar ist.

Der Fokus dieses Buches liegt daher auf der Empathie, ein Versuch, sie zu beschreiben und Möglichkeiten vorzustellen, die Empathie lehr- und lernbar machen können. Bei der Bedeutung von Empathie für eine zwischenmenschliche Beziehung brauchen Experten einen effektiven Weg, um die eigene Empathiefähigkeit weiterentwickeln zu können. Dazu gibt es eine Vielzahl von Fragen: Was sind die integralen Bestandteile von Empathie oder wie wird Empathie erlebbar? Welche Fähigkeiten und Werthaltungen sind erforderlich, um Empathie in der Begegnung mit Menschen zu realisieren?

Dieses Buch hat weder den Anspruch „den“ einzig möglichen Weg von Empathie, noch den „best way“ dafür vorzugeben. Es wird vielmehr eine *„wertschätzende* und *empathische* Gesprächsführung“ vorgestellt, deren Kern der kognitive empathische Prozess ist. Dieser empathische Prozess wird als ein „handlungsorientierter Prozess“ beschrieben, der zeigt, wie Empathie umgesetzt werden kann. Was hier nüchtern und technisch klingt, wird durch das eigene Sein bei der Begegnung mit Menschen so stark beeinflusst, dass eine Auseinandersetzung mit der eigenen Haltung geboten ist. Daher werden auch die Themen Werte und Haltungen erörtert.

Neben der Bereitschaft und Fähigkeit zur Empathie braucht es eine Werthaltung, die eine verbindliche, offene und auf Annahme basierende Grundeinstellung als Fundament für die helfende Beziehung bietet. Nur so wird das wachsen können, was Halt, Orientierung und Entwicklungsmöglichkeiten in der Beziehung möglich macht.

Der hier vorgestellte empathische Prozess basiert auf der „Gewaltfreien Kommunikation“ nach Marshall B. Rosenberg (2007), die in den vergangenen Jahren weltweit zunehmend an Bedeutung gewonnen hat. In diesem Buch wird eine Übertragung Rosenbergs Arbeit für die praktische Anwendung im Kontext professioneller Interventionen der psychosozialen Berufe vorgestellt.

Ein Hinweis zum Thema Gendern: Aus Gründen der besseren Lesbarkeit wird zumeist auf die gleichzeitige Verwendung männlicher und weiblicher Sprachformen bzw. auf eine gendergerechte Schreibweise, z. B. mit Gender-Stern, verzichtet. Sämtliche Personenbezeichnungen gelten gleichwohl für alle Geschlechter.

Uwe Bernd Schirmer

1 Zur Handhabung dieses Buches

Die Fähigkeit zur Empathie lässt sich nicht einfach durch Fallbeispiele oder aus Lehrbüchern erlernen, wie etwa beim Aneignen von Faktenwissen. Es braucht eine eigene Beteiligung, ein „*Dabeisein*". Empathie lernen ist wie schwimmen oder tanzen lernen. Sie können es nur durch Ihre persönliche Teilnahme schaffen. Um Ihnen dies zu erleichtern, enthält dieses Buch „Beispiele" mit Situationen, wie Sie sie vermutlich aus Ihrem eigenen Leben und Ihrem Arbeitsumfeld kennen. Außerdem finden Sie darin Übungen, die Ihnen die Reflektion Ihrer eigenen Erfahrungen mit den hier vorgestellten Methoden der „*wertschätzenden* und *empathischen* Gesprächsführung" ermöglichen sollen.

Im Text wird zur besseren Lesbarkeit der Begriff der „*Einfühlsamen Gesprächsführung*" verwendet. Er steht gleichermaßen für „*wertschätzend* und *empathisch* Gespräche führen", wie auch für eine „empathische Kommunikation".

Beispiele und Hinweise zur praktischen Umsetzung

Durch Beispiele sollen Ihnen einerseits theoretische Sachverhalte verdeutlicht werden, und andererseits die praktische Anwendung der einfühlsamen Kommunikation im Praxisfeld der Gesundheits-, Erziehungs- und Sozialberufe vorgestellt werden. Sie finden hier auch Hinweise zur praktischen Umsetzung.

→ Die Praxisbeispiele sind in diesem Buch durch eine **rote** Anfangs- und Schlusslinie gekennzeichnet.

Übungen

Um die beschriebene Vorgehensweise kennenzulernen und ein erstes Mal selbst erfahren zu können, empfehle ich Ihnen, die im Buch angebotenen Übungen durchzuführen. Da diese aufeinander aufbauen, ist es wichtig, dass Sie die Abfolge im Buch einhalten. Einige Aufgaben können Sie nur im Sinne der Einfühlsamen Gesprächsführung bewältigen, wenn Sie das Kapitel davor durchgearbeitet haben.

→ Die Übungen sind in diesem Buch **rosa** hinterlegt.

Kurze Zusammenfassungen und Merksätze

Hier finden Sie stark verkürzte Informationen sowie Aussagen, die besonders wichtig in der Einfühlsamen Gesprächsführung sind.

→ Die Zusammenfassungen und Merksätze sind in diesem Buch **grau** hinterlegt.

2 Die Bedeutung von Beziehungen

Themen dieses Kapitels sind die Grundlagen und der Stellenwert von Beziehungen im Kontext von psychosozialen Berufen. Dargestellt wird zudem, wie die verbale und nonverbale Kommunikation eine Beziehung fördern kann.

2.1 Beziehungen in Gesundheits-, Sozial- und Erziehungsberufen

Die Beziehungsgestaltung in psychosozialen Berufen geht mit Herausforderungen einher und setzt für eine qualitativ gute Beziehungsgestaltung ein Verständnis für eine einfühlsame Gesprächsführung voraus. Ein zentraler Aspekt ist der Vertrauensaufbau. Zudem befasst sich dieses Kapitel mit dem Thema Macht in Beziehungen.

2.1.1 Beziehungen als Beruf

Die Mitarbeitenden der Gesundheits- Sozial und Erziehungsberufe wenden sich Menschen zu und führen mit ihnen Gespräche, um sie zu behandeln, zu beraten, zu begleiten, zu pflegen, zu lehren oder zu betreuen. Dieses Buch richtet sich an alle Interessierten, insbesondere an Menschen, die in diesen Berufen professionelle Entwicklungs- und Fürsorgearbeit leisten, wie beispielsweise in der Medizin, Pflege, Psychologie, Sozialen Arbeit, Pädagogik und Erziehung, Arbeits- und Ergotherapie, Logopädie, Geburtshilfe, Physiotherapie, aber auch in der Seelsorge oder Bewährungshilfe. Für sie ist kennzeichnend, dass sie eine akademische oder berufliche Ausbildung erlangt haben. Für alle diese Berufsgruppen werden nachfolgend stellvertretend die Bezeichnungen als *Therapeuten, Behandelnde* oder *Experten* verwendet.

Für die Gesundheits-, Erziehungs- und Sozialberufe (verkürzt: psychosoziale Berufe) ist kennzeichnend, dass Beziehung und menschliche Zuwendung besonders wichtig sind und sie täglich eine Vielzahl von Situationen mit Menschen erleben, bei denen Gespräche zu führen sind. Dabei ist die Kommunikation, verbal oder nonverbal, das wichtigste „*Handwerkszeug*“, um die Beziehungen zu den Menschen zu gestalten. Nicht immer ist die Kommunikation erfolgreich und kann sogar misslingen, wenn Menschen sich nicht verstehen oder den Inhalt von Botschaften falsch interpretieren. Kommunikation kann dabei verbinden oder trennen, kann unterstützen oder behindern. Gespräche können in vielfältiger Form ein Medium zur Hilfe, Unterstützung, Begleitung oder Beratung, aber auch zur Therapie und Genesung sein. Entsprechend hoch ist der Stellenwert sozialer Interaktionen für die professionell Tätigen in den psychosozialen Berufen. Die Gespräche werden von einer bestimmten Qualität der Beziehung zwischen den Interaktionsbeteiligten geprägt, die für den „*Erfolg*“ und die „*Wirkung*“ der professionellen Interventionen (Edukation, Beratung, Therapie) von entscheidender Bedeutung sind.

Die von Rogers, Ende der 1960er Jahre im Rahmen seiner klientenzentrierten Gesprächspsychotherapie, beschriebenen Basisvariablen „Wertschätzung“ (Wärme und uneingeschränkte Akzeptanz), „Empathie“ und „Kongruenz“ (Echtheit), stellen drei Aspekte einer unverzichtbaren Begegnungshaltung für den Aufbau und Erhalt einer vertrauensvollen Beziehung dar. Das vorliegende Buch befasst sich intensiv mit diesen Basisvariablen – insbesondere mit der Empathie, einer Fähigkeit, die eine helfende Beziehung prägt und als wesentlicher Faktor für deren therapeutische Wirksamkeit gilt (Elliot et al., 2011).

In ihrem beruflichen Alltag begegnen den professionell Tätigen in Gesundheits-, Erziehungs- und Sozialberufen vielfältige unangenehme Gefühle, wie Angst, Wut, Ärger, Reizbarkeit, Ungeduld, Misstrauen, Trauer, Mitleid oder Berührung, und zwar bei den Klienten, wie auch bei ihnen selbst. (Anm. d. Autors: Klienten, *lat. Cliens,* Schutzbefohlener; steht stellvertretend für die Vielzahl von Bezeichnungen von Menschen, die durch Angehörige der Gesundheits-, Erziehungs- und Sozialberufe begleitet werden, z. B.: Klienten, Patienten, Bewohner, Schüler oder Insasse). Diese Gefühle und die daraus resultierenden Verhaltensweisen nehmen Einfluss auf die Beziehung zu den Klienten und zu ihnen selbst, haben Auswirkungen auf die Qualität der Beziehung, die Zusammenarbeit und die Ergebnisse der Begleitung oder Behandlung (Akerjordet & Severinsson, 2004; Megens & van Meijel, 2006). Der tägliche Umgang mit leidenden Klienten und deren manchmal besorgten, ärgerlichen oder auch vorwurfsvollen Angehörigen kann sehr belastend für die Behandelnden sein.

Dem Selbstverständnis der psychosozialen Berufe liegt nicht selten ein Denken zugrunde, das besagt, dass sie als Experten zuallererst „Defizite“ und „Störungen“ beim Klienten erkennen müssen, um diese dann durch spezifische (evidenzbasierte, manualisierte) Methoden zu beseitigen.

Kein Wunder also, wenn manche Klienten den Eindruck haben, dass die Experten sich auf ihr Verhalten konzentrierten, um Störungen und Symptome bei ihnen zu erkennen. Nicht selten berichten Psychiatrieerfahrene, dass sie eine hierarchisch geprägte Kommunikation erlebten, um sie zu einem bestimmten Verhalten aufzufordern oder das gezeigte Verhalten positiv bzw. negativ zu verstärken. Dies könne bis hin zur „Bestrafung“ von Krisen gehen, etwa wenn ein Klient über stärkere psychische Symptome klagt und das dann ein mehr an Medikamente, ein weniger an Ausgang oder gar der Verlust an Wertschätzung bedeutet. Demgegenüber wünschen sich Klienten und ihre Angehörigen *ein wirkliches Zuhören, bei dem ein Verstehen wollen* deutlich wird.

Durch Analysieren, Interpretieren, Deuten, Bewerten und Diagnostizieren kann man zu einer Einschätzung über den Klienten gelangen, die dazu legitimiert, Verantwortung an dessen Stelle zu übernehmen, direktiv zu agieren, manchmal so weit, bis die Grenzen zur Entmündigung fließend werden. Dabei kann die Verführung groß sein zu glauben, dass man in kurzer Zeit mehr über den Klienten weiß als dieser über sich selbst. Die Behandelnden als glorreicher Retter des hilflosen Klienten? Der Behandelnde, der allwissend oder gar allmächtig die Ursachen des Leidens „aufdeckt“ und dieses Wissen schon ein weitreichender Teil der Heilung darstellt? Doch „Wissen allein heilt nicht“ (Benecke, 2014).

Experten können die Probleme ihrer Klienten nicht lösen, bestenfalls können sie sie dabei unterstützen. Die Wirkfaktorenforschung der Psychotherapie in den vergangenen Jahren zeigt deutlich, dass die Klienten selbst als entscheidender Faktor für den Erfolg gelten und ihre Beteiligung, durch die Berücksichtigung und Förderung ihres Potenzials, ebenso unentbehrlich ist, wie die Fähigkeit des Therapeuten eine Beziehung zu den Klienten aufzubauen.

Eine wesentliche Herausforderung ist es daher, mit dem Klienten in Verbindung zu kommen, einzutauchen in seine Lebenswelt, seine Bedürfnisse und Möglichkeiten kennenzulernen, ihn mit einzubeziehen, hin zu einer autonomiefördernden und ressourcenorientierten Kooperation.

Die Fähigkeit zur Empathie schafft die Voraussetzung sich aufeinander einzustellen, in eine Verbindung miteinander zu kommen, die Verstehen, Annahme und Vertrauen ermöglicht.

2.1.2 Stellenwert der Beziehung in psychosozialen Berufen

„Die Welt, in der wir leben, entsteht aus der Qualität unserer Beziehungen." (Martin Buber)

Emotionale Beziehungen verschiedenster Art können sich entwicklungsfördernd und heilend auswirken. In den unterschiedlichsten Wissenschaftsbereichen wird zunehmend die Bedeutung von Beziehung (Bindung) und Kooperation für Veränderung und Entwicklung bei der Begleitung von Menschen betont. Entwicklungsgeschichtlich ist Bindung für unsere Gattung überlebensnotwendig und ein wesentlicher evolutionärer Überlebensvorteil. Der Mensch ist zuallererst ein Säugetier, das, „koste es, was es wolle", zur Herde gehören will. Es ist daher wenig verwunderlich, dass die primäre Motivation des Menschen die Suche nach Akzeptanz und Bindung ist (Insel & Fernald, 2004) und als entscheidende Voraussetzung für die biologisch-menschliche Stimulierung des Mittelhirns, auch Motivationssystem genannt, gesehen wird (Bauer, 2010). Joachim Bauer (2006) folgert entsprechend: „Ohne Beziehung gibt es keine dauerhafte Motivation" (S. 61). Die Evolution hat eben diejenigen bevorzugt, die in der Lage waren, starke soziale Beziehungen einzugehen.

Schon zu Beginn der humanistischen Psychologie hatte Carl Rogers (1973) auf die Bedeutung von Selbstannahme für die Entwicklung hingewiesen: „Wenn ich mich so wie ich bin akzeptiere, dann ändere ich mich" (S. 33). Gleichzeitig unterstreicht Gordon (1974) die Bedeutung von Annahme durch Mitmenschen: „Wenn ein Mensch fühlt, dass ihn ein anderer wirklich annimmt, wie er ist, dann ist er frei geworden" (S. 38), sich zu verändern und zu dem zu werden, zu dem er befähigt ist.

Erst die Erfahrung von Annahme schafft die Chance hin zu Entwicklung und Veränderung des Verhaltens. Ein nicht einfacher Umstand, gelegentlich ein Paradoxon, da es nicht selten darum geht, problemhaftes Verhalten zu verändern und gleichzeitig Annahme (Akzeptanz) zu realisieren. Marsha Linehan (1993) identifiziert „*acceptance versus change*" als einen paradoxen Schlüsselkonflikt, weshalb Klienten durch professionell tätiges Personal betreut werden müssen.

„Du bist okay und musst dich ändern".

Die Herausforderung in der Beziehungsgestaltung zu Klienten beinhaltet häufig eben dieses Dilemma von Annahme, um Veränderung zu fördern. In der Dialektisch-Behavioralen Therapie (DBT) Linehan's wird die Annahme der Probleme und die Suche nach Lösungen als dialektische Aufgabe verstanden. Dialektisch bedeutet in Gegensätzen denkend. „Du bist okay, so wie du gerade bist, aber du musst dich ändern". Die Annahme der Person ist an die Aufgabe gebunden, an einigen Persönlichkeitsmerkmalen zu arbeiten und sich zu ändern. So wird von den Betroffenen und den Behandelnden ein aktuelles Problem akzeptiert, ohne es zu bewerten oder zu beurteilen, dem Leitsatz „Don't judge!" folgend. Verhalten wird thematisiert, aber nicht bestraft.

Entsprechend besteht für die Beziehung zu Klienten die Forderung des Akzeptierens und Annehmens und das bedeutet das Verhalten und Erleben des Klienten nicht zu bewerten, sondern ihn als „okay" zu definieren. Doch Vorsicht: Tatsächlich gäbe es ohne die Bewertung des Verhaltens und Erlebens des Klienten gar kein Problem, also auch keinen Bedarf zu Begleitung oder Veränderung. Sachse (2016) bringt dies in seinem Buch zu Beziehungsgestaltung auf den Punkt: „Denn gäbe es gar keine Aspekte des Denkens, Fühlens oder Handelns des Klienten, die veränderungsbedürftig wären, wäre der Klient per definitionem nicht Klient!" (S. 52). So steht hinter dem Wunsch nach Entwicklung oder Veränderung eben immer auch eine vorausgegangene Bewertung, sowohl vom Behandelnden, aber häufig auch vom Klienten selbst. Damit Menschen Verantwortung für ihr Verhalten übernehmen können, brauchen sie Einsicht in ihr Verhalten und gleichzeitig Annahme, um dieses verändern zu können. Das mögliche Dilemma von negativer Bewertung und der Forderung nach Annahme wird nur zu lösen sein, wenn der Helfende in der Lage ist, den Klienten zu verstehen (Fremdannahme) und gleichzeitig der Klient sich selbst versteht (Selbstannahme), das heißt, welche Motive (Bedürfnisse) ihn antreiben und welche Annahmen ihn blockieren.

Mitarbeiter der Gesundheits-, Erziehungs- und Sozialberufe erleben in ihrem beruflichen Alltag immer wieder Klienten mit herausfordernden Verhaltensweisen, wie etwa bei selbst- oder fremdschädigendem Verhalten. Dies ist eine große Schwierigkeit und führt wiederholt zu Situationen, in denen sie mit Machtausübung reagieren. Dafür kann es ganz unterschiedliche Gründe geben, wie etwa den Wunsch, die Situation zu kontrollieren, den Schutz des Patienten, Überforderung oder auch die Vorstellung, dass dies eine professionelle Vorgehensweise sei. Anstatt Macht auszuüben wäre es jetzt hilfreich, mit dem Klienten in Kontakt zu kommen. Anstelle eines korrigierenden Eingreifens, hin zu Kooperation und Beteiligung zu gelangen, um eine Verbindung zum Gegenüber herstellen zu können. Kommt es in einer solchen Situation zu keinem Kontakt mit dem Klienten, ist keine Verhaltensänderung zu erwarten und nicht selten eine Verstärkung der problematischen Strategien zu beobachten, die schließlich zu weiterem Hilfebedarf führen können.

Wie kann eine nachhaltige persönliche Entwicklung gefördert werden, die die Bedeutung von Annahme für die Klienten berücksichtigt? Allein durch Strukturen in psychosozialen Einrichtungen, die auf das Aufstellen und Durchsetzen von Regeln (Verhaltenserwartungen) mit Hilfe von Konsequenzen (Belohnungen und Sanktionen) ausgerichtet sind, wohl kaum. Wird im Alltag verstärkt auf bestimmte Verhaltensweisen der Klienten geachtet, insbesondere solche, die als „problemhaft" definiert wurden, birgt das die Gefahr, dass Begegnungen einen rigiden, ordnenden und dressurmäßigen Zuschnitt erfahren. Dies kann eine beziehungslose Haltung bei Helfenden und Klienten begünstigen.

Um Missverständnisse an dieser Stelle zu vermeiden: Über die Notwendigkeit von Strukturen und Regeln besteht weithin Einigkeit, über das „Wie" darf laut nachgedacht werden. Insbesondere dann, wenn Beziehung als wesentlicher „*Motivator*" für Entwicklung anzusehen ist und psychosoziale Berufe eben zu dieser Entwicklung beitragen wollen. Wenn nahezu alle Menschen von anderen akzeptiert werden möchten und sich davor fürchten, zurückgewiesen oder ausgegrenzt zu werden (Leary, 2001), ist es wichtig zu sehen, wie eng Menschen miteinander verbunden und wechselseitig voneinander abhängig sind (Hüther & Spannbauer, 2012). Aus neurobiologischer Sicht sind Menschen auf Resonanz und Kooperation ausgerichtet. „Kern aller menschlichen Motivation ist es, zwischenmenschliche Anerkennung, Wertschätzung, Zuwendung und Zuneigung zu finden und zu geben" (Bauer, 2006, S. 21). Entwicklung ist nur in einer Atmosphäre des Miteinanders und nicht des Gegeneinanders möglich. Der Stellenwert einer qualitätsvollen Beziehung kann dabei gar nicht hoch genug eingeschätzt werden.

Das Erleben von Annahme, Vertrauen und Verbindung sind zentrale Aspekte einer qualitätsvollen Beziehung, insbesondere dann, wenn Menschen bei Entwicklung und Veränderung unterstützt werden sollen.

Um Klienten professionell in schwierigen, konfliktbehafteten und manchmal auch kritischen Lebenssituationen begleiten zu können, braucht es eine verbindende zwischenmenschliche Interaktion. Diese Interaktion ist individuell zu gestalten und orientiert sich an der ganz eigenen Art eines Menschen, seinen Möglichkeiten sowie seinen Einschränkungen und führt im Verlauf zu einer Beziehung zwischen den Interaktionspartnern. Wie schwer es für Menschen sein kann, mit dem Gegenüber in eine Interaktion zu treten, verdeutlicht der Literaturnobelpreisträger Patrick Modiano (2013) in seinem Roman „Im Cafè der verlorenen Jugend", indem er seine Hauptfigur, die junge Louki, sagen lässt:

„Es war also erlaubt, sich jemandem anzuvertrauen, von sich zu erzählen und ein Mensch, dir gegenüber, interessierte sich für dein Tun und Treiben. Ich war diese Situation so wenig gewohnt, dass ich keine Worte fand“ (S. 75).

Menschen, wie die junge Louki, machen lebenslang Erfahrungen in vielfältigsten Beziehungsformen, z. B. in einer Eltern-Kind-Beziehung, Lehrer-Schüler-Beziehung, Beziehung zu Freunden, Paarbeziehung oder Klient-Behandelnden-Beziehung. Die Notwendigkeit zur Gestaltung einer qualitätsvollen Beziehung zieht sich durch unser ganzes Leben.

Für die Wirksamkeit psychosozialer (helfender) Arbeit ist es von entscheidender Bedeutung, dass die Interaktion von den professionell Tätigen so gestaltet werden kann, dass eine qualitätsvolle Beziehung aufgebaut, ausdifferenziert und erhalten wird. Wir selbst werden zur herausragenden Intervention. Klienten mit schwierigen Beziehungserfahrungen sollen die Erfahrung machen können, dass Beziehung möglich ist. Durch das Etablieren psychischer Nähe kann für den Klienten eine emotionale Beziehung zu einer zunehmend vertrauten Bindungsperson wachsen, die Schutz und Unterstützung bietet (Zimmermann, 2007). Nähe, verstanden als eine emotionale Verbundenheit, wird so zur Herausforderung und gleichzeitig zu einer Forderung an ihn.

Dabei kann es sein, dass sie Menschen in ihrem Praxisalltag begegnen, die Beziehung in ihrem Leben nicht als stabil und verlässlich erfahren durften. Dieser Mangel an positiven Beziehungserfahrungen erschwert es, an „gute Erfahrungen“ anzuknüpfen. Daher sollten mit dem Beziehungsaufbau die Vorerfahrungen rekonstruiert und geklärt werden.

Kann ein Klient die Beziehung als eine Quelle von Annahme und Vertrauen schätzen, eröffnet ihm dies neue Möglichkeiten. Etwa bei der Bewältigung von intensiven Gefühlen, wie beispielsweise bei Angst, Erschöpfung oder Trauer. Eine Beziehung erfüllt so auch eine psychologische Funktion zur Regulation unangenehmer Gefühle.

Obwohl bei den Gesprächen helfender Professionen teils unterschiedliche Probleme mit unterschiedlichen Herangehensweisen bearbeitet werden, stehen allen grundsätzlich die gleichen Mittel zur Verfügung: Interaktion und Beziehung als Grundlage, sozusagen als Vehikel für ihr professionelles Handeln. Die Ergebnisse der Psychotherapieforschung zu Beziehung sind deshalb für alle Professionen der Gesundheits- und Sozialberufe von Nutzen. Empathie in beruflichen Beziehungen kann als Querschnittaufgabe und gemeinsames Wesensmerkmal aller Gesundheits-, Erziehungs- und Sozialberufe gesehen werden.

Empathie ist keine spezifisch therapeutische Technik, sondern ein bedeutsamer Faktor in der Interaktion zur Gestaltung einer qualitätsvollen Beziehung, der sich wie ein roter Faden durch die Arbeitsfelder aller psychosozialen Professionen zieht.

Umfangreiche Forschung und Publikationen zur Beziehung zwischen Klient und Behandelnden gibt es v.a. in der Psychotherapie, dabei zählt die Bedeutung des Beziehungsfaktors zu den am besten gesicherten Ergebnissen.

Der aktuelle Stand der Psychotherapieforschung zu ihrer Wirksamkeit legt nahe, die Faktoren hierfür in zwei Gruppen zu unterscheiden: einerseits *allgemeine* Wirkfaktoren und andererseits *spezifische* Wirkfaktoren (verfahrensspezifische therapeutische Techniken und Methoden). Dabei kommt den allgemeinen Wirkfaktoren ein bedeutsamer Anteil für den Erfolg zu, zumal sich die spezifischen Wirkfaktoren nur über die Realisierung der allgemeinen Wirkfaktoren mobilisieren lassen. Verschiedene Autoren haben eine Reihe von allgemeinen Wirkfaktoren (engl. common factors) vorgestellt. Als besonders bedeutsame allgemeine Wirkfaktoren werden beschrieben:

a. die Fähigkeit der Behandelnden, eine vertrauensvolle, tragfähige, bedeutungsvolle Beziehung herzustellen und aufrecht zu erhalten,
b. die Person des Behandelnden, besonders seine empathischen Fähigkeiten sowie
c. die Klientenvariablen (etwa die aktive Beteiligung der Klienten auch in Bezug auf die Steuerung des therapeutischen Prozesses und die Ressourcenaktivierung).

Neben den Personencharakteristika von Gesprächspartnern gehen auch Kontextfaktoren in das vielschichtige Geschehen mit ein. Dazu gehören sowohl der Kontext, in dem die Begleitung/Behandlung stattfindet (z.B. die Art des therapeutischen Verfahrens oder des Beratungsmodells), als auch ein umfassenderer Kontext, in dem sich die Beziehung entwickelt (z.B. kulturelle Aspekte, Schichtzugehörigkeit, Geschlecht) und das Rollenverständnis auf beiden Seiten (Cahill et al., 2008).

In der Psychotherapieforschung wird ein unterschiedliches Grundverständnis von Psychotherapie deutlich, das auf die Gesprächsführung erhebliche Auswirkungen haben muss. So wird zwischen einem *medizinischen* und einem *kontextuellen/psychosozialen* Modell unterschieden (Wampold, 2001; Lutz, 2010).

Beim *medizinischen* Modell (Trabert & Waller, 2022) wird davon ausgegangen, dass die Klienten eine bestimmte „*Störung*“ beziehungsweise „*Krankheit*“ haben, für die es ein psychologisches Erklärungsmodell gibt. Daraus werden dann verschiedene notwendige Veränderungen für den Klienten abgeleitet, aus welchen sich die zur „*Behandlung*" notwendigen störungsspezifischen therapeutischen „*Interventionen*" (etwa manualisierte Therapien) ergeben, die von Experten durchgeführt werden. Entsprechend liegt hier der Blickwinkel in der Praxis auch auf den spezifischen therapeutischen Techniken.

Im *kontextuellen/psychosozialen* Modell liegt der Fokus nicht auf einer zu behandelnden Störung, sondern auf dem Versuch, mit dem Klienten sein situatives Erleben zu klären, um ein gemeinsames Verständnis entwickeln zu können. Es geht dabei um die Fragen nach allgemeinen, diagnose- und schulenübergreifenden Wirkfaktoren, wie sie bei den „common factors" beschrieben sind (Frank & Frank, 1993; Wampold, 2010). Der Beziehungsaspekt wird hier als zentraler therapeutischer Wirkmechanismus angesehen, bei dem die Beziehung bereits Therapie ist.

Wenngleich die Modelle zu den Wirkfaktoren variieren und in der Literatur kontrovers diskutiert werden, zeigt die viel zitierte Schätzung von Lambert (1992; Asay & Lambert, 2001; Lambert & Barley, 2002; Hubble et al., 2001) auf Basis zahlreicher Studien und Metaanalysen, wie hoch der Anteil der einzelnen Faktoren für den Erfolg von Therapie einzuschätzen ist:

- 40 % **Klienten**faktoren beziehungsweise extratherapeutische Ereignisse (schließen z. B. Faktoren mit ein, die in der Lebensgeschichte des Klienten begründet liegen)
- 30 % **Beziehung**sfaktoren (Beziehung zwischen Fachperson und Klient)
- 15 % **Hoffnung**sfaktoren (Erwartungseffekte, Selbstwirksamkeit, Kontrollerleben) und
- 15 % **Technik**faktoren (spezifische Therapieverfahren/konkrete Interventionen).

Die 40 % Klientenfaktoren erinnern uns auch daran, dass es zwar viele Dinge gibt, die man allein voranbringen kann, aber um ein konstruktives Gespräch führen zu können braucht man mindestens zwei Personen. „*It takes two to Tango*". Dies wird immer wieder zur Herausforderung, denn Menschen in Schwierigkeiten entscheiden sich eben nicht immer für den besten Weg, sondern folgen auch ihren Gewohnheiten und Bequemlichkeiten.

Wendet man sich den Klientenfaktoren zu und fragt Klienten danach, was ihnen bei schweren Verläufen geholfen hat, eine Krise zu überwinden, dann rangieren an den vorderen Plätzen weder Medikamente noch konkrete Therapien, sondern Momente von Verbindung, Verständnis, Akzeptanz sowie eine mitfühlende wenngleich professionelle Haltung der Behandelnden, falls sie authentisch erlebt wurde. Eine Übersicht zur Klientenperspektive findet sich bei Bohart und Tallman (2010). Es wird deutlich, dass die Wirkung professionellen Handelns eher auf den allgemeinen Faktoren beruht und dabei die Beziehung den wichtigsten Faktor darstellt.

> Es gibt keine Techniken, um Menschen zu verändern, wenn sie es gar nicht wollen.

Die Resultate professioneller Interventionen, wie etwa bei Beratung, Edukation, Pflege oder Therapie, hängen in entscheidender Weise von den Klienten und damit von der Kooperation zwischen Klient und Behandelnden ab. Sie sind das Ergebnis komplexer, sich gegenseitig beeinflussender interpersonaler Prozesse, die nicht durch bloßes Diagnostizieren oder Anwenden einer Technik bzw. eines Verfahrens zur Verhaltensänderung umgesetzt werden können. Ihre Wirkung entfaltet sich in der Interaktion, also in der Begegnung zwischen den beiden. Eine qualitätsvolle Beziehungsgestaltung hat großen Einfluss darauf, wie Klienten ihre Probleme bearbeiten und ist deshalb wesentlich für den Erfolg professionellen Handelns.

Beziehung wird jedoch nicht nur als ein Vehikel oder Mittel angesehen, um den Erfolg von Interventionen zu sichern, sondern Beziehung hat einen eigenen innewohnenden Wert, der selbst hilfreich ist. Psychosoziale Arbeit ist deshalb immer auch beziehungsbasierte Arbeit.

2.1.3 Beziehungsgestaltung

Beziehungen sind für Menschen von existenzieller Bedeutung. Sie beruhen auf dem Prinzip einer wechselseitigen sozialen Handlung, die durch aufeinander bezogene Verhaltensweisen von zwei oder mehr Personen gekennzeichnet sind. Eine soziale Beziehung beinhaltet demnach etwas Interdependentes, also Wechselseitiges und Abhängiges voneinander. Beziehung kann durch eine Reihe von verschiedenen Aspekten gekennzeichnet werden (Sachse, 2016; Sauter et al., 2023; Schröck, 2003):

- Beziehungen sind psychologisch betrachtet ein theoretisches Konstrukt: nicht direkt beobachtbar, sondern aus dem Verhalten der Akteure erschließbar. Es stellt sich die Frage: Gibt es ein Verhalten der Interaktionspartner (IP) zueinander und wenn ja, welcher Art ist es? Häufig dient hierzu die Wahrnehmung der non- und paraverbalen Kommunikation der IP.

- Beziehungen sind ständigen Veränderungen unterworfen, bei jeder Begegnung muss der Stand der Beziehung *rekonstruiert* werden.
- Beziehungen bedeuten ganze Serien (*Anzahl*) von Interaktionen mit einer bestimmten *Dauer*.
- „Beziehung“ heißt, bestimmte Erwartungen aneinander zu haben und umfasst die Hoffnung und Erwartung, sich gegenseitig bestimmte Bedürfnisse zu erfüllen, was auch für die Stabilität der Beziehung bedeutungsvoll ist. Beide IP nehmen die Beziehung wahr (*Reziprozität*).
- „Beziehung“ bedeutet, dass die Interaktionspartner (IP) füreinander eine bestimmte Art von Bedeutung oder Wichtigkeit erhalten. „In einer Beziehung sind sich die IP gegenseitig wichtig“ (Sachse, 2016, S. 12).

Die therapeutische Beziehung stellt eine Form der funktionalen Beziehung dar, die von der Wechselwirkung von Klient und Therapeut gekennzeichnet ist. Sie unterscheidet sich von einer persönlichen Beziehung, auch wenn es Überschneidungen zwischen persönlicher und therapeutischer Beziehung gibt. Im Folgenden wird eine Arbeitsdefinition vorgestellt, die eine Orientierung bei der Beziehungsgestaltung erleichtern soll:

Die professionelle therapeutische Beziehung ist eine Beziehung zwischen Behandelnden und einem Klienten. Die Beziehung ist aufgabenorientiert, das heißt, sie dient einem spezifischen Zweck, wird von den Behandelnden aktiv gestaltet und endet, wenn der Zweck erfüllt ist oder wenn deutlich wird, dass er nicht erreicht werden kann.

Beide Beziehungsformen kennzeichnet die Wahrnehmung von Unterstützung und Nähe. Gerade in schwierigen oder gar krisenhaften Lebenssituationen sind Beziehungen für Menschen besonders wichtig. So beurteilen viele Klienten mit psychischen Erkrankungen soziale Beziehungen als den wichtigsten Faktor für ihre Lebensqualität (Angermeyer et al., 2001). Dabei ermöglicht eine qualitätsvolle Beziehung ein Gefühl der Nähe und bietet einen „sicheren Hafen“, gerade dann, wenn es stürmt und die Wellen bedrohlich wirken. Beziehung unterstützt die Entstehung eines inneren Modells von Sicherheit für den Klienten (Siegel, 2010). Der Drang nach Verbundenheit mit anderen Menschen entsteht aus dem menschlichen Bedürfnis nach Zugehörigkeit (Hojat, 2016). Beziehung stellt sozusagen einen heiligen Ort dar, an dem Menschen sich beschützt und geschützt erleben dürfen.

Die persönliche Beziehung unterscheidet sich von einer therapeutischen Beziehung dadurch, dass die Beziehung durch keine Rolle(n) bestimmt ist. Während eine persönliche Beziehung nicht auf ein Endprodukt oder ein Ergebnis abzielt, ist dies in einer therapeutischen Beziehung anders. Auch wenn diese Beziehung zu teilweise (tiefen) persönlichen Begegnungen führt, stellt sie keine private Beziehung dar.

In der Begegnung von Klient und Behandelnden entwickelt sich eine Beziehung, die wesentlich durch die Klienten- beziehungsweise Behandelndenrolle bestimmt wird. Diese Beziehung hat keinen Selbstzweck, sondern dient zumeist der Schaffung eines Arbeitsbündnisses und ist letztlich auf das Erreichen von Zielen sowie die Erfüllung von Aufgaben ausgerichtet.

Eine therapeutische Beziehung, verglichen mit anderen Beziehungen, ist funktional, regelgeleitet, zeitlich eng begrenzt und eingeschränkt (Sachse, 2016). Daraus ergeben sich eine Reihe von Prinzipien für eine professionelle Beziehung, wie sie typisch im Praxisalltag der psychosozialen Berufe sind:

- es gibt Ziele und einen Arbeitsauftrag, häufig verbunden mit einem doppelten Mandat für die Mitarbeitenden:
  a. gegenüber dem Klienten und
  b. gegenüber dem Arbeitgeber und der Gesellschaft
- es besteht Asymmetrie auf der Basis einer hierarchischen Beziehung, bis hin zur Kontroll- und Bewertungsfunktion
- bestimmte Rollen- und Verantwortungsverteilung
- ein festgelegtes Setting und Struktur
- eingeschränkte Wahlmöglichkeiten
- feste Regeln gegenüber Selbstbestimmung.

Die Aufzählung dieser Prinzipien macht deutlich, wie gefährdet Gleichwertigkeit und Selbstbestimmung in solchen Beziehungen sind.

Neben diesen „äußeren Prinzipien“ (gesellschaftliche Rahmenbedingungen und Berufsverständnis mit Rechten, Pflichten und Rollenerwartungen) begleitet die professionell Tätigen auch ihr „inneres“ persönliches Verständnis zur Beziehungsgestaltung.

Beide Gesprächspartner haben in ihrem Leben von Beginn an Bindungserfahrungen gemacht, die sie in ihrer Beziehungsgestaltung beeinflussen. Doch wie reflektiert sind die eigenen privaten und beruflichen Beziehungserfahrungen, die den Behandelnden in seinem Nähe-Distanz-Verhalten gegenüber Klienten leiten? Wie sind die eigenen Reflexe, wenn unser Gegenüber nicht zu verstehen ist? Wenn Krankheits- oder Problemeinsicht und Compliance erwartet und dann nicht erfüllt werden. Gibt es dann eine Tendenz zur Hinwendung oder zum Rückzug?

Was, wenn der Klient selbstständig agiert und die fürsorglichen und „best practice“ Vorschläge der Experten nicht umsetzt? Wie viel Akzeptanz oder Wertschätzung bleibt noch erhalten? Wie gut können es Professionelle ertragen, wenn eine partnerschaftliche Grundhaltung dazu führen kann, dass der Klient sich einmischt oder gar ablehnt, was man macht?

Was, wenn das Verhalten eines Klienten zu einer Auseinandersetzung führt, die bei allen Beteiligten und Klient Unverständnis, Ärger oder Wut, bis hin zu offener Aggressivität hervorruft? Schnell und automatisiert kann es zu der Reaktion kommen, die Fehler und Schwächen des Gegenübers, der jetzt ein Gegner ist, zu entlarven. Den Fokus auf die Frage zu richten – wer ist schuld, was wurde Schlimmes getan, welche Konsequenzen sind jetzt nötig? – wie ein Richter, bei der Beweisaufnahme bei Gericht agierend und dann urteilend, um sein Handeln zu legitimieren.

In psychosozialen Einrichtungen kann die Vorstellung über eine Arbeitsbeziehung so aussehen, dass die Beteiligten (beruflich Tätige und Klient) dieselben Normen haben müssen und dies die Normen des vermeintlich Stärkeren, also des Experten zu sein haben. Welcher Intention folgt der Experte jetzt? Möchte er seine fachlich wohl begründeten Interessen durchsetzen? Dann ist es nicht mehr weit bis dahin, dass die Gesprächsführung manipulativ ist und Regeln das Handeln bestimmen. So, als könnten Regeln eine Einsicht ersetzen. Gerade jetzt kommt es darauf an, dass die Bereitschaft (im Gegensatz zu Verpflichtung) wächst, miteinander in Verbindung zu kommen und ein Umfeld zu schaffen, bei dem die Beziehung zwischen Behandelnden und Klient kooperativ, respektvoll, vertrauensvoll, verständnisvoll, hoffnungsvoll, ermutigend und befähigend ist (Adams & Grieder, 2005). Die Intention, miteinander in Verbindung zu treten, um zu verstehen und verstanden zu werden, sollte dann leitend sein.

> Die Intelligenz eines entwicklungsfördernden (therapeutischen) Systems liegt nicht in seinen Regeln, sondern in der Qualität der Beziehungen zwischen den Individuen darin.

Spätestens hier wird deutlich, dass Einfühlsame Gesprächsführung, mit einer an Selbstbestimmung orientierten Beziehungsgestaltung, nicht einfach ein neues Sprachmuster oder eine rhetorische Finesse sein kann, um sein eigenes Ziel schneller zu erreichen. Denn gerade, wenn Klienten sich anders entscheiden und wir an unsere Grenzen des Verstehens stoßen, wird die eigene innere Haltung entscheidend für die Verhaltensmöglichkeiten als professionell Tätige sein.

2.1.4 Verständnis von Beziehung in der Einfühlsamen Gesprächsführung

Die Einfühlsame Gesprächsführung möchte Menschen unterstützen, mit sich und mit anderen Menschen in Verbindung zu treten und Annahme zu erleben. Beziehung als zentrales Ziel einer Gesprächsführungsmethode.

Doch wird da Beziehung nicht überbewertet? Ist Beziehung wirklich ein Herzschrittmacher, der die Menschen mit Lebensenergie durchströmt – ihr Lebenselixier? Jetzt, wo Smartphones weltweit das häufigste benutzte Medium sind, um in Beziehung zu treten. In jedem Fall ist Beziehung ein Megaseller im World Wide Web mit sozialen Netzwerken, wie Facebook, Instagram, X, dem russischen Netzwerk vk.com, Google+, ebenso wie Partner- und Singlebörsen, WhatsApp oder StayFriends. Einer Hochrechnung von Statista (2024) zufolge soll sich die Gesamtzahl der aktiven Social-Media-Nutzer auf 4,76 Milliarden weltweit belaufen. 66 % der deutschen Befragten gaben an, täglich soziale Medien zu nutzen. Nichts scheint uns mehr anzutreiben, mehr Bedeutung zu haben als Beziehung.

Doch wozu brauchen wir überhaupt eine Beziehung? Was ist der Zweck? Zwei Fragen, die an dieser Stelle nicht mit Fakten aus der aktuellen Fachliteratur beantwortet werden, sondern denen Hypothesen (Annahmen) gegenübergestellt werden, die zur Auseinandersetzung und Diskussion einladen sollen:

Hypothesen zu zwischenmenschlicher Beziehung

- Von Geburt an ist Beziehung für jeden Menschen überlebenswichtig.
- Im Laufe des Lebens entwickelt sich jeder Mensch zu einem „Experten aus Erfahrung“ für Beziehungen.
- Beziehungserfahrungen prägen jeden Menschen und lenken ihn lebenslang, zumeist unbemerkt.
- Menschen können sich die Bedeutung von Beziehungen nicht aussuchen: ob es ihnen passt oder nicht – sie brauchen Beziehungen wie die Luft zum Atmen – alle (auch wenn man es auf den ersten Blick nicht immer bei allen erkennen kann).
- Das meiste, was Menschen tun, tun sie, um mit anderen Menschen in Beziehung zu treten.
- Beziehung ist ein Sammelbegriff, hinter dem eine Vielzahl von Bedürfnissen steht, die sich erfüllen können: Nähe, Zugehörigkeit, Geborgenheit, Ruhe, Schutz, Geborgenheit, Verständnis, Annahme, Wertschätzung, Ernst-genommen-werden, Gehört-werden, Entwicklung, Wachstum, Lust, Freude.
- Wenn menschliches Leben bedroht oder verletzt ist, können sie in einer Beziehung Heilung, Trost, Schutz und Unterstützung finden.

- Beziehung ist eine Wirksubstanz gegen Vereinzelung, Trauer und Einsamkeit.
- Kaum etwas belohnt der menschliche Organismus mehr als die Erfahrung von Verbundenheit.

Haben Sie drei ganz eigene Annahmen zur Bedeutung von Beziehungen in Ihrem Leben?

2.1.5 Bestandteile einer qualitätsvollen Beziehung

Bei einer zwischenmenschlichen Beziehung stehen zwei oder mehr Menschen wechselseitig miteinander in Verbindung. Aus unterschiedlichsten Gründen, wie gemeinsamen Interessen, Werten, Zielen oder Bedürfnissen können private oder berufliche Beziehungen aufgebaut werden. Für *qualitätsvolle* Beziehungen sind einige Bestandteile besonders wichtig, wie: Vertrauen, Nähe, Wertschätzung, Respekt, Verlässlichkeit, Stabilität, Schutz, Unterstützung, Empathie, Beteiligung und Einflussnahme. Die nachfolgende **Tabelle 2-1** bietet Ihnen einen Überblick über die Bestandteile einer qualitätsvollen Beziehung.

Tabelle 2-1: Bestandteile einer qualitätsvollen Beziehung (Quelle: Eigendarstellung).

Vertrauen und Nähe	Glaube, dass der andere die eigenen Bedürfnisse, Interessen und Wünsche berücksichtigt (Wohlwollen) Emotionale Intimität (Offenheit): sich verletzlich zeigen können, Ängste und Wünsche mitteilen können Offene Kommunikation: eigene Gedanken und Gefühle ausdrücken können ohne Sorge vor negativen Konsequenzen
Wertschätzung und Respekt	Annahme (sich zugehörig wissen: „ich bin es wert dazuzugehören“) Gleichwertigkeit, Augenhöhe Gemeinsame Werte und Ziele, empfundene Ähnlichkeiten
Verlässlichkeit und Stabilität	Glaubwürdigkeit: Vereinbarungen, Verpflichtungen und Versprechen werden eingehalten, Ehrlichkeit, Authentizität Stabilität (konsistentes Verhalten, Gültigkeit über das hier und jetzt hinaus)
Schutz und Unterstützung	Sicherheit und Schutz vor physischen und psychischen Schäden, Zusammenhalt, Kooperation Fürsorge (umsorgt, behütet werden), Geborgenheit, Wärme, Güte, sich auf die Unterstützung des anderen verlassen können
Beteiligung und Einfluss nehmen können	Mitbestimmung, Einbezogen sein, gehört und gesehen werden Die Bedürfnisse jedes Einzelnen werden berücksichtigt (kollektiver Entscheidungsprozess). Bei unterschiedlichen Meinungen wird bei der Entscheidungsfindung ein Konsens um „die am wenigsten schlechte Lösung für die Mehrzahl der Betroffenen“ gesucht (anstelle von Entscheidungen durch einen Patriarchen, Despoten, …).

Positive, qualitätsvolle Beziehungen führen zu geringerem Stresserleben, besserer psychischer Gesundheit, höherem Wohlbefinden, oder um das Bild zu bemühen, zu *einem sicheren Hafen.* In beruflichen Situationen ist Beziehung entscheidend für die Schaffung eines tragfähigen Arbeitsbündnisses. Einen besonderen Stellenwert hat Beziehung bei der Begleitung von Menschen in Krisen, wenn diese mit Ereignissen (bspw. Krankheit) oder Lebensumständen konfrontiert sind, die sie augenblicklich nicht bewältigen können. Jetzt die Erfahrung machen zu können, dass Menschen da sind die unterstützen, gerade wenn das Leben schwierig wird. Es geht um die Qualität einer Beziehung, wie etwa bei suizidalen Patienten, um die notwendige psychische Sicherheit zu vermitteln (Seager, 2012).

2.1.6 Vertrauen

„Es gibt nichts Mächtigeres als Vertrauen, nichts, was mehr zu Harmonie beiträgt. Fehlt es, so zerfällt jede Familie und Freundschaft, jedes Unternehmen und jeder Staat." Prof. Dr. Niels Birbaumer in (Wertheimer & Birbaumer, 2016)

Personales Vertrauen ist eine Einstellung, die wir einer anderen Person gegenüber haben. Wir äußern dies etwa mit „*Ich vertraue ihr das an*", oder „*Ich vertraue darauf, dass sie sich so oder so verhalten wird*". Dabei vertraut man in der Regel jemanden nicht im Hinblick auf alles, sondern eher im Hinblick auf etwas Spezifisches (Vertrauensaspekt), was durch den Zusammenhang einer Aussage deutlich wird, wie etwa: Vertrauen in die Verschwiegenheit einer Person, in deren Kompetenz (etwa bei therapeutischen Entscheidungen) oder in deren Fairness (gleichberechtigt behandelt zu werden). Vertrauen kann gewonnen werden und verloren gehen und hat daher auch eine zeitliche Begrenzung (Vertrauenszeitraum). Zudem kann das Vertrauen abgestuft vorhanden sein (Grad des Vertrauens), also sehr umfassend oder sehr gering (Kemmerling, 2011). Personales Vertrauen, bspw. das zwischen Therapeut und Klient, ist ein facettenreiches Phänomen.

Ein einheitliches, allgemein breit akzeptiertes wissenschaftliches Verständnis von Vertrauen gibt es aktuell nicht. Vertrauen kann als ein intrapsychischer, manchmal konfliktreicher Prozess verstanden werden. Dabei spielen vielseitige Wahrnehmungs- und Urteilsprozesse eine Rolle, besonders bei der Wahrnehmung von Vertrauenswürdigkeit in sozialen Situationen.

Verlässlichkeit kann als eine Voraussetzung für das Zustandekommen von Vertrauen in sozialen Beziehungen gesehen werden. Bei Verlässlichkeit tritt ein, was erwartet oder erhofft wurde.

Wo man sich verlassen kann, wächst Vertrautheit und Geborgenheit und begründet so Vertrauen.

Zuversicht in die Verlässlichkeit von Menschen ist lernbar. Die Entwicklungspsychologie spricht von Urvertrauen, das der Mensch bereits in seinen ersten Lebensjahren entwickelt. Es wird ihn lenken, ob er anderen Menschen tendenziell eher vertraut oder nicht. Die Erfahrung von Zuverlässigkeit in der Kindheit hat also weitreichende Folgen für die Vertrauensbereitschaft in späteren Jahren. Um neue oder unsichere Situationen zu bewältigen, greifen Menschen eben auf ihre vergangenen Erfahrungen zurück. Menschen mit einer hohen Vertrauensbereitschaft begegnen daher unabhängig von einer Situation eher vertrauensvoll und haben ein positiveres Menschenbild als Menschen mit einer geringen Vertrauensbereitschaft (Meifert, 2003).

Vertrauen ist der „Anfang von Allem“ – so ein Werbeslogan der Deutschen Bank. Vertrauen spielt in zwischenmenschlichen Beziehungen eine zentrale Rolle. Es wird gerade in Gesundheits-, Erziehungs- und Sozialberufen erwartet und eingefordert. Vertrauen ist eine Vorschussleistung, wird geschenkt und kann erfüllt oder enttäuscht werden. Vertrauen ist für den Vertrauensgeber ein riskantes Unterfangen ohne Sicherheitsgarantie und bleibt deshalb ein Wagnis. Vertrauen ist immer dann erforderlich, wenn wir nicht genügend sichere Informationen haben. Vertrauen beschreibt sozusagen eine Risikosituation, der wir uns im Laufe unseres Lebens immer wieder aussetzen müssen, die uns verletzlich macht, zu der es jedoch keine Alternative gibt.

Wer sich einer Sache sicher sein kann, muss nicht vertrauen.
Im Kern geht es bei Vertrauen um die Bewältigung von Risiko und Ungewissheit.
Vertrauen bildet die Basis einer stabilen funktionierenden Beziehung.

Vertrauen beschreibt in Beziehungen eine bestimmte Einstellung gegenüber einer anderen Person. Es bezeichnet eine subjektiv erlebte positive Überzeugung von persönlichen Eigenschaften einer Person. Wir vertrauen jemandem, wenn wir davon ausgehen, dass die Person verlässlich ist, ihr Reden und Handeln aufrichtig und wahr ist (Vertrauenswürdigkeit). Darüber hinaus bestehen bestimmte Erwartungen an die persönlichen Eigenschaften einer „Vertrauens"-Person, wie etwa an ihre persönliche oder fachliche Kompetenz, sowie an ihre Integrität und ihr Wohlwollen (kann zu Vertrauensvorschuss führen). Dazu gehört besonders die Zuversicht, dass die Bedürfnisse aller berücksichtigt werden, ein guter Wille oder auch Sympathie ersichtlich wird, kurz die Vorstellung: *„Es geschieht in meinem Sinne"*.

Wir gewinnen das Vertrauen eines anderen, wenn wir seine Erwartungen erfüllen. Wir können um Vertrauen werben, Vertrauen gewinnen, erarbeiten, verdienen und ebenso verlieren oder einbüßen. Wer einmal Vertrauen enttäuscht hat, tut sich schwer, es wiederzugewinnen. Wenn ich mich auf jemand verlassen kann, dann kann ich auch loslassen und mich trauen zu vertrauen. Entsprechend ist Vertrauensbildung ein wesentlicher Teil der Arbeit von Mitarbeitenden helfender (therapeutischer) Berufe. Die nachfolgende **Tabelle 2-2** bietet einen Kurzüberblick zum Begriff Vertrauen.

Tabelle 2-2: Kurzüberblick Vertrauen (Quelle: Eigendarstellung).

Vertrauen
• Vertrauen wird dann nötig, wenn der Vertrauende nicht genügend Informationen oder Erfahrungen gegenüber Menschen oder Situationen hat (Vertrauensvorschuss).
• Vertrauen braucht eine Grundlage. Zu Vertrauen gehört eine subjektiv erlebte positive Überzeugung (Erwartungen) gegenüber einer anderen Person (Vertrauenswürdigkeit), bspw., dass: – ihr Reden und Handeln aufrichtig und wahr ist (sie verlässlich ist), – ihr guter Wille oder auch Sympathie ersichtlich ist, – sie zum Thema kompetent ist, – wir ihr Wohlwollen haben und sie die Bedürfnisse aller berücksichtigt „Es geschieht in meinem Sinne".
• Wer vertraut, der überwindet seine Ungewissheit und wird handlungs- und beziehungsfähig. Trotz der eigenen Ungewissheit gelingt es mit möglichst positiven Erwartungen auf andere zuzugehen. Dabei wird die Ungewissheit nicht vollständig beseitigt, es können latente Zweifel bleiben und die positiven Erwartungen können berichtigt werden (Vertrauensbildung).
• Vertrauen kann sich auf spezifische Situationen mit einem Menschen beziehen.
• Wir gewinnen das Vertrauen eines anderen, wenn wir seine Erwartungen erfüllen (Schlüssel 5:1 – es braucht auf eine negative Erfahrung fünf positive Erfahrungen, um diese auszugleichen).

2.1.7 Beziehung als Herausforderung in Gesundheits-, Erziehungs- und Sozialberufen

„Toleranz sollte eigentlich nur eine vorübergehende Gesinnung sein: Sie muss zur Anerkennung führen. Dulden heißt beleidigen." (Johann Wolfgang von Goethe)

Die Mitarbeitenden psychosozialer Berufe haben in ihrem beruflichen Alltag regelmäßig schwierige und komplexe Situationen zu bewältigen. Sie begleiten häufig Menschen in problematischen Lebenssituationen, deren Verhalten und Lebensmodelle teils nicht ihren eigenen oder den gesellschaftlichen Werten und Normen entsprechen. Dies kann unangenehme Gefühle bei den Mitarbeitenden hervorrufen und Konflikte verstärken. Sie begegnen dabei auch Menschen mit herausfordernden Verhaltensweisen, welche manchmal schwer nachvollziehbar sind und so zusätzlich Fremdheit schaffen oder gar bedrohlich wirken können. So einfach und plausibel nun die Forderung nach einer toleranten Haltung vonseiten der professionell Tätigen klingt, kann dies dennoch dazu führen, dass sie mit den Unverständlichkeiten des Gegenübers hadern. Mit dem Begriff des „Tolerierens" einer Meinung oder dem Verhalten eines anderen Menschen wird deutlich, dass es eine andere, eigene Überzeugung gibt, als unser Gegenüber hat („Ablehnungskomponente"). Jedoch besteht die Bereitschaft, diesen Unterschied zu dulden bzw. die Person gelten zu lassen, so wie sie sich gibt, mit all ihren Facetten ihrer Persönlichkeit.

Das lateinische Verb *„tolerare"* bedeutet: dulden und ertragen. Toleranz macht also nicht unbedingt Freude und kann, schneller als einem lieb ist, zu Ablehnung führen. Keine gute Aussicht für eine Beziehung.

Erst recht die Steigerung von Toleranz, nämlich die in der Gesprächsführung häufig geforderte Akzeptanz von Klienten – oder, noch eine Stufe höher, Verständnis, also eine befürwortende, zustimmende Haltung gegenüber einer anderen Person einzunehmen, kann zu einer Herausforderung werden. Die eigene wertschätzende Haltung gegenüber Menschen, wie sie in der beruflichen Ausbildung (Berufsethik) aller Gesundheits-, Erziehungs- und Sozialberufe normativ gelehrt wird, kann hier zum Tragen kommen. Doch was scheint von einem möglichen inneren Widerstreit mit dem eigenen Wertesystem in der Begegnung durch? Wie verletzlich und fragil ist eine derart gewonnene akzeptierende Haltung, wenn unser Gegenüber zur Herausforderung wird?

Sympathie für einen Klienten scheint auch bei professionell Tätigen die wesentliche Voraussetzung für eine intensive Beziehung zu sein, bei der es zu Nähe und Empathie kommen kann (Pohlmann, 2005). Gerade jetzt, wo ein Zuwenden statt eines Abwendens unterstützend wäre, können sich die eigenen unangenehmen Gefühle erschwerend auf eine empathische Vorgehensweise auswirken. Gleichwohl ist es für den Klienten eine Grundvoraussetzung, Annahme und Wertschätzung zu erleben, um sich auf eine Verbindung mit einer anderen Person einzulassen. Wir müssen uns wohl eingestehen, dass Toleranz, Akzeptanz und Verständnis das Ergebnis eines Prozesses sind, bei dem wir auf Basis des eigenen Hintergrundes und Wertesystems abwägen und bestimmen, wie das Verhalten des Anderen zu bewerten ist.

Was aber könnte uns unterstützen, unvoreingenommen in die Welt des Anderen einzutreten, sich in ihn hineinzuversetzen, auch dann, wenn uns die andere Welt nicht gefällt? Und was könnte den Anderen dazu veranlassen, das auch zuzulassen? Menschen spüren die Diskrepanz zwischen den Worten und der wirklichen Haltung ihres Gegenübers. Es genügt nicht einfach zu behaupten, unser Gegenüber zu verstehen, sondern es braucht die Fähigkeit, ein *„nachvollziehbares Verstehen zu vermitteln“*. Eine subjektiv-verstehende Annäherung könnte gelingen, wenn es uns möglich wird, Sinnhaftigkeit im Verhalten unseres Gegenübers erkennen zu können. Verstehen als ein inhaltliches (mentales) Begreifen von Sachverhalten, verbunden mit dem Erfassen des Kontextes, in dem diese Sachverhalte stehen. Ein solches Verstehen erlaubt es etwas zu erklären, nachzuvollziehen. Verstehen unterstützt, um der Wirklichkeit des Gegenübers näher zu kommen, wodurch sich ein Sinn für das Erleben und Verhalten unseres Gegenübers ergeben kann. Es gehört zu den zentralen Aufgaben psychosozialer Berufe, das Klientenverhalten zu reflektieren und problematisches Verhalten in einen individuellen und normativen Sinnzusammenhang zu stellen. Verstehen und Verständnis bauen aufeinander auf, stellen eine Abfolge dar.

Verstehen ist nicht Verständnis, gleichwohl kann Verstehen Verständnis fördern.

Für professionelles (therapeutisches) Handeln gilt es, einen Weg zu erschließen, der Verstehen fördert. Der nachfolgend dargestellte kognitive empathische Prozess ist dazu geeignet. Er hat das Ziel, ein klares Bewusstsein dafür zu schaffen, welche Bedürfnisse hinter einem problematisch erlebten Verhalten stehen, anstatt zu bewerten oder zu interpretieren (deuten). Der Fokus wird völlig verändert. Während es auf der Verhaltensebene ethisch-moralische Maßstäbe für falsches und richtiges Handeln, für Gut und Böse und (hoffentlich gute) Gründe für Bewertungen und Verurteilungen gibt, ist dies bei den Bedürfnissen menschlichen Lebens nicht der Fall. Wenn wir von den Bedürfnissen reden, reden wir von universellen und essenziellen Determinanten für menschliches Leben, die sich in der Evolution als überlebensdienlich erwiesen haben.

2.1.8 Beziehungsebenen in helfenden/therapeutischen Prozessen

In den Situationen, in denen sich professionelles Handeln vollzieht, begegnen sich zwei (oder mehr) Menschen, die unterschiedliche Rollen einnehmen: der professionelle Helfende als Experte und der Klient als Hilfesuchender. Dabei kann die Wahrnehmung von Menschen auf der Basis unterschiedlicher Rollen dazu führen, dass der Experte zum Erkennenden (Subjekt) und der Klient zum Objekt (Erkenntnisgegenstand) wird. Eine Konstellation, die erhebliche Auswirkungen auf die Interaktion, das Erleben der gemeinsamen Beziehung und damit auf das Arbeitsbündnis hat.

Hier der beruflich qualifizierte Experte mit spezifischem („Herrschafts"-)Wissen und Erfahrung, dort der Klient als Kenner seines Lebens, der bei der Bewältigung von Problemlagen oder bei Entwicklungsbedarf unterstützt werden soll. Einige Berufsgruppen der Gesundheits-, Erziehungs- und Sozialberufe haben zur Einschätzung der Klienten normative und fachgebietsspezifische Vorstellungen, was als Abweichung zu gelten hat, wofür es teilweise international anerkannte Klassifikationssysteme gibt (z.B. International Classification of Diseases/ICD, Pflegediagnosen). Der Blickwinkel des Experten ist dabei schnell auf die Defizite des Klienten gerichtet, also auf seine Krankheit, die Störungen und Auffälligkeiten, um schließlich eine Bewertung (Diagnose, Urteil, Klassifikation) vornehmen zu können und dann erforderliche Interventionen einzuleiten. Durch standardisierte Gespräche, bei denen Checklisten oder Fragebögen Verwendung finden, steigt das Risiko einer zunehmenden Reduktion des Klienten vom Subjekt hin zum Objekt. In einem Menschen einen „Fall" zu sehen mit entsprechenden Symptomen und einer Diagnose, birgt die Gefahr, die individuelle Persönlichkeit eines Klienten nicht mehr zu sehen. Obwohl Herr Schmitt und Herr Miller dieselbe Diagnose haben, ist dennoch Herr Schmitt nicht Herr Miller.

Experten begleiten Menschen nicht einfach nach ihren Vorstellungen, sondern respektieren und integrieren bei ihrem Vorgehen auch die Autonomie der Lebenspraxis ihrer Klienten. Dabei bewegen sie sich auf einem schmalen Grat zwischen zwei Abgründen, die da heißen: Bevormundung und Vernachlässigung.

Die nachfolgende **Abbildung 2-1** gibt Ihnen eine Übersicht über die beiden Beziehungsebenen in therapeutischen Prozessen. Dabei werden auch zwei Ziele im Prozess unterschieden, die später zu den verschiedenen Perspektiven (Phasen) im empathischen Prozess führen.

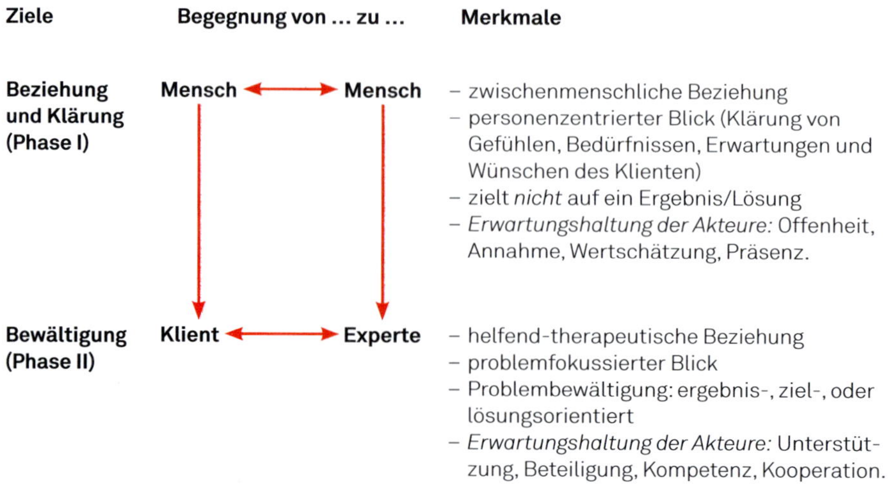

Abbildung 2-1: Beziehungsebenen in therapeutischen Prozessen (Quelle: Eigendarstellung).

Beziehungsebene 1: Auf der Ebene Mensch – Mensch kommt zu einer symmetrischen Beziehung auf „Augenhöhe". Sie ist Voraussetzung für eine empathische Verbindung und den Beziehungsaufbau. Die beiden Akteure erfahren sich als Subjekte. Gleichwertigkeit und Selbstbestimmtheit sind prägend. Hier geht es um Verständnis und Annahme des Klienten und nicht darum, jemanden „einzuschätzen" (diagnostizieren), eine „erfolgreiche Intervention" (bspw. Behandlung) durchzuführen oder ein bestimmtes Ergebnis zu erzielen. Hier begegnet ein professioneller Experte einem Klienten und erkennt ihn als Experten seines eigenen Lebens (und eben nicht als Laien) an. Nach Möglichkeit entwickelt sich eine Beziehung, die Wertschätzung und Vertrauen fördert und dabei hilft, sich zu öffnen, um über die eigenen Verletzungen, Kränkungen, Ängste, Stimmen, Selbstzweifel oder Trauer und Scham sprechen zu können. Als Merkmale dieser Ebene werden demnach vier Aspekte aufgeführt: 1. zwischenmenschliche Beziehung, 2. personenzentrierter Blick mit Klärung von Gefühlen, Bedürfnissen, Erwartungen und Wünschen des Klienten, 3. hier wird nicht ein Ergebnis bzw. eine Lösung gesucht und 4. die Erwartungshaltung der Akteure: Offenheit, Annahme, Wertschätzung und Präsenz.

Beziehungsebene 2: Die Ebene Experte – Klient steht für die Fortsetzung der oben (Ebene Mensch-Mensch) dargestellten Beziehung. Auf der Ebene Experte und Klient verfügen die beiden Akteure über unterschiedliche Kompetenzen und manchmal Interessen. Im Zentrum steht hier das gemeinsame Bewältigen der Problemlage durch Interventionen wie beispielsweise Therapie, Beratung und/oder Edukation. Diese Ebene ist ergebnis-, ziel- und lösungsorientiert. Als Merkmale dieser Ebene werden vier Aspekte aufgeführt: 1. helfend-therapeutische Beziehung, 2. problemorientierter Blick, 3. Problembewältigung, die ergebnis-, ziel- oder lösungsorientiert sein kann und 4. die Erwartungshaltung der Akteure, die Unterstützung, Beteiligung, Kompetenz und Kooperation umfasst.

Obwohl es bei den Akteuren unterschiedliche Kompetenzen gibt, bedeutet das nicht, sich als Klient einem paternalistischen Experten zu „*unterwerfen*“, sondern die eigenen Vorstellungen als Experte aus Erfahrung mit einzubringen. Dabei ist der Klient, nicht als Laie, sondern als eine mündige Person anzuerkennen, die bei Entscheidungen, die sie betreffen, mitbestimmt. Hierfür braucht es professionell Tätige, die Selbstbestimmung respektieren und fördern.

Bei den beiden Ebenen geht es nicht um ein entweder–oder, vielmehr geht es um eine Abfolge, ein Nebeneinander, bei dem es möglich ist, zuallererst als Mensch gesehen zu werden, um dann auf Basis einer qualitätsvollen Beziehung professionell als Experte und gleichwertig als Klient agieren zu können. Die beiden Ebenen koexistieren in einem Entwicklungs-, Bewältigungs- und/oder Therapieprozess.

2.1.9 Einfluss nehmen in Gesundheits-, Erziehungs- und Sozialberufen

Macht ist auf Kommunikation angewiesen, und zwar, um sie durchzusetzen und um sie aufrechtzuerhalten. Sie ist das Ergebnis eines kommunikativen Prozesses. Macht entsteht überall dort, wo Regeln erstellt, Kompetenzen verteilt, Abhängigkeiten arrangiert sowie Rollen und Rechte zugesprochen werden (Kraus & Krieger, 2014). So entstehen in allen Organisationen Hierarchien, die asymmetrische Beziehungen hervorbringen. Machtfreie Verhältnisse sind folglich auch in der Praxis psychosozialer Berufe nicht zu erwarten. Macht gibt es in diesem Beziehungsgefüge auf beiden Seiten, bei den Experten und den Klienten.

Im Praxisalltag besteht häufig die Notwendigkeit, handlungsfähig zu sein und das heißt, Probleme mit den Klienten zeitnah und pragmatisch zu lösen. Dies kann zu einer hierarchischen oder von Erziehungsgedanken geprägten Kommunikation führen, die sich darauf reduziert, was gerade wichtig, problematisch oder richtig ist. Folgt der Klient den Empfehlungen nicht, besteht das Risiko, dass er weder Akzeptanz noch Annahme erfährt, sondern sein Verhalten als fehlende Kooperationsbereitschaft, Noncompliance oder mangelnde (Krankheits-)Einsicht interpretiert wird. Dies ist nicht selten mit Konsequenzen verbunden, was die Kommunikation weiter erschweren kann.

Es geht nicht darum, Macht zu ignorieren, sondern anzuerkennen, dass Macht in helfend-therapeutischen Beziehungen und damit in der Kommunikation zwischen den Individuen immanent vorhanden ist. „Die Ungleichverteilung von Macht zwischen beruflichem Helfer und Klient, das systematische Gefälle von Kompetenz und Nicht-Kompetenz, ist ein konstitutives Element für jede helfende Beziehung“ (Herriger, 2002, S. 195).

Wenn Macht im Beziehungsgefüge von therapeutischen Prozessen unvermeidlich ist, braucht es klare Vorstellungen, wie damit umzugehen ist. Macht zu nutzen, um Probleme zu bewältigen (Bewältigungsfunktion) und zu entscheiden, zu bestimmen, anzuordnen, anzuweisen oder festzulegen, birgt die Gefahr einer einseitigen Anwendung von Macht (bis hin zu Gewalt), die eine Verbindung erschüttert oder bereits die Folge einer verlorenen Verbundenheit ist.

In Entwicklungs- oder Therapieprozessen sind Machtverhältnisse erforderlich, die auf dem Bewusstsein eines Miteinanders und Einvernehmens beruhen. Eine solche Vorgehensweise findet sich im Modell der „konsensuellen Macht“, die Macht als eine menschliche Fähigkeit bezeichnet, „nicht nur zu handeln oder etwas zu tun, sondern sich mit anderen zusammenzuschließen und im Einvernehmen mit ihnen zu handeln“ (Arendt, 1970, S. 45). Arendt (1970) führt dazu aus, dass ein Einzelner nur solange die Macht besitzt, solange ihn ein anderer beziehungsweise eine bestimmte Anzahl von Menschen dazu ermächtigt. Der Macht der beruflich Tätigen geht die Ermächtigung des Klienten voraus, was nur möglich sein wird, wenn die Interessen beider berücksichtigt sind. Klienten zu beteiligen, zielt darauf ab, eine gemeinsam zu verantwortende Übereinkunft zu finden, wie dies beispielsweise in der partizipativen Entscheidungsfindung, auch als Shared decision-making bezeichnet, vorgestellt wird (Klemperer, 2015).

Asymmetrische Beziehungen brauchen Klarheit, wie das „Mitmenschliche“ integriert werden kann. [Anm. d. Autors: *„Alle Menschen sind frei und gleich an Würde und Rechten geboren“* (Vereinte Nationen, 2023). Artikel 1 der Allgemeinen Erklärung der Menschenrechte der Vereinten Nationen, A/RES/217, UN-Doc. 217/A-(III). Dies bedeutet: Gleichwertigkeit und Freiheit selbst wählen zu können.]

Die Ausübung von Macht in Entwicklungs- oder Therapieprozessen will besonders sensibel und verantwortlich wahrgenommen werden. Wie und wozu ist eine Einflussnahme notwendig? Welchen eigenen Zielen folgt diese Einflussnahme, geht es darum, die eigenen Vorstellungen durchzusetzen oder die Bedürfnisse aller Beteiligten zu berücksichtigen?

Eisler (2005) unterscheidet zu den Zielen von Einflussnahme (Macht) zwei Polaritäten: die eines dominanzorientierten Systems und die eines gleichwertigkeitsorientierten bzw. partnerschaftlichen Systems. Einflussnahme muss sich demnach zwischen Polaritäten entscheiden: Unterwerfung versus Beteiligung,

Hierarchie versus Verbindung, Abhängigkeit versus Selbständigkeit, Konkurrenz versus Kooperation oder Konformität versus Vielfalt.

Gerade wenn es Probleme gibt, ist ein „Verstanden-und-Gehört-werden“ so wertvoll, statt einfach in einem institutionalisierten Prozess „organisiert“ zu werden. Neben Regeln, die Schutz und Fürsorge realisieren wollen, braucht es auch den Konsens und Empathie. Einfühlsame Gesprächsführung statt Aufforderungen und Anweisungen. Verlockende Aussichten, doch erfüllt sich dies in der Praxis? Wie steht es mit dem tiefen Wunsch des Menschen, gehört zu werden, für die eigene Meinung einen Raum zu bekommen? Kritisch dazu äußern sich einige Berufsangehörige der Gesundheitsberufe, aber auch Klientenverbände und Autoren mit eigener Erfahrung, wie etwa Thomas Melle in seinem viel beachteten Buch „Die Welt im Rücken“:

„Es ist eine fremde und durchregulierte, eine bis in die bürokratischen Details unheimliche Welt, (...). Hier ist man mit der Praxis konfrontiert, nein, man ist Teil und Objekt der Praxis, die sich jeglichem subjektiven Einfluss entzieht“ (Melle, 2016, S. 32).

Wie können die womöglich unterschiedlichen Interessen, ungeachtet einer möglichen Durchsetzungsmacht der beruflich Helfenden/Therapeuten, wahrgenommen werden?

Wie schnell ein Entwicklungs- oder Therapieprozess von Selbstbestimmtheit zu Fremdbestimmtheit wechseln kann und wann der Klient nicht mehr auf individuelle Weise wahrgenommen und entsprechend berücksichtigt wird, hängt maßgeblich davon ab, ob es zwischen den beiden Akteuren eine Beziehung bzw. Verbindung gibt, die auf beiderseitigem Verständnis und gegenseitiger Wertschätzung beruht. Besteht eine solche Beziehung, kann sie den Experten in schwierigen Situationen darin unterstützen, die subjektive Sicht des Klienten mit einzubeziehen, um im Einvernehmen eine gemeinsam zu verantwortende Übereinkunft zu finden.

In der Wirkfaktorenforschung ist hinreichend belegt, dass die Bedeutung der Beziehung mit Annahme des Klienten die Veränderungsbereitschaft des Klienten entscheidend erhöht. Ob es gelingt, die Verbindung zum Klienten aufrecht zu erhalten, hat mit der Fähigkeit zu tun, den Standpunkt des Klienten einzunehmen, ihn zu verstehen und manchmal auch vom eigenen Willen abzusehen.

Menschen wollen nicht verändert werden. Sie wollen vor allem verstanden und ernst genommen werden. So können sie Annahme erleben und Vertrauen fassen. Ein Vertrauen, das den eigenen Selbstwert befördert und Mut gibt neue Wege zu gehen, hin zu Entwicklung und Veränderung.

Macht findet sich nicht nur in der Beziehung zu Klienten, sondern nimmt auch von außen als institutionelle und gesellschaftliche Komponente einen Einfluss. Die Mitarbeitenden der psychosozialen Berufe arbeiten immer auch im Kontext der Erwartungen und Regeln einer Gesellschaft und unterliegen den von ihr bereitgestellten Ressourcen. Da kann es zu einer diskrepanten Auftragslage kommen, die in der Literatur als „doppeltes Mandat“ diskutiert wird. Sie umfasst einerseits die Bedürfnisse des Klienten und andererseits die Erwartungen und zur Verfügung gestellten Ressourcen des Systems. Würden Optimierung, Effizienz und Statistik zum Heiligtum und das Streben nach einer qualitätsvollen Beziehung zum Sakrileg, führte das zu einer Wandlung, die die Mitarbeiter psychosozialer Berufe ihrer Identität beraubte. Eine Identität, die auf dem Wissen basiert, dass Beziehung ein sich ernsthaftes Einlassen auf einen anderen Menschen bedeutet, sich Ausdruck geben zu dürfen und ein Gegenüber zu haben, das es hört und dafür Zeit und Raum bietet. Es stellt sich manchmal die Frage: Dem Menschen dienen – oder dem Markt?

2.1.10 Zur Bedeutung der gemachten Erfahrungen für Beziehungen

> „Wir müssen selbst die Veränderung sein, die wir in der Welt zu sehen wünschen.“ (Mahatma Gandhi)

Wenn Menschen eine neue Beziehung eingehen, dann nicht als weiße unbeschriebene Blätter. Vielmehr haben sie all ihre gemachten Erfahrungen im Gepäck, die sie ein Leben lang in jeder neuen Situation sanft und unbemerkt leiten. Das Urvertrauen, das eine Person braucht, um enge Beziehungen eingehen zu können, speist sich aus der Zeit, in der Menschen ihre ersten Beziehungen aufbauen. Also einer frühen Phase der Abhängigkeit als Babys und Kleinkinder. Das wirft Fragen nach dem eigenen Werden auf. Welche Erfahrungen haben wir in unserer Lebensgeschichte machen dürfen, die so tief in uns verwurzelt sind? Hat jeder von uns in seinem Leben erfahren dürfen, dass er gewollt und geliebt ist? Oder erleben wir Nähe und Verbindung als eine Gefahr, da wir gelernt haben, dass dies bedeutet, sich den Erwartungen der Eltern anzupassen und das Eigene zu verdrängen? Durften wir Annahme, Wärme, Verbundenheit, Verlässlichkeit und Mitgefühl frei von Bedingungen erleben, sodass unser Gehirn die Botschaft bekam, dass diese Welt sicher ist und unsere Mitmenschen wohlwollend und nicht bedrohlich oder abwertend sind? Haben wir die Bedeutung von Empathie und Verbundenheit erkannt und die Fähigkeiten und das Vertrauen lernen können, um sie in den Mittelpunkt unserer Beziehung mit uns selbst und unseren Mitmenschen stellen zu können? (Gilbert, 2011).

Damit unser Gehirn diese Fähigkeiten entwickeln kann, braucht es einige Zutaten: Einst hat uns vielleicht elterliche Fürsorge getröstet und beruhigt. Zuneigung, Wohlwollen und Liebe haben uns Gedanken und Gefühle geschenkt, die uns klarmachten, dass wir als geliebte Person existieren. Dieses Wissen hat unsere Systeme für Selbstwirksamkeit, Selbstberuhigung und Zustände von Zufriedenheit aktiviert, mit der Folge, dass sich unsere Welt sicher anfühlt. Welche Art von Fürsorge wir während unserer Kindheit erhielten, die frühe Erfahrung, angenommen oder abgelehnt zu sein, wirkt sich auf die Reifung unseres Gehirns aus. Im Laufe unseres Lebens brauchen wir Menschen Mitgefühl, Verbindung und Kooperation. Erleben wir sie, so erfolgt in unserem Körper eine Ausschüttung von Endorphinen und Hormonen, z. B. Oxytocin, Dopamin oder Opioide, die für unsere körperliche und psychische Gesundheit von Bedeutung sind (Gilbert, 2011; Bauer, 2006).

Wir sind eine Spezies, die auf der Grundlage von Verbundenheit gedeiht und deren zentraler Antrieb auf gelingende Beziehungen ausgerichtet ist. Eine Erkenntnis, die von den Experten der Gesundheits-, Erziehungs- und Sozialberufe anzuerkennen ist, in die eigene Wertehaltung zu integrieren und Mitgefühl und Verbundenheit zu kultivieren.

Konsequenterweise fragt Paul Gilbert (2011): „Stehen für Sie wirklich Wärme, Sanftheit, Freundlichkeit, Unterstützung und Mitgefühl im Mittelpunkt Ihrer Beziehung zu sich selbst und Ihrer Versuche, sich durch die Tragödien des Lebens zu helfen? Haben Sie diese Qualitäten in das Zentrum Ihrer Beziehungen mit anderen gestellt, auch mit Menschen, die Sie nicht besonders mögen?“ (S. 79).

In einem manchmal komplexen und schwierigen Praxisalltag eine enorme Herausforderung. Deshalb sind vorsichtige Zweifel durchaus angebracht: Gelingt es, zu anderen und zu uns selbst immer so freundlich und mitfühlend zu sein, wie wir es sein könnten?

Menschen fühlen sich besonders glücklich, wenn sie mit anderen zusammen sind. Dass sich die Menschen damit nicht leichttun, zeigt die Tatsache, dass sich Menschen in Paarbeziehungen, Gruppen- oder auch im Status von Nationen- seit Tausenden von Jahren bei Auseinandersetzungen gegenseitig verletzen. Das kann von unterschätzten Kränkungen bis hin zu schweren Traumata reichen. Dieses Wissen soll nicht entmutigen, sondern an die Bedeutung der eigenen notwendigen Entwicklung hin zur Verbindung in der menschlichen Koexistenz erinnern. Die gute Nachricht ist, dass die meisten Menschen alte Bindungsmuster verändern können. Machen bindungsängstliche Menschen oft genug die Erfahrung, dass befürchtete negative Reaktionen bei ihren Partnern auf die eigene Verhaltensweise ausbleiben, dann können allmählich neue Bindungsmuster in Richtung Sicherheit entstehen, vorausgesetzt, die Partner reflektieren ihr Verhalten immer wieder (Brisch, 2013). So können bisher bindungsvermeidend orientierte Menschen lernen, dass Bindung nicht zwangsläufig Schmerz oder Abhängigkeit bedeutet, sondern Geborgenheit und gleichzeitig Freiheit möglich sind. Gleichwohl können bei sehr starken, frühen Traumata bei der Bindungserfahrung die Möglichkeiten zur Veränderung des Bindungssystems sehr eingeschränkt sein.

Empathie stellt beim Beziehungsaufbau und -erhalt eine wichtige Fähigkeit sowie eine enorme Herausforderung dar. Bei manchen Menschen gelingt dieses einfühlsame Denken bereits, bei anderen weniger oder gar nicht. In unserer Lebensgeschichte ist tief verwurzelt, wie wir anderen Menschen begegnen können: offen, empathisch, wohlwollend oder aber vorsichtig, distanziert, abwertend. Jeder von uns ist in seinen Erfahrungen gefangen und unsere Versuche, diese Grenzen zu überwinden, fordern Mut, sich auf neues Terrain zu begeben. Dabei gehört es zum menschlichen Entwicklungsprozess, die eigenen Grenzen zu erfahren und gegebenenfalls zu erweitern. Da ist es hilfreich, wenn uns Menschen begegnen, die aufrichtig Resonanz geben und gleichzeitig eine eigene Haltung von Offenheit und Lernbereitschaft besteht, anstatt die lästige Infragestellung der eigenen Vorlieben zu verteidigen. „Professionalität" in den psychosozialen Berufen impliziert daher neben Fachwissen auch Selbsterkenntnis und ein hohes Maß an Bereitschaft, sich selbst kritisch zu hinterfragen sowie sich seiner Wirkung auf andere bewusst zu sein. Um andere verstehen zu können hilft es, zunächst sich selbst besser zu verstehen. Die eigenen Grenzen zu erweitern bedeutet Weiterentwicklung, wohingegen vor den Grenzen zu verharren, eigene Begrenztheit und Stillstand bedeutet. Persönliche Entwicklung schafft so neue, selbst gewählte Handlungsspielräume.

Dabei kann es in der Empathie nicht um grenzenlose Offenheit oder Verständnis für alles gehen. Wohl aber um ein Bemühen nach Klarheit und Begegnung. Grenzen überwinden heißt auch, Verantwortung wahrzunehmen, hin zu mehr Verbundenheit, die bei jedem einzelnen selbst beginnt.

2.2 Kommunikation, die Beziehung fördert

Die folgenden Kapitel beschäftigen sich damit, wie verbale und nonverbale Kommunikation eine Beziehung fördern kann und welche Ziele es dabei gibt, insbesondere auch mit Klienten.

2.2.1 Sprache gestaltet Beziehungen: Trennende oder verbindende Kommunikation

„Man betont das Trennende und nicht das Verbindende zwischen Menschen und hebt es auf eine Weise hervor, die die Beziehungen stört." (Förster & Pörksen, 2013, S. 40)

Sprache gestaltet Beziehungen, sie kann verbindend oder trennend sein. Sich mit unserer Sprache auseinanderzusetzen heißt, am eigenen Verhalten und der dahinterstehenden Haltung zu arbeiten, mit der wir mit unserem Gegenüber in Verbindung treten wollen. Worte können dabei Fenster oder Mauern aus Stein sein. Sprache bildet nicht nur unsere subjektive Erfahrung der Welt ab, sondern schafft auch in jedem Moment eine neue Realität. Sprache wird gelernt und vermittelt, welche Werte und Normen uns wichtig sind und wie wir das Verhalten unseres Gegenübers auf dieser Grundlage einschätzen können. Sprache vertont auch unsere aktuelle Haltung. Dominanz oder Gewalt finden sich häufig dann in unserem sprachlichen Ausdruck oder unserer Sprachmelodie, wenn wir das Verhalten unseres Gegenübers auf- oder abwerten, ihn anklagen, verurteilen oder einfach nur ignorieren. Wir haben dazu eine Sprache erlernt, die anzeigt, dass es da *„draußen"* Menschen gibt, die böse und schuldig sind, sozusagen die Wurzel des Übels (Schmookler, 1988). Eine solche Anwendung von Sprache geschieht in aller Regel in dem Bewusstsein, dass wir glauben, Recht zu haben und uns ein Fehlverhalten des Gegenübers dazu legitimiert. *„Selbst schuld"* sozusagen, hätte er sich doch nach meinen (unseren) Werten verhalten. Dabei ist es genau dieses Denken, das zu einer trennenden Kommunikation oder gar sozialer Ausgrenzung führen kann.

Sprache stellt bei der Empathie den Versuch dar, sich an etwas heranzutasten, das noch im Unklaren ist.

Damit soll kein Vakuum frei von ethischen Werten geschaffen werden. Es wird nicht infrage gestellt, dass ein kritisches und sachliches Feedback unterstützend und notwendig für die Entwicklung von Menschen ist. So erlernen wir von Geburt an teils überlebenswichtige Reaktionen und Fähigkeiten. Soziales Zusammenleben erfordert manchmal eben auch, andere einzuschätzen, um adäquat reagieren zu können. Es geht um Bewusstheit und Klarheit, um bei unseren Reaktionen reflektiert Verantwortung übernehmen zu können.

„Bewusstheit gibt uns die Freiheit, eine Wahl zu treffen". (Moshé Feldenkrais)

2.2.2 Ziele von Kommunikation

Kommunikation im privaten wie im beruflichen Bereich kann eine Vielzahl unterschiedlicher Absichten und Ziele haben und entsprechend groß wäre die Anzahl der möglichen Themen im Kontext von Gesprächsführung. Die Bandbreite reicht von Alltagsgesprächen (über das Wetter oder Essen) oder simplen Aufforderungen („Nehmen Sie bitte Ihre Medikamente"), über Beratungs-, Verhandlungs- und Führungsgespräche (als Zielvereinbarungs-, Delegations-, Feedback- oder Motivationsgespräche), bis hin zu Informationsgesprächen, Lehr-/Lern-Gesprächen, Konfliktgesprächen und schließlich deeskalierender Kommunikation in Krisensituationen.

In der Regel kommt es zur Anwendung bestimmter Kommunikationsstrategien und -techniken, wie sie in Kommunikationstrainings erlernt werden. Dahinter stehen zumeist Überlegungen, wie man Informationen, Einstellungen, Fakten, Meinungen, Anweisungen oder Lösungen so darstellen kann, dass der Gesprächspartner versteht und bereit ist, darauf einzugehen, um schließlich eine bestimmte erwünschte Verhaltensänderung hervorzurufen. Gleichzeitig kann es darum gehen, wichtige Informationen vom Gesprächspartner zu erhalten. Solche standardisierten Gespräche, unterstützt z. B. durch Checklisten oder Fragebögen, können notwendig sein und informieren. Verbindend sind sie jedoch nicht.

In diesem Buch geht es jedoch um andere Themen, etwa darum, wie Kommunikation dazu genutzt werden kann, mit Menschen eine qualitätsvolle Beziehung aufzubauen und zu erhalten.

2.2.3 Ziele in der Kommunikation mit Klienten

In der Begegnung mit Klienten ist nicht immer davon auszugehen, dass beide Akteure in jedem Fall und zur selben Zeit dieselben Ziele haben. Einen Konsens zu finden, der den Klienten als selbstbestimmten Verhandlungspartner versteht und gleichzeitig den Experten mit seiner Fachexpertise akzeptiert. Die Erwartungen, Wünsche und Ziele der beiden Interaktionspartner können sich erheblich unterscheiden. Die Angehörigen der psychosozialen Berufe treffen im Praxisalltag, bewusst oder unbewusst, immer wieder die Entscheidung, in welche Richtung sie das Gespräch mit dem Klienten lenken. Bildlich gesprochen liegen zwei Orte vor ihnen und sie entscheiden, auf welchen der beiden Orte (Ziel) sie ihr Naviga-

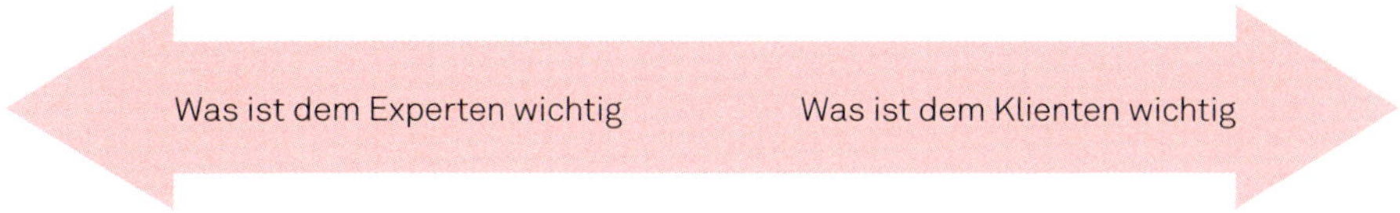

Abbildung 2-2: Quo vadis? Wohin gehst Du? (Quelle: Eigendarstellung).

tions-/Kommunikationssystem einstellen. Welche Richtung schlagen die Experten ein? Die **Abbildung 2-2** geht der Frage nach: „Quo vadis – wohin gehst Du?“, dargestellt mit einem Pfeil: Was ist dem Experten und was ist dem Klienten wichtig?

Bei der herausragenden Bedeutung einer qualitätsvollen Beziehung für die Wirksamkeit professioneller Interventionen ist es wichtig, zuallererst eine Kommunikation zu realisieren, die als Mittel zur Anbahnung einer Beziehung zu Klienten dient. Daraus ergibt sich die Forderung: *Connection before Correction*. Doch Vorsicht: Ein Klient merkt schnell, ob Connection als unbedeutendes Zwischenziel abgespeichert wurde, um ihn zügig korrigieren zu können.

2.2.4 Nonverbale Kommunikation

Die Kommunikation ist eine der komplexesten und bedeutendsten Fähigkeiten des Menschen und besteht bei Weitem nicht nur in der Weitergabe verbaler Informationen in Form von Worten. Vielmehr können mehr als 65 % des Austausches über andere Kanäle wie Mimik, Gestik, Körperhaltung oder Sprachmelodie (paraverbal) ablaufen (Argyle, 1988). Dabei sind es die nonverbalen Signale, an denen unser Gesprächspartner erkennen kann, wie kongruent unsere verbalen und nonverbalen Botschaften sind. Auf seine Bereitschaft zu Offenheit und Vertrauen wird sich dies erheblich auswirken.

Gleichzeitig kann der Ausdruck von Emotionen in Gesicht und Stimme emotionale Zustände so fein nuanciert übermitteln, wie dies durch Worte sehr schwierig wäre. Körpersprache und Stimmcharakteristik, kurz nonverbale Kommunikation, sind der wichtigste Modus für die Kommunikation von Emotionen (Siegel, 2010). Über den Gesichtsausdruck oder die Stimme können wir bei unserem Gegenüber dessen emotionalen Zustand wahrnehmen und umgekehrt.

Die Fähigkeit, solche sozialen Signale wahrzunehmen und zu verarbeiten, fördert einerseits die Erkenntnis, wie es dem Gegenüber gerade geht, und schafft andererseits für uns die Möglichkeit zur sozialen Rückversicherung, also ein Erkennen, wie unser Gegenüber auf unser Verhalten reagiert. Unser Vermögen, eine Vorstellung über den mentalen Zustand einer anderen Person zu entwickeln

(Theory of Mind), ist eine Voraussetzung, um sich sozial adäquat verhalten zu können (Siegel, 2010). Sie ermöglicht es, dass Gesprächspartner sich „*aufeinander einstellen*“ und „*aufeinander eingehen*“ können. Ein gemeinsames Verständnis für nonverbale Signale ist da sicher sehr hilfreich. Werden die Signale im Wechselspiel der Kommunikation direkt wahrgenommen, verstanden und beantwortet, so wird dadurch Verbundenheit erfahrbar. So werden beispielsweise der Blickkontakt und das körperliche Zugewandt-Sein in einem Gespräch als nonverbale Signale wahrgenommen, die Aufmerksamkeit und Präsenz signalisieren (Ich bin da, ich höre Sie, ich nehme Sie ernst).

Psychisch krank bedeutet häufig genug Veränderungen im Sozialverhalten. Das betrifft auch die nonverbale Kommunikation. So kann bei psychisch kranken Menschen die Gestik und Mimik deutlich verändert sein. Solche Defizite können zu Missverständnissen im sozialen Miteinander führen und macht es den Erkrankten schwerer, sich sozial zu integrieren.

3 Empathie

Dieses Kapitel definiert Empathie und stellt die unterschiedlichen Formen von Empathie vor, nennt die Chancen von Empathie für die Mitarbeitenden psychosozialer Berufe, weist auf die notwendigen Grenzen im Rahmen einer Arbeitsbeziehung hin und erläutert die Risiken von Empathie. Dass Empathie lehr- und lernbar ist, zeigt der nachfolgende Text und bietet Übungen dazu. Das Kapitel schließt ab mit einer vereinfachten Darstellung neurobiologischer Kenntnisse zu Strukturen und Funktionsweisen des Gehirns, um ein besseres Verständnis für unser Verhalten, Erleben und insbesondere für einige hartnäckige emotionale Probleme und Verhaltensweisen zu schaffen.

3.1 Zwei Formen der Empathie

Bei der Empathie wird nach neuen belegenden Studien zwischen zwei Formen unterschieden: der affektiven und kognitiven Empathie, die nachfolgend erklärt werden.

Der Begriff Empathie geht auf das von Theodor Lipps bereits Ende des 19. Jahrhunderts benutzte deutsche Wort „Einfühlung“ zurück. Heute werden in der Fachliteratur die Begriffe Empathie und Einfühlung zumeist synonym verwendet. Der Begriff Einfühlungsvermögen zielt auf die Fähigkeit zur Empathie beziehungsweise zum Empathischsein ab. Eine Fähigkeit, die gerade von den Angehörigen der psychosozialen Berufe in hohem Maß erwartet und eingefordert wird. Das ist wenig verwunderlich, denn Empathie ist die wichtigste Eigenschaft, die zur Schaffung einer fürsorglichen Umgebung erforderlich ist (Cunico et al., 2012). Empathie in einer Beziehung ist wahrscheinlich der wichtigste, „sicher aber einer der wichtigsten Faktoren, welche Veränderung und Lernen bewirken“ (Rogers & Rosenberg, 2005, S. 76).

In der Fachliteratur psychosozialer und medizinischer Berufe ist daher der Appell *„sei empathisch"* allgegenwärtig. Sozusagen ein Zauberspruch, ein alter heiliger Code, wie ein Schlüssel für das Miteinander in der zwischenmenschlichen Begegnung. Empathie – eine mystische Urkraft? Eine („weibliche") Gabe, die man hat, oder nicht? Eine Haltung? Eine einzigartige Art, die Menschen und das Leben zu sehen? Gewissheit besteht darin, dass ohne Empathie eine helfende Beziehung, die wirksam sein soll, gar nicht vorstellbar ist.

Eine allgemein akzeptierte Definition und Erklärung für Empathie gibt es derzeit nicht und so wird der psychologische Begriff Empathie in der Fachliteratur in vielfältigster Art und Weise definiert. Als Grund für die menschliche Fähigkeit zur Empathie wird die in der Evolution überlebensförderliche Verbundenheit (Bindung) mit anderen Menschen angesehen (Hojat, 2016; Insel & Fernald, 2004).

In den letzten Jahren wird Empathie zunehmend nach zwei verschiedenen Formen differenziert: eine *affektive* Form (lat. afficere = ergriffen sein, Gemütserregung) und eine *kognitive* Form (lat. cognoscere = erkennen, wissen, urteilen). Wissenschaftlich wird diese Unterscheidung auch durch neurobiologische Studien gestützt (Ekman, 2007; Decety & Jackson, 2004). Es sind also zwei Formen von Empathie zu unterscheiden:

1. **Affektive Empathie,** auch als *Emotionale Ansteckung* [spüren] bezeichnet, führt zu einem „wirklichen Mitfühlen" mit einer anderen Person (Lebewesen), was bis hin zu einem „Mitleiden" führen kann. Durch das Beobachten eines emotionalen Zustandes einer anderen Person werden in unserem eigenen Inneren neuronale Repräsentationen aktiviert, die uns ganz ähnliche Gefühle erleben lassen. Es werden neuronale Netzwerke aktiviert (sozusagen ein evolutionäres „WLAN"), die es uns ermöglichen, in eine synchronisierte Kommunikation mit unserem Gegenüber zu treten, verbunden mit einer eigenen körperlichen Reaktion. Diese emotionale Resonanz ermöglicht es uns, die Emotionen des Gegenübers zu erfahren, etwa indem wir die Gefühle von einer anderen Person übernehmen, nacherleben, daran teilnehmen, sie mit ihr teilen. Es handelt sich um eine (teils unbewusste) Reaktion auf die Gefühle anderer Menschen, manchmal ohne Klarheit, dass die Quelle der eigenen Gefühle in einer anderen Person liegen.
2. **Kognitive Empathie,** auch als *Perspektivenübernahme* [denken] bezeichnet, führt zu mentalem Verstehen, indem wir uns in eine andere Person „hineindenken". Perspektivenübernahme oder M*entalisierung* ist der Versuch, die innere Welt des anderen kognitiv zu verstehen, welche Gefühle, Gedanken, Haltungen und Motive ihn leiten und mitzuteilen, dass dies verstehbar ist (validieren). Jedoch ohne notwendigerweise selbst die Gefühle des anderen zu

verspüren oder den Schmerz selbst zu erleben. Diesen mentalen Prozess können wir bewusst steuern, er unterstützt uns, das Verhalten des anderen in einem gewissen Umfang zu verstehen (Fremdverstehen). Eine Fähigkeit, die ausschließlich dem Menschen vorbehalten ist. Darüber hinaus fördert dies das Selbstverstehen unseres Gegenübers.

Ich kann mir z.B. vorstellen, dass mein Gegenüber, der gerade von der Trennung seiner Partnerin spricht, wütend und fassungslos ist. Gleichzeitig weiß ich, dass es nicht mein Leid ist, sondern das meines Gegenübers. Ich habe Klarheit, dass die Gedanken und eventuell vorhandenen Gefühle dazu nicht aus mir selbst entstanden sind, sondern die Quelle in einer anderen Person liegt (Selbst-Andere-Differenzierung).

Beide Vorgänge spielen sich im Gehirn ab, allerdings in verschiedenen Arealen und damit auf unterschiedlichen neuronalen „Routen". Das heißt auch, dass affektiv empathische Menschen nicht automatisch gut in Perspektivenübernahme (mentalisieren) sein müssen (Singer & Klimecki, 2014). Empathie ist ein multifaktorielles Konstrukt, das sowohl kognitive als auch affektive Facetten umfasst.

Beruflich Tätige, die im pulsierenden Leben Menschen in berührenden Momenten begleiten, werden diese beiden Formen von Empathie wohl kaum trennscharf bei sich wahrnehmen. Sie werden die beiden Formen von Empathie eher in einer inneren Beziehung zueinanderstehend erleben, in welcher Übergangsbereiche von „*Mitschwingen*" bis hin zu „*Mentalisieren*" gegenwärtig sind. So können affektive und kognitive Empathie als zwei Pole auf einem Kontinuum verstanden werden.

Für eine professionell zu gestaltende Beziehung, bei der es zunächst darum geht, eine Verbindung (mit Annahme und Vertrauen) zum Gegenüber herzustellen, ist die kognitive Empathie (Perspektivenübernahme) ein unentbehrlicher Bestandteil professionellen Handelns. Eine wesentliche Bedingung für Empathie ist die Fähigkeit einer Person, mental die Subjektivität einer anderen Person zu erfassen, wobei dies bewusst oder unbewusst geschehen kann (Decety & Jackson, 2004).

Arbeitsdefinition Empathie

Es werden zwei Formen von Empathie unterschieden:

Affektive Empathie (Emotionale Ansteckung) lässt uns die Gefühle einer Person miterleben und spüren, was gerade in ihr vorgeht („einander am eigenen Leib

spüren", auf „einer Wellenlänge" sein). Affektive Empathie ist ansteckend, geradezu mitreißend und ermöglicht uns, mit unserem Gegenüber mitzuschwingen. So kann neben Freude (lachen) eben auch Trauer, Wut oder Stress („ein Mitleiden") ausgelöst werden. Dabei muss die Person nicht einmal leibhaftig vor uns stehen, manchmal genügt es, einen kurzen Ausschnitt eines Films zu sehen, oder einen Text zu lesen.
Rationalität wäre das Gegenteil dazu, ein abstraktes Denken, eine nüchterne Vernunft, die womöglich Gefühle verdrängt, als schädlich betrachtet, die deshalb abgeschaltet werden müssen.
Kognitive Empathie (Perspektivenübernahme) beachtet zwar die Gefühle und spricht das „Herz" an, ermöglicht jedoch ein Verstehen, also überlegen, was den anderen bewegt und wie er sich fühlt (kognitives Nachvollziehen/Mentalisieren). Sie versucht sich in den anderen gedanklich hineinzuversetzen, die hinter den Gefühlen stehenden Bedürfnisse zu ergründen, um so einen Blick auf die Welt des anderen werfen zu können. Kognitive Empathie sucht einen Weg von der Emotion zur Kognition: „Ich ahne, was mit dem anderen ist". Empathie versucht, einen Menschen zu verstehen, ohne Lösungen zu suchen.

Kognitive Empathie ermöglicht die subjektiv erlebte Innenperspektive, einer anderen Person zu erahnen und eröffnet so eine Vorstellung, wie es ihr geht, was sie beschäftigt und ihr gerade wichtig ist. Sie ist ein gemeinsamer Versuch des Verstehens und ermöglicht es, am Innenleben einer Person, ihren Gefühlen und Bedürfnissen teilzuhaben und gibt ihren Handlungen sowie ihrem Denken eine nachvollziehbare Bedeutung. „Empathie bedeutet ein respektvolles Verstehen der Erfahrungen anderer Menschen" (Rosenberg, 2007, S. 113). Unsere Fähigkeit, die Gefühle anderer durch Empathie zu verstehen, ist entscheidend für erfolgreiche soziale Interaktionen (Bird et al., 2010). Empathie gehört zu den existenziellen Lebensbedingungen von Menschen, die sich motivationsfördernd für Sozialkontakte auswirkt. Empathie ist eine Voraussetzung „damit die körperliche, psychische und soziale Entwicklung eines Menschen stattfinden kann" (Gassner, 2006, S. 318). Sie fördert „prosoziale Fühl-, Denk- und Handlungsweisen" (Gassner, 2006, S. 318), da sie hilft, sich wechselseitig zu verstehen und bestenfalls Fürsorglichkeit füreinander zu entwickeln. Die Sorge um andere ist ein zentraler Baustein menschlichen Lebens, da sie Menschen durch eine emotionale Bindung verbindet und so prosoziales Verhalten (bspw. Fürsorge) fördert. Sie unterstützt, auf die Notsituation anderer zu reagieren und passend damit umzugehen. Empathie motiviert uns, uns für andere einzusetzen. Mitgefühl (mitfühlende Anteilnahme) als eine Facette von Empathie ist tendenziell auf das Leiden einer anderen Person ausgerichtet und geht verstärkt mit der Motivation zur Fürsorge einher.

Der US-amerikanische Neuropsychologe Rick Hanson (Hanson & Mendius, 2013) vergleicht menschliches Leben ohne Empathie damit, dass wir zwar mit anderen Menschen in Berührung kämen, aber unseren Lebensweg wie Ameisen oder Bienen fortsetzen würden und im Grunde genommen allein blieben. Keine wirklich verlockende Vorstellung, mit Gleichgültigkeit und Desinteresse, bis hin zu Rücksichtslosigkeit gegenüber unseren Mitmenschen, allein durchs Leben zu gehen. Stephen Hawking kommt in einem Interview mit der britischen Zeitung „The Independent“ zu dem Schluss, dass Empathie für das Überleben der Menschen notwendig ist und schlägt vor, mehr Empathie zuzulassen. Empathie sei sein liebstes Verhalten der Menschen: „Die Empathie bringt uns zusammen, und zwar in einem ruhigen und friedlichen Zustand“ (Clark, 2015).

Mitleid: Zu unterscheiden ist Empathie von Mitleid, Wärme, Wohlwollen oder Trost. Dies sind ganz eigene Qualitäten mit ebenso eigenen Handlungen. Empathie kann mit diesen Qualitäten einhergehen und diese fördern. Aus der Fähigkeit zur Empathie können Bindung und Mitgefühl wachsen und zu prosozialem Verhalten wie Fürsorge, Pflege und Wärme führen und darin liegt wohl auch ihr evolutionärer Sinn. Empathie als ein Fundament jeder tieferen Beziehung.

Es wird deutlich, dass kognitive Empathie bzw. einfühlsame Gesprächsführung keine therapeutische Gesprächsführung darstellt, die vom Gegenüber das Bild eines kranken Menschen hat, sondern eine natürliche, dem Menschsein innewohnende Notwendigkeit darstellt, wenn menschliches Leben als „*Verbundensein mit den anderen*“ gelingen soll.

Empathie und Sympathie: Diese beiden Begriffe sind grundsätzlich voneinander zu unterscheiden. Bei Sympathie ist man selbst einer Person zugeneigt, findet sie beispielsweise attraktiv oder interessant. Ihr Verhalten wird als angenehm erlebt, weil es einem selbst nutzt, hilft, guttut oder weil Ähnlichkeiten oder interessante Unterschiede festzustellen sind. Bei Antipathie ist es gerade umgekehrt.

Sympathie und Antipathie entstehen durch Vergleiche und sind das Ergebnis von Gedanken und Bewertungen. Es hat also eine Bewertung des anderen stattgefunden. Wir haben entschieden, ob uns jemand sympathisch oder unsympathisch ist. Eine zumeist unbewusste Entscheidung aufgrund der eigenen Vorerfahrungen. Sympathie hat also etwas mit einem selbst zu tun. Wir sind bei uns selbst, schätzen unser Gegenüber auf der Grundlage der eigenen Werteskala ein. Empathie hingegen bedeutet, beim anderen sein, bei seinem Erleben, seinen Werten und dem, was der Andere fühlt und braucht.

3.2 Die Grenzen der Empathie

Der folgende Abschnitt nennt die Chancen der Empathie für die Mitarbeitenden psychosozialer Berufe, weist aber auch auf die notwendigen Grenzen im Rahmen einer Arbeitsbeziehung hin.

Kognitive Empathie gibt uns die Möglichkeit, eine Person wie einen neuen Kontinent zu entdecken. Dabei geht es nicht darum, eine perfekte oder vollständige Landkarte zu gewinnen. Manches wird unentdeckt und geheimnisvoll bleiben. „So bleibt der Andere trotz allen empathischen Verstehens immer auch ein Geheimnis, eben unwiderruflich anders. Doch auch damit ist er einem selbst wiederum bekannt und ähnlich: Denn wer bliebe nicht für sich selbst – trotz aller Selbsterforschung und -erkenntnis – immer auch geheimnisvoll?“ (Staemmler, 2009, S. 272). Empathie hat nicht das Ziel, den anderen „durchsichtig“ zu machen oder wie ein „offenes Buch“ vor sich zu sehen, sondern neugierig und offen zu bleiben.

Viele Mitarbeiter psychosozialer Berufe kennen das Problem von Nähe und Distanz. Neben Belastungen, wie wenig Zeit für die soziale Interaktion oder herausfordernde Verhaltensweisen, können unangenehme Gefühle, wie Trauer, Wut, Ekel und Schmerz dazu führen, dass die Grenzen der Belastbarkeit erreicht werden. Daneben besteht der Anspruch der Professionalität an diese Berufsgruppe, der erfordert, dass eigene Gefühle reguliert und gleichzeitig eigene Grenzen erkannt werden sollen. Selbstlosigkeit würde zu Erschöpfung und Rückzug führen, sodass Selbstklärung eine wichtige Voraussetzung ist, um Verantwortung für Andere in helfend-therapeutischen Prozessen übernehmen zu können. „Wir müssen lernen, uns selbst zu lieben und zu achten, für uns selbst zu sorgen und uns würdevoll zu behandeln, ehe wir andere achten, lieben, umsorgen und würdevoll behandeln können“ (Watson, 1996, S. 70).

Für Mitarbeitende psychosozialer Berufe sind Vertrauen, Empathie und Beziehung sowie die damit verbundene Nähe ein wichtiger Bestandteil ihrer Arbeit. Ein anderer notwendiger Bestandteil ist die erforderliche Distanz, um durch den Abstand einen anderen Blickwinkel zu erhalten. Einerseits zum Selbstschutz, andererseits, um in der Arbeitsbeziehung handlungsfähig und wirksam zu bleiben. Die Balance von Nähe und Distanz sind in dieser praktischen Tätigkeit eine tagtäglich zu bewältigende Herausforderung.

Da wir Menschen den Schmerz anderer auf eine sehr unmittelbare, reflexhafte Weise selbst erleben können, ist es für diese Mitarbeitenden fundamental wichtig, sich bewusst zu machen, in welche Situation sie sich begeben und wie empfänglich sie für emotionale Ansteckung (affektive Empathie) in dieser Situation und bei diesem Klienten gerade sind. Das Training kognitiver Empathie soll dazu anleiten, sich zumindest teilweise vom anderen distanzieren zu können. Eben nicht unmittelbar an seinen Gefühlen (affektive Empathie) teilzunehmen oder sich mit ihnen zu identifizieren, sondern mehr aus der Position eines Beobachters über den anderen nachzudenken. Es geht folglich darum, kognitive Empathie bewusst einsetzen zu können. Neben der affektiven Resonanz braucht es ein kognitives Verstehen. Ohne genügend Distanz können Anteilnahme und Mitgefühl leicht in ein „*Mitleiden*" umschlagen.

Empathie kann unterdrückt werden. Immer und überall empathisch zu sein, kann nicht nur riskant oder gar schädlich sein, sondern auch Probleme im sozialen Miteinander bereiten. Die Mitarbeitenden psychosozialer Berufe brauchen deshalb die Fähigkeit, die eigene Bereitschaft zur Empathie zu steuern. Gerade in diesen Berufen sind die Mitarbeitenden häufig mit Schmerz und Leid ihrer Klienten und deren Angehörigen konfrontiert. Empathie kann dabei auch zu Belastung, oder gar zu einem Risiko für die eigene Gesundheit (Burnout) werden. Entsprechend wichtig ist die Fähigkeit zur Selbst-Andere-Differenzierung.

Die Selbstempathie (Selbstklärung), wie sie nachfolgend als ein Prozess der Einfühlsamen Gesprächsführung vorgestellt wird, kann sie dabei unterstützen, Situationen im Berufsalltag zu reflektieren und zu klären, was eigene Gefühle sind und welche Gefühle durch die emotionale Ansteckung entstanden sind. Welche Gefühle der Klient durchlebt und wie sich dies auf den eigenen Zustand auswirkt. Bei Gesprächen, in denen Menschen empathisch begegnet wird, ist es eine Herausforderung, den Wechsel zwischen den Momenten von intensiver Nähe einerseits sowie Reflexion und Distanzierung andererseits angemessen einzuhalten. Wenn soziale Nähe und Verbundenheit zur Belastung werden, ist es Zeit, dies bewusst wahrzunehmen, klar „Nein" zu sagen und Grenzen zu setzen.

3.3 Risiken von Empathie

Der folgende Abschnitt erläutert die Risiken von Empathie, wie Manipulation, Technisierung und empathischer Reflex.

Bei der Bedeutung, die Empathie für menschliches Leben hat, ist es wenig verwunderlich, dass nicht auch Risiken bei deren absichtsvollen Anwendung bestehen, die von Idealisierung über Technisierung bis hin zu Missbrauch und Belastungssymptomen reichen können.

Manipulation

Dient Empathie dazu, einseitig bestimmte Ziele oder Zwecke zu erreichen (unidirektional) und erfolgt die Einflussnahme verdeckt, also für die Zielperson unbemerkt, wird Empathie instrumentalisiert, was von Werbung bis hin zu Missbrauch reichen kann. Manipulative Empathie findet sich in interaktiven Prozessen bei Verhältnissen, wie Verkäufer-Käufer, Vorgesetzter-Mitarbeiter, Politiker-Wähler oder Täter-Opfer, kann aber auch im Verhältnis Therapeut-Klient auftreten. Hier ist besondere Achtsamkeit geboten. Bei der Anwendung von Empathie sind deshalb die Absicht und die Werthaltung der empathischen Person von wesentlicher Bedeutung.

Intellektualisierung/Technisierung

Kognitive Empathie legt den Fokus auf den Klienten. Dabei birgt ein bloßes technisches, methodisches Vorgehen beim Explorieren von Gefühlen und Bedürfnissen die Gefahr, dass die Interaktion vom Klienten schnell als reduziert oder distanziert erlebt wird. Werden Gefühle und Bedürfnisse mechanisch, wie von einer Checkliste vorgetragen, wird dies eher trennend denn verbindend erlebt. Aus Zuwendung würde ein theoretisches, intellektualisierendes Interesse werden, das den Gesprächspartner bestenfalls irritiert oder gar abschreckt. Dieses Intellektualisieren „kann dann bedeuten, dass nur der Berater weiß, welche Gefühle der Klient hat“ (Rogers, 2007, S. 23).

Nähe und Verbindung werden sich erst entfalten können, wenn es gelingt, einem Menschen gegenüber Interesse (Offenheit, Neugier), Wertschätzung (Wohlwollen, Nächstenliebe) und Präsenz (Aufmerksamkeit) in der Begegnung zu zeigen und vorzuleben. Eine große Herausforderung.

Empathie als Reflex

Erleben wir eine schreckliche Situation, und sei es nur am Bildschirm, wie etwa ein Filmbericht über einen terroristischen Anschlag, kann es sein, dass wir automatisch von unangenehmen Gefühlen für die Opfer überschwemmt werden, wie Trauer, Wut, Angst und Mitleid. Ein (affektiver) empathischer Reflex kann uns dann regelrecht blenden und leicht zu unbesonnenem Verhalten verleiten. Professionell Tätige, die Menschen mit Entwicklungs- und Unterstützungsbedarf begleiten, sollte es gelingen, innerlich einen Schritt zurückzutreten, um nachzudenken, was in der jeweiligen Situation hilfreich sein könnte (Bloom, 2015).

3.4 Empathiefähigkeit lernen und weiterentwickeln

Nachfolgend wird dargestellt, dass Empathie lehr- und lernbar ist und bietet Übungen dazu.

Die Wichtigkeit von Empathie in unseren Beziehungen ist in der Fachliteratur psychosozialer Berufe unbestritten. Kein Artikel zu Gesprächsführung, ohne dass nicht wenigstens einmal der Appell nach empathischem Verhalten erfolgt. Empathie kann als eine Schlüsselkompetenz bei der Begleitung von Menschen angesehen werden. Bei der Bedeutung, die der Empathie im professionellen Kontext zukommt, ist eine gezielte Förderung der empathischen Kompetenz erforderlich. Wir beschäftigen uns hier insbesondere mit der kognitiven Empathie als ein professionelles Handeln, das sich durch die Einfühlsame Gesprächsführung realisieren lässt.

Doch kann man Empathie überhaupt lernen? Als einfühlende Wesen geboren, bilden wir im Laufe unseres Lebens, orientiert an unseren individuellen biologischen Voraussetzungen und den Entwicklungsmöglichkeiten in unserer Umwelt, weiter die Fähigkeiten zu empathischem Verhalten aus. Es ist deshalb nicht die Frage, ob empathische Kompetenz vorhanden ist, sondern wie ausgeprägt sie ist und inwieweit ein Mensch gelernt hat, diese differenziert und zielgerichtet einzusetzen (Liekam, 2004). Die Fähigkeit zur Empathie kann mit geeigneten Mitteln weiterentwickelt, gelernt und verbessert werden, wie Studien aus der Anwendungsforschung bei psycho-sozialen Berufen zeigen (Altmann et al., 2015; Schirmer & Schall, 2015; Cunico et al., 2012; Ozcan et al., 2010; Sherman & Cramer, 2005). Das Erlernen einer konkreten Methode, wie die des nachfolgend im Buch vorgestellten empathischen Prozesses, kann einerseits die kommunikativen Fertigkeiten unterstützen und andererseits ein Bewusstsein für eine empathische Haltung weiterentwickeln helfen.

3.4.1 Übung – Eigene Konfliktsituationen bearbeiten

Nur durch Selbsterfahrung und Selbstreflexion können die eigenen empathischen Fähigkeiten weiterentwickelt werden. Es braucht Ihre eigene, persönliche Beteiligung. Ich möchte Sie ausdrücklich ermuntern, sich selbst einzubringen und die Chance für eine Selbsterfahrung zu nutzen.
Diese Übung begleitet Sie durch das gesamte Buch. Die nachfolgenden Übungen bauen aufeinander auf!

Für die fünf Übungen benötigen Sie die Kopiervorlagen aus Kapitel 8.4. Hier finden Sie eine Anleitung zum Vorgehen bei den Übungen. Die Dauer der Übungen beträgt ungefähr 10 Minuten.
Im Verlauf des Buchs werden Hinweise gegeben, wann Sie welche Übung aus dieser Vorlage bearbeiten können.

Übung zu: Konflikte bearbeiten
Sie können jetzt eine Übung machen, um später ihr eigenes Vorgehen zu reflektieren. Nehmen Sie hierzu die Anleitung und die Übungsblätter „Einfühlsame Gesprächsführung" aus dem Anhang zur Hand. **Bearbeiten Sie dort die Übung 1.**

3.5 Herausforderung Gehirn – Im Fluss des Lebens

Um ein besseres Verständnis für unser Verhalten, Erleben und insbesondere für einige hartnäckige emotionale Probleme und Verhaltensweisen zu schaffen, erläutert der nachfolgende Abschnitt vereinfacht dargestellt neurobiologische Kenntnisse zu Strukturen und bestimmten Funktionsweisen des Gehirns.

Unser Denken und Fühlen werden durch unser Gehirn erst möglich. Ein Gehirn, das in der Evolution Millionen von Jahre damit beschäftigt war, pausenlos für unser Überleben Sorge zu tragen. Die Grundbausteine unseres Nervensystems, zu dem auch das Gehirn gehört, sind Milliarden von Nervenzellen (Neuronen), deren Funktion in der neuronalen Erregungs-/Informationsverarbeitung besteht, die sowohl elektrisch als auch chemisch erfolgt. Durch das riesige Netz von Nervenzellen verarbeitet das Gehirn die Sinneswahrnehmungen und sendet Informationen an andere Nervenzellen, Sinneszellen, Drüsen oder Muskelzellen weiter (Roth & Strüber, 2014). Entsprechend eng ist unser Gehirn mit unseren psychisch-seelischen Vorgängen, also unserem Erleben und Verhalten, verflochten. Die absolut meisten Informationen verarbeitet unser Gehirn mit höchster Geschwindigkeit und ohne dass uns dies bewusst wird. Lebenslang verändert sich unser Gehirn (Neuroplastizität), allerdings ist die Entwicklung vor der Geburt und in den ersten Jahren nach der Geburt schneller und nachhaltiger als später, weshalb davon auszugehen ist, dass psychische Schädigungen in dieser Zeit nachhaltige Auswirkungen haben (Roth & Strüber, 2014).

Unser Gehirn hat sich in der Evolution über Millionen von Jahren in vielen Schritten aus bestehenden einfachen Formen, mit sogenannten primitiven Funktionen, hin zum menschlichen Gehirn mit neuen Strukturen und höheren Funktionen entwickelt. Besonders eindrucksvoll dabei ist, dass in den letzten 150 Millionen Jahren der Entwicklung der Tiere die Ausbildung sozialer Fähigkeiten, aufgrund deren Vorteile, ein besonders einflussreicher Faktor für die Gehirnentwicklung war. Der Nutzen von Beziehungen verhalf zu einer Weiterentwicklung des Primatengehirns, indem das Nervensystem so geprägt wurde, dass es jene Fähigkeiten hervorbringt, die Kooperation, Paarbindung und Kommunikation fördern (Dunbar & Shultz, 2007). Komplexere Beziehungen fordern eben auch komplexere Gehirne (Hanson & Mendius, 2013). Entwicklungsgeschichtlich lässt sich das Gehirn in drei Schichten unterteilen: das Stammhirn, das limbische System und das Großhirn, das wiederum in zwei Hemisphären unterteilt ist.

Das Stammhirn

Im Zentrum liegt das Stammhirn, das aufgrund seines Alters (ca. 500 Millionen Jahre) auch „Reptiliengehirn" genannt wird. Es verdankt seinen Namen der Tatsache, dass es Reptilien besitzen. Es ist uralt, schnell und motivational stark. Es ist für unser Überleben zuständig und steuert autonom ablaufende Prozesse im Körper, wie etwa den Reflex bei Gefahr mit Kampf-, Fluchtverhalten oder Starre zu reagieren (fight, flight or freeze), physiologische Prozesse wie Herzschlag und Atmung und wacht über die Erfüllung lebensnotwendiger (physiologischer) Bedürfnisse, wie Schlaf, Nahrung, Bewegung oder Fortpflanzung. An diesen Prozessen sind weitere Strukturen des Gehirns beteiligt. Obwohl das Gehirn als Gesamtsystem funktioniert, werden hier zur Vereinfachung einzelne Funktionen lediglich mit einem Teil des Gehirns in Verbindung gebracht.

Das limbische System

Oberhalb des Stammhirns schließt sich das (ca. 200 Millionen Jahre alte) limbische System an, das in der Evolution in der Phase der Entwicklung der Säugetiere entstand und deshalb als „Säugergehirn" bezeichnet wird. Es steuert das für im Verbund lebender Tiere und Menschen charakteristische soziale Verhalten und reguliert deren Grundemotionen wie Wut, Angst, Trauer, Ekel und Lust. Es geht darum, Gefahren möglichst schnell wahrzunehmen, zu reagieren oder für die Fortpflanzung seiner Art zu sorgen.

Neben der Steuerung der Emotionen beeinflusst das limbische System das Gedächtnis und den Antrieb eines Menschen, das heißt, es hat emotionale und motivationale Funktionen.

Das limbische System, zu dem auch der Hypothalamus und die Amygdala gehören, ist der Entstehungsort und die Schaltzentrale für Gefühle. Stammhirn und limbisches System („Altes Gehirn") (Gilbert, 2011) operieren automatisch und unwillkürlich (unabhängig von unserem Wollen) und oftmals unbewusst (Kahneman, 2012). Die Verarbeitung von Signalen (Informationen) erfolgt dabei blitzschnell (Millisekunden) und die Bewertung ist bereits abgeschlossen, bevor das Großhirn, also unser „Denkhirn" aktiv wird. Das limbische System prüft ständig, ob das, was wir gerade als aktuelle Erfahrung machen, unseren Bedürfnissen dient und gleicht ab, ob es hierfür gespeicherte Erfahrungen gibt. Das limbische System ist der „Ort für die Bewertung des Verhaltes nach ‚positiv' (und damit zu wiederholen) oder ‚negativ' (und damit in Zukunft zu vermeiden)" (Roth & Strüber, 2014, S. 92). Dieser Prozess ermöglicht dem Menschen, sich den Notwendigkeiten seiner sozialen und natürlichen Umwelt blitzschnell anzupassen („Überlebensverhalten").

So wichtig Gefühle für uns sind, können sie uns erhebliche Probleme bereiten, wenn sie uns bei Konflikten oder Gefahren wie ein tobender Wildbach (passende Metapher zu den Hormonen Adrenalin und Cortisol) mitreißen. Kein Wunder also, dass Menschen in einer als Bedrohung erlebten Situation nicht immer überlegt reagieren. Nicht umsonst werden diese Anteile des Gehirns als „Schnelles Gehirn" (Kahneman, 2012) bezeichnet. Dank der jüngsten Phase der Evolution haben wir ein Gehirn hinzubekommen, das uns von allem anderen Leben auf der Erde unterscheidet und uns vor den reißenden Fluten des Affekts zu schützen versucht, wenn auch nicht immer erfolgreich.

Das Großhirn (Neocortex)

Die oberste Schicht unseres Hirns bildet das ca. 100 000 Jahre alte Großhirn, das für unser Denken, wie etwa das Abschätzen der Folgen von Handlungen, Logik, Bewusstsein, Handlungsplanung, willkürliche Bewegungen, Sprache und Impulskontrolle, zuständig ist. Es stellt den größten und am weitest entwickelten Teil des Gehirns dar.

Mit der Entstehung unseres *neuen Gehirns, dem* Großhirn (Cortex), kam das „*Neue Denken*" und damit ein *durchdachtes Verhalten* hinzu, das uns zu dem macht, was wir als intelligent bezeichnen. Es ermöglicht uns zu planen, zu denken, bewusstes Erleben und Impulskontrolle. Speziell im Stirnhirn (präfrontaler Cortex) sind u. a. Fähigkeiten entwickelt worden, die uns zu Empathie, abstraktem Denken sowie zur Verinnerlichung sozialer Regulatoren (Werte und Normen) und deren Anwendung befähigen. Dies ermöglicht es dem Stirnhirn, ein sowohl motorisch als auch emotional angemessenes Verhalten zu organisieren, also unsere Gefühlsreaktion zu modulieren. Der präfrontale Cortex als eine Art Vermittler zwischen Ratio (neues Gehirn) und Gefühl (altes Gehirn) – sozusagen eine innere Aufsicht – dient dazu, eine affektabgestimmte Reaktion beziehungsweise Kommunikation mit uns selbst und anderen zu ermöglichen.

Zusammenspiel von altem und neuem Gehirn oder „Die Gefühle im Griff?"
In Situationen, in denen unsere Bedürfnisse bedroht scheinen, wird die Amygdala („*Altes Gehirn*" mit schnellem Denken) als Teil des limbischen Systems aktiviert. Die Amygdala stellt die zentrale Struktur für das Erleben von Angst im Gehirn dar, die bei wahrgenommenen und entsprechend bewerteten Reizen andere Zentren des Gehirns (Hirnstamm, Hypothalamus) aktiviert und diese dann die eigentliche affektive und vegetative Furchtreaktion auslösen (Roth & Strüber, 2014), wie die Erhöhung von Herzschlag und Atmung. In einer ersten Instanz findet in der Amygdala eine erste Bewertung der Sinneseindrücke statt, mit der Folge einer Ausschüttung bestimmter Neurotransmitter (Botenstoffe) und der Entstehung von Gefühlen. Zudem erfolgt eine Bewertung im präfrontalen Cortex (logisches Denken und soziale Regulation = „*Neues Gehirn*" mit langsamem Denken), um eine angemessene Reaktion (Kontrolle und Steuerung von Verhalten/Kontrollinstanz für Gewalt) auf Grundlage unserer Erfahrungen und der erlernten Normen und Werte zu ermöglichen. Das ist, wie gesagt, ziemlich vereinfacht dargestellt und erscheint wie ein linearer Prozess, tatsächlich handelt es sich eher um einen Kreislauf unter Beteiligung weiterer Systeme.

Beispiel

Aus eigener Erfahrung kennen Sie solche Steuerungsprozesse, die Ihnen ihr präfrontaler Cortex (PFC) ermöglicht. Sie sind sich Ihrer selbst bewusst und können Gefühlsimpulse regulieren, also sich willentlich über Ihre Gefühle und Bedürfnisse hinwegsetzen und lächeln, obwohl es Ihnen gerade zum Heulen ist, oder arbeiten gehen, obwohl Sie Schmerzen haben, mit Menschen zusammen sein, obwohl Sie gerade Ruhe bräuchten. Andererseits kennen Sie vermutlich auch Situationen, in denen Sie aus der Haut fahren (könnten), obwohl Sie eine innere Stimme zur Vernunft mahnt (PFC).

Wie die meisten von uns aus leidvollen Erfahrungen wissen, erschwert ein hohes Erregungsniveau die vom präfrontalen Cortex gesteuerte kognitive Selbstregulation und damit unsere Fähigkeit zu einem verbindenden Kontakt zu anderen. Obwohl Sie sich vielleicht vorgenommen haben, im Gespräch mit Ihrem pubertierenden Kind ruhig zu bleiben, könnte es auch anders kommen. Sie bemerken bei sich, dass Sie zunehmend impulsiv reagieren sowie Interpretations- und Bewertungsvorgänge zum Verhalten Ihres Kindes in Ihren Gedanken aktiviert werden (Kopfkino), die mit hoher Wahrscheinlichkeit zu weiteren unangenehmen Gefühlen (bei Ihnen und Ihrem Kind) führen.

Kommt es bei emotional belastenden Situationen zu einem entsprechend hohen Erregungsniveau, das mit einem stark erhöhten Stresshormonspiegel (Cortisol, Adrenalin) einhergeht, so erfolgt ein automatisierter Notfallmechanismus des menschlichen Körpers. Um uns vor einer als lebensbedrohlich erlebten Gefahr zu schützen, hat nun eine schnelle und nicht mit Aufmerksamkeit verbundene Reaktion des Körpers Vorrang. Diese Notfallreaktion wirkt sich erheblich auf die Funktion des präfrontalen Cortex aus und damit auf unsere Fähigkeit, rational und kontrollierend zu denken. Übernimmt bei starker Erregung die Amygdala unsere Verhaltenssteuerung, kann unsere Fähigkeit zu einer überlegten Reaktion verloren gehen, verbunden mit dem Verlust Substanzen in unserem Körper freizusetzen, die beruhigend auf uns (limbisches System) wirken könnten.

Glücklicherweise funktioniert zumeist unser innerer Aufpasser (PFC) für eine bewusste Gefühlsregulation und schreitet ein, bevor wir unserer inneren Wut folgen, verbal attackieren oder gar körperlich jemanden angehen, sodass wir uns sozial adäquat oder gar mitfühlend verhalten können.

Wieso wir Menschen Negativem mehr Bedeutung beimessen

Menschen messen negativen Erfahrungen grundsätzlich größere Bedeutung zu als den positiven Seiten des Lebens. Häufig empfinden sie unangenehme Gefühle auch intensiver und länger nachwirkend als angenehme Gefühle. Diese evolutionsbiologisch bedingte Bevorzugung des Gehirns, Negatives wichtiger zu nehmen als Positives, hat in der Evolution zu unserem Überleben beigetragen. In den Jahrmillionen, in denen unsere Spezies und ihre Vorgänger in der Natur noch vielfältigen Gefahren ausgesetzt waren, war es überlebensnotwendig, „blitzartig" auf die Gefahr, etwa eine Schlange, reagieren zu können.

Der Fokus auf Negatives ist in uns Menschen angelegt. So weist der US-amerikanische Psychologe und Nobelpreisträger Daniel Kahnemann (2012) auf eine allgemeine Negativitätsdominanz hin, wonach unser Gehirn grundsätzlich stärker auf einen negativen Stimulus reagiert als einen positiven. Wer die Gefahr schnell erkannte, konnte sein Leben schützen, wer die Schlange wichtiger nahm als gerade beglückt die bunt blühende Blumenwiese zu betrachten, war im Vorteil. Bis heute hat unsere Aufmerksamkeit diese Tendenz zum Negativen. Dieser sogenannte Negativitätsbias steckt in jedem von uns und lässt sich nicht einfach „abschalten". Wir können lernen, besser mit ihm umzugehen, wenn wir verstehen, dass es (wie im Beispiel mit der Schlange) immer um kurzfristige und schnelle Entscheidungen geht, also im Hier und Jetzt eine potenzielle Gefahr zu erkennen.

Alles bio-logisch?

Menschliches Verhalten kann nicht ausschließlich rein biologisch-naturalistisch erklärt werden, sodass evolutionäre anatomische Strukturen und physiologische Prozesse zum „*Maß aller Dinge*“ gemacht werden. So kann es uns zwar erleichtern zu verstehen, dass unsere Gefühle wie Angst, Wut, Hass oder Trauer keine persönlichen Fehler sind, sondern mit der Evolution des Gehirns und den eigenen sozialen Erfahrungen zusammenhängen, gleichzeitig bedeutet dies aber auch eine enorme Verantwortung für uns (Gilbert, 2013). Wir haben nämlich ein intelligentes Gehirn entwickelt, das uns als einzige Spezies die Möglichkeit gibt, uns über uns selbst klar zu werden, um so selbstbestimmt zu entscheiden, wie wir in der Welt wirken wollen. Dafür haben wir einerseits als Anlage (Gene) ursprünglich ein „angeborenes Wissen“ erhalten, während andererseits durch unsere Lebenserfahrungen (Umwelt) ein „erlerntes Wissen“ hinzukommt. Durch die Interaktion zwischen diesen beiden (Anlage und Umwelt) Faktoren gelangen wir zu einer persönlichen Entscheidung. Dies versetzt uns weiter in die Lage, über andere Menschen nachzudenken, sie zu verstehen, um dann fürsorglich wirken zu können, statt Mitgefühl zu blockieren. Die menschliche Spezies kennt also nicht nur die eigenen Bedürfnisse und Gefühle, sondern kann auch die der anderen nachvollziehen. Eine einzig menschliche Fähigkeit. Wenn wir beginnen zu verstehen, können wir achtsamer werden und Empathie und Fürsorge immer häufiger für uns selbst und für andere entwickeln.

4
Einfühlsame Gesprächsführung

Dieses Kapitel führt zunächst in die Bedeutung von Empathie ein und erläutert die Wurzeln der hier vorgestellten Einfühlsamen Gesprächsführung. Die weiteren Inhalte beschäftigen sich mit den Grundlagen der Einsamen Gesprächsführung. Dazu gehören die Themen Werte und innere Haltung, Grundannahmen, das Arbeitsverständnis bei der Anwendung, die Förderung der Beziehung und die Perspektiven bzw. die Orientierung der Gesprächsführung. Nachfolgend werden die Ziele des empathischen Prozesses dargelegt und beschrieben, welche wechselseitigen Einflüsse bei einer empathischen und nicht-empathischen Reaktion von Bedeutung sind. Ein Praxisbeispiel des empathischen Prozesses rundet das Kapitel ab.

4.1 Einführung

Eine zumindest weithin akzeptierte Definition von Empathie beinhaltet sowohl ein Verständnis für die Erfahrungen der Klienten, deren Anliegen und Perspektive zu haben, als auch die Fähigkeit, dieses Verständnis dem Klienten zu kommunizieren (Hojat et al., 2009). Dies bedeutet, dass der Klient nur dann von einem empathischen Begleiter profitieren kann, wenn dieser auch ein wirksamer Kommunikator ist und erfolgreich sein Verständnis vermitteln kann. Also, „Empathisch sein", aber wie? Die „Gewaltfreie Kommunikation" von Marshall B. Rosenberg (2007) (www.cnvc.org) bietet ein Handlungsmodell, das uns unterstützen kann, Empathie für sich selbst und andere zu entwickeln. Hierbei werden die Gefühle und Bedürfnisse der Personen geklärt und verbalisiert, wie sie hier auch in den Komponenten der Einfühlsamen Gesprächsführung vorgestellt werden.

Neben Rosenberg finden sich in der Literatur andere Autoren, die einen wichtigen Bedeutungszusammenhang von Gefühlen und Bedürfnissen sehen. Auch sie empfehlen Gefühle und Bedürfnisse zu klären und zu kommunizieren (Grawe, 2004; Young et al., 2005; Storch & Tschacher, 2014).

Der Begriff „Einfühlsame Gesprächsführung“ soll verdeutlichen, dass es um eine Kommunikation geht in deren Zentrum die Empathie steht, um die Beziehungen zwischen den Menschen zu stärken.

Empathie und Beziehung können zwar selbst schon als wirkungsaktives Mittel und als wesentliche Voraussetzung in Entwicklungs-, Veränderungs-, oder Bewältigungs- Prozessen verstanden werden, gleichzeitig können nach dem heutigen Wissensstand weitere spezifische professionelle Interventionen, z.B. Therapie, Edukation oder Beratung für eine wirkungsvolle Bewältigung einer Problemlage notwendig sein. Eine Übertragung der „Gewaltfreien Kommunikation“ Rosenbergs aus den 1970er Jahren in das heutige Berufsfeld helfend-therapeutischer Berufe macht deshalb eine deutliche Modifikation bei den Bitten dringend erforderlich. Was bei Rosenberg (2007) als „vierter Schritt Bitten“ vorgestellt wird, ist bei der „Einfühlsamen Gesprächsführung“ (im Sinne Grawe's) als eine zweite Phase zu sehen (Grawe, 2004), die eine Vielzahl von Interventionen, wie etwa verhaltenstherapeutische beinhalten kann (bspw. Schematherapie, Zürcher Ressourcenmodell).

4.2 Grundlagen Einfühlsamer Gesprächsführung

Der folgende Abschnitt erklärt die Bedeutung der eigenen Haltung für eine Gesprächsführung und erläutert die Grundannahmen der Einfühlsamen Gesprächsführung (EFG), z.B. Subjektivität, Selbstbestimmung, professionelle Nähe. Es wird weiter das Arbeitsverständnis beim Anwenden der EFG beschrieben sowie das Hauptanliegen der EFG vorgestellt, nämlich Beziehungen zwischen Menschen zu stärken.

Die Einfühlsame Gesprächsführung, geprägt von den zuvor dargestellten Aspekten Haltung, Grundannahmen und Arbeitsverständnis, erstreckt sich über die gesamte Dauer einer Beziehung.

> „Kühner als das Unbekannte zu erforschen, kann es sein, das Bekannte zu bezweifeln.“ (Alexander von Humboldt)

4.2.1 Innere Haltung und Werte

Die Weiterentwicklung einer kommunikativen Kompetenz muss über rhetorische Kosmetik oder das Erlernen von neuen Sprachmustern hinausgehen. Es geht darum, aus automatischen, unbewussten Reaktionen zunehmend bewusste und reflektierte Verhaltensweisen zu entwickeln. Wenn die eigene Gesprächsführungskompetenz um neue Handlungs- und Verhaltensmöglichkeiten erweitert werden soll, wird neben der Beschäftigung mit Theorie, also Wissen und damit verbundenen speziellen Gesprächsführungstechniken/-methoden, besonders die Auseinandersetzung mit der persönlichen Haltung und dem eigenen Werden erforderlich. Denn „einmal erworbene Haltungen (Einstellungen, Überzeugungen, Vorstellungen, Ideen), nicht das auswendig gelernte Wissen, bestimmen darüber, wie und wofür ein Mensch sein Gehirn benutzt, wie er sich in bestimmten Situationen ‚verhält'" (Hüther, 2014, S. 70). Doch Achtung, die eigene Persönlichkeit als Summe von Genen, den gemachten Erfahrungen und Gewohnheiten, kann sehr träge sein und eben nicht nach interessanten Spielräumen oder riskanten Grenzen für die persönliche Weiterentwicklung fragen. Die eigene Komfortzone zu verlassen kann anstrengend, mühsam oder auch mit schmerzhaften Widerständen verbunden sein.

Um die Schwierigkeit einer Haltungsänderung seinen Studenten zu vermitteln, wird Abraham H. Maslow folgende Geschichte zugeschrieben, die er Mitte des 20. Jahrhunderts dazu erzählt haben soll: Ein Klient mit Wahnvorstellungen, den Maslow behandelte, behauptete, eine Leiche zu sein und verweigerte die Nahrungsaufnahme. Auf seine Frage, ob Leichen denn bluten, antwortete dieser mit „*Nein*". Daraufhin sticht Maslow den Klienten mit einer Blutzuckerlanzette in den Finger und zeigt ihm das Blut, das daraus quillt, worauf der Klient erstaunt meint: „Oh, Leichen bluten doch!" (Dilts et al., 1998, S. 36).

Haltung – man sieht sie nicht und dabei ist sie (nahezu) alles. In unserem Verhalten kommt unsere „innere" Haltung als Teil der eigenen individuellen Persönlichkeit zum Ausdruck. Haltung unterstützt oder leitet uns unbemerkt, in einer ganz bestimmten Weise zu denken oder zu handeln. Und obwohl man sie nicht sehen, hören oder beobachten kann, drückt sie sich in unserem Verhalten aus und wird in der Beziehung zu anderen Menschen durch unser Kommunikationsverhalten erfahrbar. Haltung beeinflusst unsere Art zu Sein, ist unsere ureigenste Wesensart in der Welt zu wirken. Die innere Haltung bewertet unbemerkt aus der eigenen Perspektive qualitativ die Erfahrungen aus der Umwelt. Haltung heißt also auch, eine Entscheidung getroffen zu haben und damit Verantwortung zu übernehmen, von welchen inneren Werten und Annahmen wir uns leiten lassen.

Haltung ist unser Rückgrat, das uns Stabilität bietet, gleichzeitig haben wir eine Wahlmöglichkeit, sie zu ändern und uns weiterzuentwickeln. Haltung zu ändern, braucht zuallererst den eigenen Willen und die Offenheit, sich in Frage stellen zu dürfen, daneben aber auch Klarheit, Besinnung und Ausdauer. Wenn wir unsere Haltung verändern wollen, geht es um unsere Biografie und welche Entwicklungsthemen sie für uns bereithält. Unverarbeitete schmerzhafte Erfahrungen oder Kränkungen, die uns begleiten. Man kann sich deshalb Haltung nicht aneignen, wie eine Technik oder Methode. Vielleicht werden Techniken ja deshalb so geschätzt: Es gibt einen vorgegebenen Prozess, bestenfalls empirisch überprüft, sodass man dem nur zu folgen braucht. In der zwischenmenschlichen Begegnung wirkt jedoch beides: die „Werte-Haltung" des Menschen („unsichtbares Ich") und sein Verhalten („sichtbares Ich"). Unsere Haltung beeinflusst unsere intentionalen (absichtlichen) Botschaften, aber eben auch alle anderen von uns unbewusst ausgesendeten Botschaften. Für ein authentisches Wirken in psycho- sozialen Berufen braucht es bei der Entwicklung der Gesprächsführungskompetenz deshalb neben kognitivem Wissen und praktischen Fertigkeiten, dringend auch die Auseinandersetzung mit der eigenen Haltung, wohlwissend, dass dies ein Prozess ist, der Zeit und Reflexion braucht und eine große Herausforderung für die eigene Entwicklung darstellt.

Einfühlsame Gesprächsführung steht nicht im luftleeren Raum. Sie hat ihren Hintergrund im Humanismus. Die dafür erforderliche Haltung findet sich auch in anderen Traditionen und ist in verschiedenen Wissenschaftsbereichen verwurzelt, insbesondere der Ethik, Anthropologie, Psychologie, Soziologie und den Neurowissenschaften. Die hier dargestellten Grundannahmen bilden das Fundament für das Verständnis von Einfühlsamer Gesprächsführung. Sie sind als ein roter Faden zur Anregung für eine Auseinandersetzung mit den eigenen Werten und Zielen gedacht. Gleichwohl sei darauf hingewiesen, dass die Komplexität des Themas nicht auf einige Dimensionen oder gar auf schematische Vorgehensempfehlungen reduziert werden kann.

Menschenbild

Jedes Leben ist einmalig und der Mensch ist im Grunde gut. Jedes menschliche Leben hat Wert und Würde, nur weil es da ist. Alle Menschen haben die gleichen Bedürfnisse, Rechte und Anspruch auf die Freiheit, ihr Leben selbst zu gestalten und zu bestimmen. Menschliches Leben ist eine Einheit aus Körper und Psyche. Jeder Mensch gestaltet aktiv seine Existenz und konstruiert für sich Sinn und Bedeutung. Er trägt alle Ressourcen in sich, um sein Leben mit Sinn zu erfüllen. Menschliches Leben ist verletzlich und braucht deshalb Unterstützung. Der Mensch entfaltet sich und seine Potenziale in der Begegnung, im Dialog und wächst in der sozialen Auseinandersetzung. Menschen entwickeln sich, solange sie leben.

Menschen: Einzel- und Sozialwesen

Menschen haben gemeinsame Wurzeln, eine gemeinsame uralte Herkunft. In der Evolution war ihre Fähigkeit zur Verbundenheit überlebenswichtig. Gleichwohl neigen wir heute dazu, Menschen als Einzelwesen zu beschreiben, als sich unterscheidende und voneinander getrennte Wesen, die egoistisch ihren Bahnen folgen. So wie verschiedenfarbige Kugeln auf einem Billardtisch, die ab und an ihre Wege kreuzen. Oder ist es vielleicht ganz anders? Sind es Kugeln auf einem Tisch, die durch ein unsichtbares Band miteinander verbunden sind? Vielleicht ist ja beides gemeinsam richtig. Verbindendes und Trennendes, das unser menschliches Zusammenleben bestimmt, sodass ein erfülltes menschliches Leben, ein fortwährender Balanceakt auf einem Kontinuum von Freiheit (Individualität/Abgrenzung) und Orientierung (Zugehörigkeit/Verbundenheit) ist. Eine alltägliche Herausforderung für den Menschen mit seinen *zwei* Herzen in einer Brust, die in einem ständigen Wechselspiel von sich „*Abgrenzen*" und „*Dazugehören*" schlagen. Und dabei hat man mir gesagt, Menschen hätten *ein* Herz.

Die **Abbildung 4-1** mit den konzentrischen Kreisen und ihrem Mittelpunkt, den Bedürfnissen (rot), will zeigen, dass jede Stufe des Verbindenden und Trennenden die jeweils vorige Stufe umfasst und integriert. Jede Weiterentwicklung des eigenen Seins, der eigenen Identität, ist ein fortlaufender Prozess des sich Differenzierens und gleichzeitig Integrierens des Vorherigen.

Die Ebenen in der Abbildung 4-1: Die erste, kollektive Ebene des UNIVERSELLEN („*gleich*") bildet den Kern. Sie ist ein Erbe der Menschheitsgeschichte, bei dem unser Körper und Geist entwickelt wurden. Repräsentiert wird diese kollektive erste Ebene durch die menschlichen Bedürfnisse. Diese kollektive Ebene

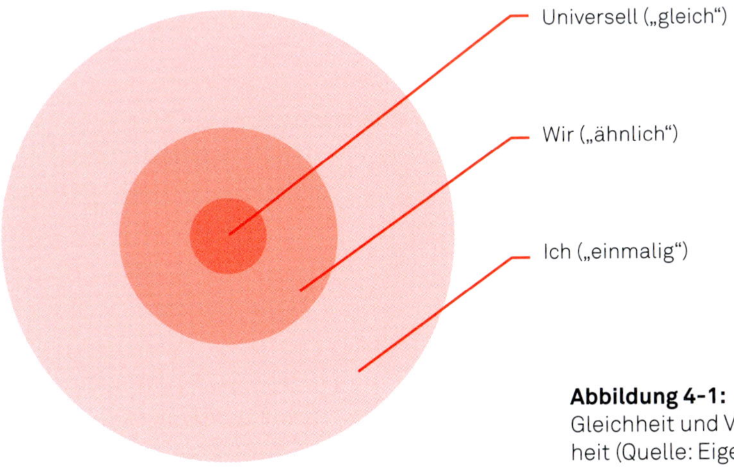

Abbildung 4-1: Mensch sein – Gleichheit und Verschiedenheit (Quelle: Eigendarstellung).

ist bei der Einfühlsamen Gesprächsführung von besonderem Interesse, da sie ein verbindendes und dabei unsichtbares Band zwischen allen Menschen schafft.

Auf der zweiten Ebene des WIR („ähnlich") erleben die Menschen Ähnlichkeiten zu anderen Menschen, die sich aus den Merkmalen einer gemeinsam erlebten Umwelt entwickeln, z.B. deren Werten, Kultur, Religion, Gruppenzugehörigkeit oder Geschlecht.

Die dritte Ebene des ICH („*einmalig*") repräsentiert die individuelle Persönlichkeit. Sie steht für das Bewusstsein der Einzigartigkeit mit den ganz eigenen Erfahrungen, den verschiedenen Wesensmerkmalen einer Person und ihrem individuellen Verhalten, das uns zu Einzelwesen macht.

So erleben Menschen in ihrem Selbstverständnis zwar Ähnlichkeiten zu anderen Menschen, aber eben auch etwas individuell Unverwechselbares und Einmaliges. Häufig ist es die dritte Ebene, mit der wir uns bei Konflikten beschäftigen und dabei den Blick auf das richten, was uns trennt, anstatt auf das, was uns verbindet.

„Wir haben uns weit voneinander entfernt und dabei manchmal vergessen, dass wir miteinander verbundene, voneinander abhängige und aneinanderwachsende Einzelwesen sind. Jetzt finden wir allmählich unsere gemeinsamen Wurzeln wieder und beginnen ganz langsam zu verstehen, dass wir alle mit den gleichen Bedürfnissen, Hoffnungen und Ängsten unterwegs sind, alle Menschen, überall auf der Welt. Das ist neu. Das gab es so, in dieser globalen Weise, noch nie" (Hüther, 2014, S. 19).

4.2.2 Grundannahmen in der Einfühlsamen Gesprächsführung

Das zentrale Ziel der Einfühlsamen Gesprächsführung ist es, eine empathische Verbindung zwischen den Menschen zu schaffen und prosoziales Handeln zu inspirieren. Einfühlsame Gesprächsführung möchte zu mehr Klarheit beitragen: Wer bin ich? Wer will ich sein? Was brauche ich? Wie möchte ich mit mir selbst und den anderen umgehen?

Die Einfühlsame Gesprächsführung stellt unsere Beziehung zum Gegenüber in den Mittelpunkt und fördert hierbei Verbundenheit, Vertrauen und Annahme. Beziehung kann als der wichtigste Faktor zur Schaffung einer entwicklungsfördernden und heilenden Umwelt gesehen werden.

Neben dem Wissen und den „*praktischen und technischen*" Fähigkeiten tragen verschiedene Faktoren zu einer gelingenden Vorgehensweise bei der Einfühlsamen Gesprächsführung bei. Dazu gehört eine Werthaltung, die mit den Begriffen „Menschenliebe" und „Güte" zu beschreiben ist. Die Einfühlsamen Gesprächsführung will Wärme in eine Beziehung bringen, bei der die Absicht des eigenen Handelns eine wohlwollend-fürsorgliche gegenüber den Klienten und sich selbst ist. Dies zeigt sich darin, dass die Gefühle, Bedürfnisse und Wünsche aller Beteiligten gleichermaßen anerkannt werden. Hierfür braucht es Präsenz und ein Innehalten, um im Hier und Jetzt ganz mit dem anderen sein zu können. Die folgende **Abbildung 4-2** zeigt die Faktoren, die das Fundament der Einfühlsamen Gesprächsführung ausmachen: Präsenz, Werte, Haltung, Absicht sowie Wissen und Fähigkeiten.

Die nachfolgend dargestellten sieben Grundannahmen der Einfühlsamen Gesprächsführung, sollen dazu beitragen, die eigene Haltung, Werte und Absichten, die in der Kommunikation zum Tragen kommen, zu reflektieren und weiterzuentwickeln. Als wesentliche Aspekte werden erörtert:

1. Wertschätzung
2. Subjektivität versus Objektivität
3. Verantwortung
4. Autonomie und Selbstbestimmung versus Bindung und Orientierung
5. Ordnung und Struktur versus Offenheit
6. professionelle Nähe versus Distanz
7. Zuversicht und Hoffnung.

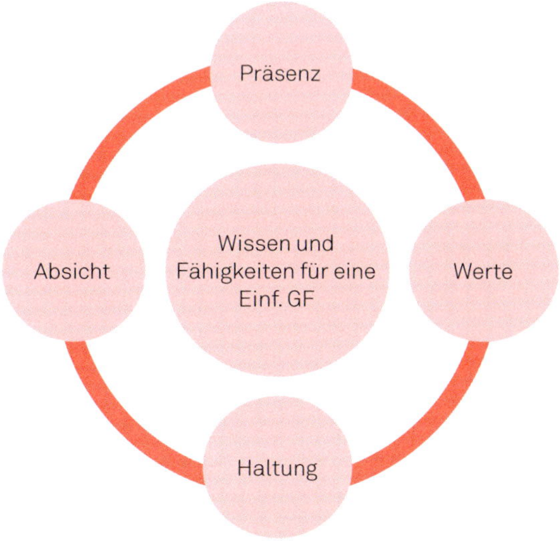

Abbildung 4-2: Fundament der Einfühlsamen Gesprächsführung (Quelle: Eigendarstellung).

Wertschätzung

Wertschätzung wird hier als eine positive Grundhaltung anderen Menschen gegenüber verstanden. Dabei ist Wertschätzung nicht an ein bestimmtes Verhalten, Leistung oder Denken gebunden, sondern bedingungsfrei, auch wenn die subjektive Einschätzung eines Menschen die Wertschätzung beeinflussen kann. Wertschätzung bezeichnet hier ein ganzes Wertesystem, das mit verschiedenen Werten ausgestattet ist. Dazu gehört es, den Menschen in seinem „Sosein" zu akzeptieren und anzunehmen, ihm ohne Bewertung wohlwollend zu begegnen. Wertschätzung wird durch das Erleben von Interesse, Respekt und Annahme erfahrbar. Das für die Annahme manchmal notwendige Verstehen kann durch den empathischen Prozess gefördert werden. Eine Person erfährt, dass sie als Mensch zählt und nicht nur dann Akzeptanz erfährt, wenn ihr Verhalten den Erwartungen des Gegenübers oder seiner Umwelt entspricht, wie etwa die Einsicht und Mitarbeit (Krankheitseinsicht, Adhärenz). Dazu gehört auch das Wissen, dass zu jedem Menschen alle menschlichen Möglichkeiten gehören, sich zu verhalten, also solche, die wir als „gut" oder als „schlecht" erachten. Anstelle von Urteilen wird in der Einfühlsamen Gesprächsführung danach gefragt, ob die Bedürfnisse erfüllt sind oder nicht, demnach ist sie ein bedürfnisorientiertes Erfassen.

Wertschätzung ist sich selbst und gegenüber anderen nötig. Erst die Fähigkeit, sich selbst wertzuschätzen (Selbstwert), schafft die Freiheit, anderen Personen Wertschätzung entgegenzubringen. Das heißt eben auch, sich selbst mit Mitgefühl zu begegnen, wohlwollend und liebevoll mit sich zu sein und Verständnis für die eigenen Bedürfnisse zu entwickeln.

> Bleib in Verbindung mit mir und nimm mich an, wenn ich es am wenigsten verdiene – und am meisten brauche.

Subjektivität versus Objektivität

Im Zentrum der Aufmerksamkeit steht unser Gegenüber mit seiner aktuellen Erfahrung, seiner Erlebenswelt im Hier und Jetzt. Realität ist das, was jede Person in diesem Moment dafür hält.

> Wirklichkeit oder Realität wird subjektiv immer wieder neu erzeugt, sie ist nicht einfach da, deshalb gilt: Meine Wahrheit, Deine Wahrheit und eben nicht DIE Wahrheit.

Entsprechend ist das subjektive Erleben, die eigene Realität, die für den Menschen „wahr“ und „gültig“ ist, anzunehmen. Jeder Mensch sieht Sinn darin, wie er handelt (Funktionalität des Dysfunktionalen). Ziel ist es, diese subjektive Sicht verstehen zu können. Dabei bedeutet Verstehen nicht einverstanden sein zu müssen.

Im Kontext der Interaktion sind Klient und beruflich Helfende/Therapeuten mit ihren subjektiven Wirklichkeiten aufeinander bezogen. Dabei gibt es „keinen objektiven Blick von außerhalb“ (Müller & Hoffmann, 2002, S. 135), bei dem sich dem Experten erschließt, wie der Klient „wirklich“ ist oder was objektiv das „Richtige“ für ihn sein könnte. Wie sich jemand fühlt und was er braucht, ist nur durch Introspektion des Klienten selbst (Selbstbeobachtung, durch nach innen gerichteter Beobachtung mit dem Ziel der Erkenntnis) möglich und nicht durch Hypothesenbildung von außen.

Die subjektive Sicht des Klienten ist das entscheidende Korrektiv des gemeinsamen Handelns. Dies erfordert den Klienten dort abzuholen, wo er momentan steht und an das anzuknüpfen, was er mitbringt. Das heißt, das aktuelle emotionale (Gefühle) und motivationale (Bedürfnisse) Geschehen des Klienten in den Mittelpunkt zu stellen und ihn so ernst zu nehmen. Dies kann zu einer Herausforderung werden. Wofür interessiert sich der Experte, wohin geht sein Erkenntnisinteresse? Zur Lebensgeschichte des Klienten und seinem aktuellen Erleben oder zu einer Anamnese und deren Dokumentation verbunden mit einer Diagnose und anschließenden Intervention? Können die Experten auf die Erzeugung von Identität und Wirklichkeit durch Erzählung (Narration) und das Aufsuchen der aktuellen Gefühle und Bedürfnisse beim Klienten eingehen und ihn dabei führen? Nach meinen Erfahrungen haben die Diagnostik und Problemlösung bzw. Therapie sehr früh einen hohen Stellenwert. Hier könnte ein Wertewandel helfen, mehr Balance zwischen wissenschaftlichem Scharfblick mit Diagnostik und Therapie, hin zu mehr Engagement beim Beziehungsaufbau durch die professionell Helfenden/Therapeuten zu fördern.

„*Objektivität*“, also eine neutrale Sichtweise gegenüber anderen Menschen einzunehmen, ist uns Menschen wohl nicht möglich. Nicht zuletzt deshalb, weil wir neben fachlichen Vorstellungen auch eigene Inhalte und Schlussfolgerungen aus unseren eigenen Erfahrungen (Überzeugungen, Glaubenssätze) in die aktuelle Situation mit dem Klienten miteinbringen. In Klientengesprächen fördert der Experte „sowohl bewusst wie auch unwillkürlich bestimmte Interaktionsmuster mehr und andere weniger“ (Bamberger, 2010, S. 16). Eine Annäherung gegenüber dem Klienten erfordert deshalb ein hohes Maß an Konzentration, Präsenz und Offenheit.

Verantwortung in Klienten-Beziehungen

Jeder Mensch wird als Experte für sein eigenes Leben betrachtet. Es ist anzuerkennen, dass jeder selbst Verantwortung für sein Leben trägt und seine Entscheidungen respektiert werden. Entsprechend ist der Klient in Entwicklungs- und Bewältigungsprozessen aktiv zu beteiligen, das heißt die Wahl- und Einflussmöglichkeiten aller werden anerkannt und regelmäßig reflektiert. Ein gemeinsames Arbeitsverständnis mit dem Klienten ist zu entwickeln, dazu gehören gemeinsam vereinbarte Ziele und Methoden. Nur ein aktiver Klient kann selbst Veränderungen bewirken (herbeiführen).

Aufgrund von Krankheit oder Krise kann es dazu kommen, dass Klienten nicht selbst für sich Verantwortung übernehmen können und es notwendig wird, Verantwortung zu teilen. Beruflich Helfende/Therapeuten können für Menschen, die in ihrer Handlungsautonomie teilweise eingeschränkt sind und sich selbst oder andere gefährden, einen Fürsorgeauftrag haben. Wichtig ist es hierbei, ausreichend Sensibilität zu bewahren, wie lange und in welchem Ausmaß der Klient Unterstützung zur Orientierung (Freiheit versus Führung) braucht. Dabei soll die Stärkung der Selbstverantwortung des Klienten (Selbstbefähigung) gefördert werden.

Autonomie und Selbstbestimmung versus Bindung und Orientierung

Hier heißt es, die Autonomie und Selbstbestimmung des Klienten zu achten, damit er sein Leben nach seinen Vorstellungen und Möglichkeiten gestalten kann. Dazu gehört die freie Wahl für Menschen, um eigene Absichten, Ziele und Interessen selbst zu entwickeln und zu verwirklichen, auch wenn diese Prozesse von Krankheitssymptomen oder durch Umweltbedingungen erschwert werden. Unser Gesundheits- und Sozialsystem baut nicht selten auf dem Glauben auf, ein Vorrecht für professionelle Fachlichkeit und deren Entscheidungen zu haben. Dabei zielt Selbstbestimmung darauf ab, Klienten aus der Rolle der unmündigen Fürsorgeempfänger zu entlassen und als handelnde Subjekte zu stärken.

Autonomie ist nicht mit Unabhängigkeit gleichzusetzen. Man kann autonom sein, also eigene Ziele realisieren wollen und gleichzeitig abhängig sein von der Unterstützung anderer Menschen oder von den eigenen Lebensumständen.

Bindungsverhalten ist ein grundsätzliches, evolutionsbasiertes Bestreben von Menschen, um Nähe und Kooperation mit anderen Personen zu suchen, aufzubauen und zu erhalten. In den beruflichen Beziehungen psycho- sozialer Berufe geht es hier häufig um die Regulation unangenehmer Gefühle. Menschen die Sorgen, Angst und Stress plagen, wünschen sich Nähe, Anteilnahme und Fürsorge. Grundlage hierfür ist Vertrauen und Annahme. Wer sich sicher weiß, wird sich entspannter und neugieriger fühlen, um neue Bewältigungs- oder Verhaltensmöglichkeiten zu erkunden.

Beide Aspekte – Bindung und Autonomie – erfordern von uns Menschen die Fähigkeit, eine gesunde individuelle Balance herzustellen. Soziale Einbindung bedingt ein natürliches Spannungsfeld zwischen der Gültigkeit von Regeln und Normen (Orientierung bzw. Anpassung) und freier Selbstbestimmung des Individuums. Ohne Rücksichtnahme (Orientierung) kann Autonomie leicht in Egoismus mit reinem Selbstbezug ausarten. Gleichzeitig kann Bindung ohne Autonomiebestreben von einer reinen Expertenorientierung bis hin zur Selbstaufgabe gehen.

Ziel ist es, beide Tendenzen in Einklang, in ein ausgewogenes Verhältnis entsprechend der eigenen Möglichkeiten zu bringen.

Ordnung und Struktur versus Offenheit (Kontrolle) versus Unterwerfung

Dazu sind zwei Seiten zu betrachten: einerseits der Nutzen von Struktur, was Klarheit, Übersichtlichkeit, Berechenbarkeit oder auch Transparenz bedeuten kann. Gleichzeitig kann es dazu führen, dass durch Ordnung die Grenzen für den eigenen Spielraum so eng gesetzt werden, dass neue Erfahrungen kaum noch möglich sind. Wer neue Erfahrungen machen möchte, braucht Offenheit, muss sich einlassen können und wollen, auch auf neue Sichtweisen und Handlungsoptionen. Doch wer schon alles kennt und nichts Unbekanntes oder Fremdes mehr an sich heranlässt, wird nur noch sehr wenige neue Erfahrungen machen können. So kann ausgeprägt gelebte Regelhaftigkeit bis hin zum Verlust von Erlebnisfähigkeit führen. Dies gilt für Personal und Klienten gleichermaßen.

Andererseits haben Ordnung und Struktur Vorteile, da innerhalb der gezogenen Grenzen vieles bekannt und wohlkalkulierbar ist und Kontrollerleben ermöglicht, so etwa Halt gibt, wenn vieles außer Kontrolle geraten ist. Ein durchstrukturierter, routinierter Arbeitsalltag wird für die Mitarbeitenden und die Klienten planbar, berechenbar und übersichtlich. Doch werden solche Pläne und Regeln gelegentlich von den Klienten durchkreuzt und machen den Ablauf eines Arbeitsalltages nicht immer reibungsloser. Struktur fordert eben auch Anpassung.

Je enger sich Menschen ihre Grenzen setzen, desto mehr sind sie von neuen Erfahrungen abgeschlossen, die ihnen neue Blickwinkel eröffnen könnten. Manchmal braucht es Mut oder Leidensdruck beim Klienten, um die eigenen Einschränkungen, Zwänge oder Abhängigkeiten sehen zu können. Gerade Krisen erschüttern Menschen und drängen sie zu neuen Sichtweisen und anderem Verhalten. Entwicklungsprozesse brauchen deshalb eine Balance zwischen Orientierung und Raum geben für alternative Erfahrungen und Entdeckungen, es braucht Geduld und manchmal auch Führung, damit dieser Prozess gelingen kann.

Zuversicht und Hoffnung

Es ist anzuerkennen, dass menschliches Leben die Fähigkeit zum Wachstum und Wandel hat und der Klient in der Lage ist oder irgendwann in der Lage sein wird, sein Leben selbst zu regeln und so im Rahmen seiner eigenen Möglichkeiten ein für ihn befriedigendes und damit lebenswertes Leben führen kann. Der Blickwinkel von Zuversicht richtet sich darauf, wie der Klient mit seinen Möglichkeiten sein Leben gestalten kann.

Einfühlsame Gesprächsführung fördert „verstehen“, was dem anderen wichtig ist, ihn bewegt oder bremst. Sie bietet keine fertigen Lösungen an, sondern initiiert, unterstützt und regt einen Suchprozess für weitere Perspektiven und Wahlmöglichkeiten an. Sie akzeptiert *„eigenwillige“* Lebensentwürfe und entsprechende Lösungsideen des Klienten. Einfühlsame Gesprächsführung fördert die Zuversicht und Hoffnung des Klienten (Selbstwert und Selbstwirksamkeit), damit er die Situation, in der er sich befindet, zunehmend mit seinen eigenen Fähigkeiten bewältigen kann. Die Hoffnung, sich wieder als selbstwirksame Person erleben zu können. Dazu gehört es auch, Probleme und Rückschläge als Teil des Prozesses zu betrachten und die Klienten dabei zu unterstützen, von diesen Erfahrungen zu lernen und darauf aufzubauen.

Diese Grundannahmen legen bestimmte Intentionen (Absichten) und Vorgehensweisen für die Einfühlsame Gesprächsführung nahe, wie sie nun nachfolgend beim Arbeitsverständnis vorgestellt werden.

4.2.3 Professionelle Nähe und professionelle Distanz

Nähe und Distanz in menschlichen Beziehungen braucht zuallererst das richtige individuelle Maß, das jeder Einzelne zwischen diesen beiden Polen braucht. Die Begriffe der Nähe und Distanz beschreiben Anforderungen an die Ausgestaltung einer Beziehung in alltäglichen wie beruflichen Situationen. Eine Herausforderung für jede Form einer Beziehung, die Balance zu finden zwischen einerseits der Wahrung der Autonomie und gleichzeitig einem Leben in Verbundenheit. Zwei Pole auf einem Kontinuum: Nähe oder Distanz, Intimität oder Abgrenzung, Verbundenheit bis hin zu Abhängigkeit oder Autonomie. Sie beschreiben Prozesse der Annäherung oder der Distanzierung gegenüber anderen Menschen in der Interaktion. Von Kind an lernen wir, im Ringen um unsere Selbstbehauptung zwischen diesen Polen unseren Weg in der Dynamik unserer persönlichen Beziehungen zu finden. Dabei lässt sich kein objektiv richtiges Maß festlegen, denn es geht um ein jeweils subjektiv in der Situation als „richtig“ erlebtes Maß von Nähe und Distanz. Besonders herausfordernd wird es, wenn in einem professionellen Kontext das richtige Maß auszubalancieren ist. Beim professionellen Handeln besteht die Herausforderung, einerseits eine formale Berufsrolle mit fachlicher Expertise kompetent auszufüllen, andererseits sich gleichzeitig auf persönliche, emotional geprägte und nur begrenzt steuerbare Beziehungen einzulassen (Dörr & Müller, 2012).

Die Balance von Nähe und Distanz stellt für die Professionellen in der Praxis ein tägliches Spannungsfeld mit einer Gratwanderung zwischen professioneller Distanz und einfühlender Nähe dar, dem eine wichtige Bedeutung für eine qualitätsvolle Beziehung zukommt. Ein echtes Dilemma: Was ist zu nah, was ist zu fern?

In der therapeutischen Beziehung ist ein emotionales involviert sein bei gleichzeitig reflektierender Distanz gefordert. Therapeut und Klient interagieren in einer professionellen Beziehung und gleichzeitig als reale Menschen, die unmittelbar emotional aufeinander reagieren können. Emotionale Involviertheit lässt sie dabei erkennen, wo sie sich reflektierend distanzieren müssen.

Thiersch (2012) führt bezüglich des Spannungsverhältnisses zwischen Nähe und Distanz zu professionellen Rollen aus, dass zu viel Nähe zu Nötigung, Vertrauensmissbrauch oder auch Verführung führen könne, während zu viel Distanz zu „Verhärtung der formalen Rollen und zu Gleichgültigkeit und damit zu Unterdrückungs- und Gewaltverhältnissen führen" könne (Thiersch, 2012, S. 38).

Die Warnung, die körperliche wie emotionale Distanz zu Klienten nicht zu verlieren, ist ebenso allgegenwärtig wie die Forderung nach einer distanzierenden Haltung, um als Professioneller in der Lage zu sein reflektiert und besonnen zu handeln. Dabei ist die Vorstellung, dass wir als kompetente professionelle Experten emotional losgelöst und distanziert in der Beziehungsgestaltung mit Klienten agieren könnten und gleichzeitig Einfühlungsvermögen in der Begegnung für die Menschen aufbringen, sicher eine diskutierbare Vorstellung.

So hat „die Vorstellung einer ‚professionellen Distanz' in der Vergangenheit ein falsches Bild der Grenze zwischen ‚uns' und ‚ihnen' aufrechterhalten, welches einen fundamentalen Unterschied zwischen den Menschen, mit denen wir zusammenarbeiten, und uns suggerierte" (Zuaboni et al., 2012, S. 53).

Damit professionell Helfende/Therapeuten eine hilfreiche Beziehung aufbauen können, braucht es ein Bekenntnis zu einer Arbeitsweise, die Raum für eine gegenseitige Beziehung und Begegnung schafft. Nähe ist dabei unausweichlich. Erst durch Nähe wird sich ein „*Beteiligtsein*“ an der augenblicklichen Wirklichkeit des Klienten realisieren lassen.

Professionell in der Beziehungsgestaltung zu sein, könnte deshalb auch bedeuten Nähe und Distanz zusammenzuführen („*sowohl als auch*“ *anstatt eines „entweder oder*“): Nähe als wesentlichen Aspekt von Beziehung zu akzeptieren, eine eigene belastende Beteiligung in Beziehungen zu realisieren, zu reflektieren und auftretende Störungen zu bearbeiten. Klarheit zu haben, dass ich als professionell Handelnder für meine persönlichen Grenzen selbst verantwortlich bin, d.h. Grenzen öffnen und gleichzeitig Grenzen setzen sowie wahren, um die eigenen Bedürfnisse zu schützen. Die nachfolgende **Tabelle 4-1** bietet Ihnen einen Überblick zu professioneller Nähe und Distanz.

Nähe und Distanz: Prävention und Reflexion im Team

Die Beziehungsgestaltung zwischen Mitarbeitenden und Klienten braucht ein gemeinsames Verständnis und Einvernehmen innerhalb eines Behandlungsteams. Das Thema Nähe und Distanz sollte durch gemeinsame Gespräche, Vereinbarungen, passende Einarbeitung und regelmäßige Reflexion die Möglichkeit zur Auseinandersetzung und Orientierung zum Thema bieten. Gemeinsam vereinbarte Werte und beschriebene Verhaltenserwartungen unterstützten eine konsistente Beziehungserfahrung seitens der Klienten.

Tabelle 4-1: Kurzüberblick professionelle Nähe und Distanz (Quelle: Eigendarstellung).

Professionelle Nähe heißt Nähe einschließlich Abgrenzung:	• Annahme (Verstehen und Verständnis, Verbindung, Gleichwertigkeit, Geborgenheit, ...) • Vertrauen (Offenheit, Verlässlichkeit, Ehrlichkeit, Konstanz, ...) • Interesse (am Gegenüber als Haltung, ...) • Präsenz (Konzentration, Aufmerksamkeit, Zugewandt-Sein, ...) • Fürsorge (Unterstützung, Wärme, Wohlwollen, Schutz, ...).
Professionelle Distanz heißt Abgrenzung einschließlich Aufrechterhaltung der Beziehung:	• Körperlichkeit (begrenzt auf „öffentl. Zone“), Abgrenzung zu Sexualität (Zärtlichkeit, Intimität, ...) – eigene individuelle Grenzen bestimmen (Nein sagen, erklären nicht entschuldigen) • Eigener Schutz (des eigenen Selbstwert, Sicherheit, Abstand, Ruhe, Energieressource, ...) • Selbst- Andere-Differenzierung (Klarheit haben: dies ist Ihr Problem/ Leiden und nicht meines) • Hierarchie (Berufliche Rolle, Experte, Strukturelle Bedingungen, ...) • mit Abstand auf etwas blicken, Aussichtsplattform (eine neue Wahrnehmung, ein anderer Blickwinkel durch Vogelperspektive) • „Persönliches“ bewahren (bspw.: die eigene politische Einstellung, eigene Interessen, ...).

Was ist zu nahe, was ist zu fern?
Hilfreiche Fragen zur Reflexion von Nähe und Distanz in einem Team:
Nähe: Wie viel Nähe zu Klienten ist für die Mitarbeitenden akzeptabel und was wird als kritisch angesehen? Akzeptabel im Sinne von Billigung und Einverständnis und eben nicht Toleranz (= dulden von etwas, das man nicht möchte). Woran (Warnsignale) können die Mitarbeitenden erkennen, dass sich ein Nähe-Distanz-Konflikt anbahnt?
Distanz: Wie viel Distanz/Abgrenzung zu Klienten wird als passend angesehen? An welchen Anzeichen können die Mitarbeitenden erkennen, dass es schwierig wird oder sich ein Konflikt anbahnt? Woran können sie eine Belastung realisieren? Wie können die Mitarbeitenden auftretende Herausforderungen bearbeiten?

Anzeichen für einen Nähe- Distanz Konflikt in der Beziehungsgestaltung
Woran könnten wir einen Nähe-Distanz-Konflikt in der Klient-Mitarbeitenden-Beziehung erkennen? Hinweise oder gar Warnsignale für ein sich anbahnendes Nähe-Distanz-Problem („Warnzeichen“) können einzelne oder mehrere der unten genannten Aspekte sein:

- *Emotionale Herausforderung*: starke emotionale Beteiligung am Erleben der Situation und dem Schicksal eines Klienten. Erlebtes und Gedanken zu einem Klienten beschäftigen einen vermehrt im Privaten und in der Freizeit. Vorstellung, dass man für den Patienten eine besondere Bedeutung hat. Man erlebt eine verstärkte Selbstöffnung gegenüber dem Klienten, eigene ungelöste Themen werden eingebracht, sehr persönlicher Dinge mitgeteilt.
- *Solidarisierung mit einem Klienten:* Es wird eine Intensität des Miteinander erlebt, die mit einer engen Verbundenheit gleichzusetzen ist. Scheinbare Erlebnis-Parallelitäten mit dem Klienten werden wahrgenommen. Von bestehenden Regelungen wird abgewichen, besondere Parteinahme für einen Klienten, Informationen über den Klienten selektiv an das Behandlungsteam weitergegeben (Geheimnisse). Besondere Formen der Zuwendung (wie etwa mehr gemeinsame Aktivitäten, Gespräche). Gedanken an ein eigenes Versagen bei Misserfolgen des Klienten treten auf.
- *Idealisierung durch einen Klienten:* Der Eindruck entsteht, man habe eine besonders wichtige Bedeutung für einen Klienten (Klient: „Das habe ich noch niemandem anvertraut“, „so etwas wie mit Ihnen habe ich noch nie erlebt“).

Die folgende **Abbildung 4-3** führt mögliche Warnsignale für eine problematische Beziehungsgestaltung bei zu viel Nähe auf.

Anzeichen für zu viel NÄHE

- **Grenzen Privat/Beruf verwischen** (z. B. Austausch Adresse, Telefon, E-Mail, Duzen, Aktivitäten mit Klient/in in der Freizeit, ...
- **Solidarisierung** mit Klient/in: „Lieblingsklient/in" mit Sonderzuwendung, Absprachen ohne Einvernehmen mit Team, Exklusivität, Sonderrechte, ...
- **Offenheit:** eigene Probleme und Teamprobleme mit Klient/in besprechen, über Kollegen sprechen
- **Liebesbeziehung:** flirten, Körperkontakt bis hin zu Intimität, küssen, ...
- **Emotionale Beteiligung:** Erlebtes und Gedanken zu einem /r Klienten/in beschäftigen einen vermehrt im Privaten und in der Freizeit
- **Idealisierung:** Der Eindruck entsteht, man habe eine besonders wichtige Bedeutung für einen Klienten.

Abbildung 4-3: Kurzüberblick: Anzeichen für zu viel Nähe (Quelle: eigene Darstellung)

4.2.4 Arbeitsverständnis beim Anwenden der Einfühlsamen Gesprächsführung

Nachfolgend werden Aspekte beschrieben, die bei der Umsetzung der Einfühlsamen Gesprächsführung unterstützend sind. Sie sollen zum Teil ganz praktische Hinweise geben, die während des Gesprächs zu berücksichtigen sind.

> Ein empathisches Gespräch ist auch eine bestimmte Art und Weise, um mit Menschen umzugehen. Grundlegend sind die eigene innere Haltung und die Absicht, mit sich selbst und mit anderen wertschätzend und respektvoll umzugehen.

Offenheit/Achtsamkeit

Bei der Einfühlsamen Gesprächsführung geht es darum, sich bewusst auf die Welt des anderen einzulassen, um seine Sichtweise kennenzulernen, das heißt, den Menschen und seinen Blick auf die Welt wichtiger zu nehmen als das Problem, das seine Umwelt oder Sie als Experte sehen. Gerade bei „schwierigen" Klienten, die häufig unangenehme Gefühle, wie Ärger, Frustration oder Hilflosigkeit auslösen, kann dies eine besondere Herausforderung sein. Dazu gehört es in dieser Phase, nicht zu bewerten, sondern ein echtes Interesse an den Gefühlen und Bedürfnissen des Klienten zu zeigen, anstatt in diesem Moment an einer Lösung zu arbeiten. Allein die Etikettierung „schwieriger" Klient zeigt, dass bereits eine Bewertung stattgefunden hat, die eine bestimmte Wahrnehmung des Klienten schafft.

Hinweise zur praktischen Umsetzung

Erinnern Sie sich, dass der Klient nicht dazu da ist, um so zu sein, wie Sie es für richtig halten, sondern dass Sie ihn vielmehr unterstützen möchten, ein Erkundender seiner Selbst zu sein, hin zu mehr Verständnis und Annahme für sich selbst. Das kann für Sie eine Entlastung bedeuten, da Sie nichts aufdecken wollen und deshalb auch nicht insistierend oder deutend arbeiten: keine Angebote machen zu müssen, keine Stellung zu Dingen zu nehmen, die Sie selbst noch nicht erlebt beziehungsweise erfahren haben und keine Lösungen zu suchen oder gar anbieten zu müssen. Es geht darum, einen Raum zu betreten, in dem die Erfahrung von „verstehen und verstanden werden" im Vordergrund steht. Offenheit schafft das Milieu, in dem der Klient sich selbst erleben kann.

Projektion (unbewusste Übertragung)

Zu Offenheit gehört die Klarheit, dass unsere zwischenmenschlichen Beziehungen immer auch etwas mit uns selbst zu tun haben. Es ist deshalb sinnvoll, sich mit dem Begriff der Projektion auseinanderzusetzen, sich sozusagen an die eigene Nase zu fassen.

Projektion bezieht sich auf einen Abwehrmechanismus, bei dem eine Person ihre eigenen unerwünschten Eigenschaften, Gedanken, Ängste, Stärken oder Schwächen auf andere Menschen überträgt. Dies geschieht zumeist unbewusst und die Person überträgt (projiziert) eigene, abgelehnte, ungeliebte Seiten, die ihr bedrohlich erscheinen, die verboten sind – Dinge, die sie sich nicht zutraut oder für die sie sich schämt, auf andere, um sie von sich selbst zu entlasten oder um sie leichter bewältigen zu können. Die Projektion dient so der Abwehr von Angst und der Aufrechterhaltung des Selbstwertes. Projektion kann dazu führen, dass eine Person bei anderen Personen Verhaltensweisen oder Motivationen sieht, die tatsächlich ihre eigenen sind.

Ein Beispiel dazu: Stellen Sie sich vor, Sie seien leicht zu verunsichern und würden sich wünschen, manchmal sehr selbstbewusst aufzutreten. Sie würden sich dann eine/n Partner/in suchen, die eben diese Eigenschaften zeigen, die Sie gerne ausleben möchten.

Das funktioniert auch bei Menschen, die uns unsympathisch sind. Wenn wir jemanden egoistisch, aufdringlich oder nervig finden, kann es sein, dass wir die in uns abgewehrten Seiten in einem anderen Menschen sehen, der scheinbar genau das verkörpert. Dabei glauben wir den anderen zu sehen, wie er wirklich ist. Stimmt aber nicht.

Ein Beispiel dazu: Stellen Sie sich vor, eine Tochter denkt, dass sie eine egoistische Mutter hat, die viel über sich redet und die jede Redepause dazu nutzt, um zu ihren eigenen Erfahrungen zurückzukommen. So kann es sein, dass diese Tochter ihre Mutter für egoistisch hält, weil sie sich selbst egoistisch verhält. Die Mutter hat Charakterzüge, die sie bei sich selbst ablehnt. Das soll aber niemand wissen, sie selbst auch nicht, aus Angst, dass sie von anderen Menschen abgelehnt werden könnte.

Hinweise zur praktischen Umsetzung

Die Chance, um sich die notwendige Offenheit bewahren zu können, liegt darin, dass wir uns unserer Projektion bewusst werden. Denn Dinge, die wir ablehnen und nicht bearbeiten, sind nicht plötzlich weg, sondern kommen wieder. Gestatten wir uns die bedeutende Frage zu stellen: Was hat das, was mich am anderen aufregt, mit mir selbst zu tun? Über „mich", statt über „andere" nachzudenken.

Mutig und ehrlich in die Auseinandersetzung mit dem zu gehen, was uns selbst belastet. Raus aus der Opferrolle zu kommen und (Mit-)Verantwortung zu übernehmen. Erkennen wir negative Projektionen, können sie eine Quelle sein, um mehr über uns selbst zu erfahren und daran zu wachsen. Die eigenen Anteile sehen können und sich von alten Verhaltensmustern zu befreien. Verstehen wir uns selbst erst einmal und sehen unsere ureigenen Bedürfnisse klarer, fällt es uns leichter anzunehmen und die Energie zu nutzen, um die eigenen Themen zukünftig besser zu verfolgen.

Präsenz – Gegenwärtigkeit

Präsent sein heißt, Innehalten, gegenwärtig und konzentriert zu sein. Den eigenen Fokus der Aufmerksamkeit auf den Klienten zu richten, ihm entgegenzukommen und selbst zurückzutreten. Sehen, hören, ernst nehmen – da sein, leer sein –, wie ein Gefäß, das Neues aufnimmt. Herausragende Anforderungen an eine Person, denn schließlich ist auch deren emotionale Verfügbarkeit und Konzentration nicht unbegrenzt vorhanden. Von zeitlichen Ressourcen im Arbeitsleben ganz abgesehen. Präsenz als ein sehr wertvolles Geschenk an unser Gegenüber.

Dem Klienten zuzuhören, seine augenblickliche Wirklichkeit in den Mittelpunkt zu stellen, seine Gefühle und Bedürfnisse wahrzunehmen und zu würdigen, anstatt gewissenhaft zuzuhören, um Probleme zu identifizieren, zu diagnostizieren und zu prüfen, in welche „*Kategorie*" der Klient am besten passt. Es kann hilfreich sein, sich zu vergegenwärtigen, dass nicht der Inhalt der Geschichten des Klienten im Mittelpunkt der Aufmerksamkeit steht, sondern seine Gefühle und Bedürfnisse.

Hinweise zur praktischen Umsetzung

Denken Sie so, als würden wir uns das erste Mal begegnen und nichts aus der Vergangenheit mitbringen.

Achten Sie auf Ihren eigenen Zustand: Dabei sind Ihre momentan eigene Verfassung und Stimmung bedeutend. Der Prozess wird von Ihnen selbst beeinflusst und die eigene Energie und Ruhe tragen zum Gelingen bei. Manchen hilft es, bewusst auf den eigenen Atem zu achten, zuerst ganz bei sich zu sein, bevor Sie zum anderen ausgehen können.

Präsenz wird auch durch nonverbale Signale erlebbar: Blickkontakt zeigt unserem Gegenüber unser Interesse. Schauen Sie deshalb den Gesprächspartner an, achten Sie darauf, auf Augenhöhe zu sein. Ebenso unsere Körperhaltung, etwa die körperliche Zugewandtheit, Mimik (z.B. ein konzentrierter

Blick), Gestik oder Zeichen für unsere Beteiligung durch Worte, Laute (mmh, aah, ja) oder ein Nicken geben dem Gegenüber Sicherheit, dass wir aufmerksam sind.

Fokussierung auf den Klienten

Zwar kann es entlastend für den Klienten sein, wenn er erfährt, dass andere Menschen in von ihm durchlebten Situationen ähnlich empfunden und sich verhalten haben - sozusagen „geteiltes Leid ist halbes Leid“, als eine Form von Verbundenheit - jedoch geht es bei der Empathie ausschließlich um den Klienten im „Hier und Jetzt“ und eben nicht um das Erleben eines anderen Menschen in einer ähnlichen Situation („Damals“). Auch ein „Solidarisieren“, wie etwa „das hätte ich genauso gemacht“, ist nicht hilfreich. Ziel der Empathie ist es, den Klienten mit sich selbst in Verbindung zu bringen und da wirkt sich jeder „Ausflug“ zu einer anderen Person ablenkend und damit erschwerend aus.

Hinweise zur praktischen Umsetzung

Achten Sie darauf, dass Sie und der Klient beim Klienten selbst bleiben und nicht über den Konfliktpartner oder andere Personen sprechen. Hier geht es alleinig um den Klienten. Über die möglichen Erfahrungen, Gefühle und Bedürfnisse der Konfliktpartner oder anderer Personen können Sie zu einem späteren Zeitpunkt mit dem Klienten sprechen. Das gilt auch für eigene Erfahrungen, die Sie aus dem Kontakt mit dem Klienten mitbringen.

Verlangsamung

Einen achtsamen Umgang des Klienten mit sich selbst zu fördern, braucht Zeit, Ruhe und ein spezielles Setting. Zeit, um sich spüren zu können und Worte für die eigenen Gefühle, Bedürfnisse und Wünsche zu finden, um sich selbst Ausdruck zu geben und jemanden gegenüber zu haben, der einen hört. Geduldig mit dem Klienten zu sein, manchmal einfach da zu sein. Sich klarzumachen, dass sich zeigt, was sich zeigen darf.

Sensitivität/Gemeinsames Suchen

Das „Benennen“ von Gefühlen und Bedürfnissen bedeutet weder interpretieren, diagnostizieren noch manipulieren - vielmehr geht es um ein gemeinsames sensibles Erforschen und Suchen der Gefühle und Bedürfnisse. Jeder Mensch weiß selbst am besten, was in ihm vorgeht. Neben den beschriebenen kognitiven Fähigkeiten sind auch die eigene Intuition und Sensibilität zur Exploration von Gefühlen und Bedürfnissen für die im Klienten ablaufenden Prozesse notwendig.

Hinweise zur praktischen Umsetzung

Wenn Sie darüber nachdenken, welche Gefühle und Bedürfnisse den Klienten bewegen, bieten Sie ihm diese an, jedoch als Angebot und nicht als Feststellung. Manchmal kann dies bedeuten, dass Sie raten müssen. Es ist nicht bedeutend, ob Ihre Angebote falsch oder richtig sind. Es geht vielmehr darum, mit Ihren Angeboten die Aufmerksamkeit auf die Gefühle und Bedürfnisse zu richten und den Klienten zu ermutigen, seinem eigenen inneren Erleben näherzukommen. Entsprechend kann die Vorgehensweise nur vorsichtig fragend sein, bei der der Klient leicht zustimmen, ablehnen oder korrigieren kann. Es geht nicht darum, möglichst schnell ein Ergebnis zu haben oder einen „Volltreffer“ zu landen, sondern sich in einem gemeinsamen Prozess den Gefühlen und Bedürfnissen anzunähern. Es geht auch nicht darum, nachzubohren. Es wird akzeptiert, dass sich beim Klienten gerade zeigt, was sich zeigen darf.

Beteiligung und Selbstbestimmung

Zu einer Kommunikation auf Augenhöhe gehört eine Absprache mit dem Klienten, was inhaltlich gemeinsam besprochen werden soll.

Hinweise zur praktischen Umsetzung

Um das Gespräch auf die Wünsche des Klienten ausrichten zu können, braucht es Offenheit und Klarheit. Was beschäftigt den Klienten aktuell im „Hier und Jetzt“? Wo holen Sie den Klienten ab? Welches Problem möchte der Klient bearbeiten oder Sie ansprechen?

Kommunizieren Sie, dass Sie den Klienten ernst nehmen – lassen Sie den Klienten entscheiden, fragen Sie direkt und ungeniert: „Sind meine Fragen so in Ordnung?“, „Haben Sie gerade die Bereitschaft, mit mir über Ihre Gefühle und Bedürfnisse zu sprechen?“, „Sagen Sie mir, wenn es genug ist“.

Betrachten Sie ihr Vorgehen als ein Angebot, das Ihr Gegenüber annehmen oder ablehnen kann, ohne deshalb Ihre Wertschätzung zu verlieren. Ernst genommen zu werden, kann sich beispielsweise auch darin ausdrücken, dass alle etwa gleichviel und gleichlaut sprechen.

Verständlichkeit und Klarheit

Verständlichkeit und Klarheit in der Sprache ist für ein Verstehen von zentraler Bedeutung. Sie werden schnell bemerken, dass Sie einen nuancierten, elaborierten Wortschatz für Gefühle und Bedürfnisse brauchen.

Hinweise zur praktischen Umsetzung

Nehmen Sie die persönliche Sprache des Klienten auf und versuchen Sie, Ihre Angebote treffend und nuanciert zu formulieren, insbesondere bei den Gefühlen und Bedürfnissen. So wird ein Prozess des gemeinsamen Explorierens und dialogischen Überprüfens angeregt. Achten Sie darauf, dass Sie ruhig, gelassen und manchmal auch schweigsam agieren, damit die Zeit besteht, Worte wirken zu lassen.
Fassen Sie insbesondere bei komplexeren Problemen die Gefühle und Bedürfnisse immer wieder während des Gespräches zusammen und verschriftlichen diese so, dass der Klient diese sehen kann. Nutzen Sie dies bei Ihren Wiederholungen als roten Faden oder weisen Sie bei Ablenkungen darauf hin. Das ermöglicht dem Klienten, erneut darüber nachzudenken, gegebenenfalls zu korrigieren oder nuancierter, genauer auszudrücken, um so in der gemeinsamen Betrachtung (s)einem Verständnis immer näher zu kommen, aber auch genauer auf sich selbst zu hören.

Setting

Gute Gespräche können in Räumen und ebenso bei gemeinsamen Aktivitäten, wie etwa beim Spazierengehen oder gemeinsamen Kochen stattfinden. Wichtig als Rahmenbedingungen sind eine ungestörte, ruhige Atmosphäre (Milieu) sowie ein realistischer Zeitrahmen.

Hinweise zur praktischen Umsetzung

Haben Sie ausreichend Zeit und ist für eine angemessene ruhige Atmosphäre beziehungsweise Räumlichkeit gesorgt? Setzen Sie sich neben den Klienten, anstatt ihm gegenüber zu sitzen. Dies ermöglicht die Erfahrung von Nähe und gemeinsamer Arbeit, ohne die Distanz aufzugeben: „Da ist jemand an meiner Seite.“ Achten Sie darauf auf „Augenhöhe“ mit Ihrem Gegenüber zu sein.

Intensive Gefühle

Menschen empathisch zu begleiten kann auch bedeuten, dass sich intensive Gefühle zeigen. Dabei sind Gefühle nicht falsch oder richtig, sondern *es ist, wie es ist.*

Gerade wenn Menschen weinen, kann es für Helfende manchmal schwer sein, den Schmerz des Gegenübers auszuhalten und zunächst einmal zu schweigen und einfach „da zu sein"; Klarheit zu haben, dass es gerade nichts zu *„beseitigen"* oder *„von Gefühlen abzulenken"* gibt. Gefühle zulassen, ihnen Raum geben, heißt auch sie zu würdigen und anzunehmen. Dies ist eine Chance die eigenen Gefühle offen zu zeigen, ohne davor wegzulaufen oder sie verbergen zu müssen. Vor seinen Gefühlen zu fliehen ist keine Option. Alle Gefühle gehören zu uns. Gefühle haben ihren Sinn. Sie sind vergänglich, sie verändern sich – auch dann, wenn man sie nicht zu beeinflussen versucht.

Weinen

Unsere eigene Einstellung zum „Weinen" leitet uns in Situationen, bei denen wir weinenden Menschen begegnen und sie begleiten. Wie also ist unsere Haltung dazu? Ist Weinen heilsam oder ein Betriebsunfall, für den man sich schämt und der unendlich peinlich ist? Sind Sie selbst eine Heulsuse oder ein Heulpeter? Was löst eine weinende Person in Ihnen aus? Unsicherheit, Angst, Ärger, Mitleid, Scham, Hilflosigkeit, Peinlichkeit, ... ? Haben Sie den Eindruck, die Kontrolle zu verlieren, wenn jemand in Ihrer Nähe weint? Unsere Umwelt und vielleicht auch wir selbst wollen das Leben im Griff haben, kompetent sein und unverwundbar. Doch dann, wenn wir scheitern oder etwas ganz anders verläuft, kritische Situationen oder gar kleinere Katastrophen, wie etwa der Verlust eines geliebten Menschen, durchzustehen sind, wir uns elend oder traurig fühlen, viel Energie zur Abwehr unserer Verzweiflung brauchen, Schutz und Zuwendung suchen, ja dann könnte einfach das Losheulen eine sehr erwachsene Strategie sein. Weinen, um etwas anzunehmen und zu heilen. Den Tränen nahe sein ist auch ein Zeichen dafür, nahe bei sich zu sein. Etwas, das vom eigenen inneren Kern zur Oberfläche drängt. Ein Gefühl für sich selbst, das sich Bahn bricht und das vielleicht ohne Widerstand zugelassen werden kann. Tränen sind erlaubt und kostbar.

Weinende begleiten heißt, bereit zu sein, einfach da zu sein. Dem Menschen Zeit und Raum zu geben und ihn gewähren lassen, ruhig und gelassen zu bleiben (bei sich zu bleiben), sich nicht anstecken zu lassen (bzw. sich dessen gewahr zu sein). Wichtig ist, nicht zu urteilen oder zu verharmlosen, dass es doch gar nicht so schlimm sei. Unsere eigene Gefasstheit und Gelassenheit kann Sicherheit vermitteln. Das eigene Weinen ist leichter anzunehmen, wenn spürbar wird, dass die andere Person das annehmen kann. Es okay ist, starke Emotionen zu zeigen. Der Mensch gerade damit herzlich willkommen ist. Das können wir signalisieren durch einen offenen Blick, ein Nicken oder durch einfache Aussagen wie: „Ich bin da" oder „es ist okay".

4.2.5 Die Beziehung durch Einfühlsame Gesprächsführung stärken

Ein Hauptanliegen der Einfühlsamen Gesprächsführung ist es, Beziehungen zwischen Menschen zu stärken. Dafür braucht es eine empathische Kommunikation, um mit dem Gegenüber in eine Beziehung zu kommen. Die Einfühlsame Gesprächsführung, geprägt von den zuvor dargestellten Aspekten Haltung, Grundannahmen und Arbeitsverständnis, erstreckt sich über die gesamte Dauer einer Beziehung.

> Die Einfühlsame Gesprächsführung kann als eine Zugangsmöglichkeit zu einem gemeinsamen Raum des ‚Wir' verstanden werden. Als Chance zum Eintritt in eine qualitätsvolle Beziehung, bei der es um ein gemeinsames Verstehen der Situation oder Erlebnisse des Klienten geht.

Die Einfühlsame Gesprächsführung ermöglicht uns, mehr Bewusstheit und Klarheit über den Ursprung unseres Denkens, Fühlens und Handelns zu erlangen, indem wir uns der Gefühle und Bedürfnisse bewusst werden. Sie unterstützt uns, Gefühle und Bedürfnisse zu erfassen, zu verbalisieren und im Rahmen der Kommunikation dem Kommunikationspartner zu vermitteln, das heißt auch, diese zu würdigen (validieren). Sie versetzt uns Menschen in die Lage, uns Selbst oder andere tiefer zu verstehen und ermöglicht so authentische Annahme und stärkt die emotionale Sicherheit. Die dabei entstehende Nähe und Verbindung zwischen den Menschen fördert ihr Vertrauen und macht in diesem Prozess Wertschätzung immanent erlebbar. Menschen, die Annahme und Wertschätzung erleben, tendieren dazu, eine fürsorglichere Einstellung zu sich selbst zu entwickeln. „Wenn Menschen einfühlsam gehört werden, wird es ihnen möglich, ihren innerlichen Erlebnisstrom deutlicher wahrzunehmen" (Rogers, 1987, S. 69). Sie gewinnen mehr Klarheit.

Wenn die Kommunikation gegenüber anderen Menschen von Empathie, Annahme und Wertschätzung geprägt ist, „dann bedeutet das nicht, dass uns gefallen muss, was sie tun. Es bedeutet auch nicht, dass wir freizügig und grenzenlos sein müssen oder dass wir unsere Bedürfnisse oder Werte aufgeben" (Rosenberg, 2005, S. 20).

Empathie und Annahme bedeuten keinesfalls Gleichgültigkeit oder Beliebigkeit. Vielmehr besteht die Klarheit, dass jedes menschliche Verhalten einen „guten" Grund hat, das heißt, dass hinter jedem menschlichen Verhalten der Versuch steht, sich ein Bedürfnis zu erfüllen, auch bei solchen Verhaltensweisen, die andere ablehnen oder verletzen.

Die Person wichtiger nehmen als das Problem

Einfühlsame Gesprächsführung stellt die Beziehung zu einem Menschen in den Mittelpunkt und nimmt die Person dabei wichtiger als ein Problem oder die Bewältigung eines Problems.

> Klienten können sehr wohl erkennen, ob die Beziehung als Mittel zum Zweck der Zielerreichung dient oder ein ernsthaftes Interesse an ihnen besteht.

Die Einfühlsame Gesprächsführung fokussiert die subjektive Sicht einer Person. Anstatt eines Expertenblicks sucht sie nach der Perspektive des Betroffenen und fördert dadurch Gleichwertigkeit und eine Begegnung auf Augenhöhe. Dabei bedeutet qualitätsvolle Beziehung nicht bedingungslose Annahme (z.B. wertschätzen eines aggressiven Klienten) und auch nicht „Harmonie" zwischen zwei Personen. Verstehen heißt nicht einverstanden sein.

Einfühlsame Gesprächsführung ist ein offener Prozess mit einem Menschen, kein Baukasten von Techniken und Methoden, die schablonenhaft anzuwenden sind. Sie ist eine Art und Weise, um Menschen wertschätzend zu begegnen, zumal helfend-therapeutische Beziehungen Situationen darstellen, in denen für die Betroffenen nicht selten eine gewisse Abhängigkeit und Bedürftigkeit besteht.

> Beziehung meint: Einen Moment der Nähe mit einem anderen Menschen zu erleben, in dem sich Annahme, Vertrauen und Verlässlichkeit erfüllen.

4.3 Perspektiven der Gesprächsführung

Der folgende Abschnitt beschäftigt sich mit der notwendigen Klarheit in einem Gespräch, welche Perspektive in einem Gespräch mit Klienten eingenommen werden will. Eine Beziehungsorientierung mit dem Aufbau einer Verbindung und einer Problemaktualisierung oder einer Bewältigungsorientierung mit einem symptomfokussierten Blick und dem initiieren von Entwicklungs-, Anpassungs- und Veränderungsprozessen mit den Klienten (z.B. Behandlung).

4.3.1 Connection before Correction

Erinnern wir uns an die eindeutigen Erkenntnisse der Wirksamkeitsforschung, dass eine vertrauensvolle Beziehung mit Annahme des Klienten für seine nachhaltige Bereitschaft hin zu Veränderung und Entwicklung entscheidend ist, tut sich im Praxisalltag ein Dilemma auf: Wollen wir, dass der Klient etwas Bestimmtes tut oder lässt (Problemlösung, Bewältigung) oder wollen wir wissen, wie das Erleben und die Erwartungen des Klienten gerade sind, um mit ihm in Verbindung zu treten? Wohin geht das Interesse des Experten und was will der Klient?

Professionelle Hilfe im Berufsalltag erfordert einerseits eine Balance von Alltagsroutine mit situationsangepasster Problemlösung und andererseits Gespräche, bei denen die Beziehung zu den Klienten im Vordergrund steht.

Nach dem Verständnis der Einfühlsamen Gesprächsführung braucht es vor einem Gespräch mit dem Klienten Klarheit, welche Perspektive im Gespräch eingenommen werden soll. Nur so kann der Aufmerksamkeitsfokus und die Gesprächsführung bewusst ausgerichtet werden. Es sind grundsätzlich zwei Perspektiven zu unterscheiden:

Perspektive (I) CONNECTION: Bei dieser Perspektive geht es einerseits um das subjektive Erleben des Klienten (Klärung) und andererseits darum, mit ihm eine qualitätsvolle Beziehung aufzubauen bzw. zu erhalten. Es besteht ein hohes Interesse an Annahme, Vertrauen und Verstehen (sich verstehen und verstanden werden).

Perspektive (II) CORRECTION: Bei der zweiten Perspektive geht es um die Problembewältigung. Dazu gehören professionelle Maßnahmen wie etwa die Diagnostik und Behandlung (veränderungsorientierte Techniken, korrigierende Erfahrungen, ...). Es besteht ein hohes Interesse an Kooperation, Beteiligung, Entwicklung und Veränderung.

In der nachfolgenden **Abbildung 4-4** werden die Ziele und das Vorgehen der beiden Perspektiven (Phasen) vorgestellt.

Die beiden Perspektiven haben verschiedene Ziele und fordern angepasste Vorgehensweisen bei der Gesprächsführung. Sie können deshalb auch als Phasen einer Vorgehensweise verstanden werden.

Da Verstehen, Annahme und Vertrauen – kurz Beziehung – für die Wirksamkeit professioneller Interventionen wesentliche Voraussetzungen sind, steht bei der Einfühlsamen Gesprächsführung die beziehungs- und klärungsorientierte Perspektive (I) im Vordergrund (Connection). Gleichzeitig geht es bei dieser Perspektive um die Aktualisierung einer als Problem erlebten Situation (= Problemaktualisierung). Besteht die Verbindung zum Klienten, folgt die bewältigungsorientierte Perspektive (II), um den Klienten bei der Bearbeitung seiner Problemlage durch professionelle Interventionen zu unterstützen (Correction).

Einfühlsame Gesprächsführung

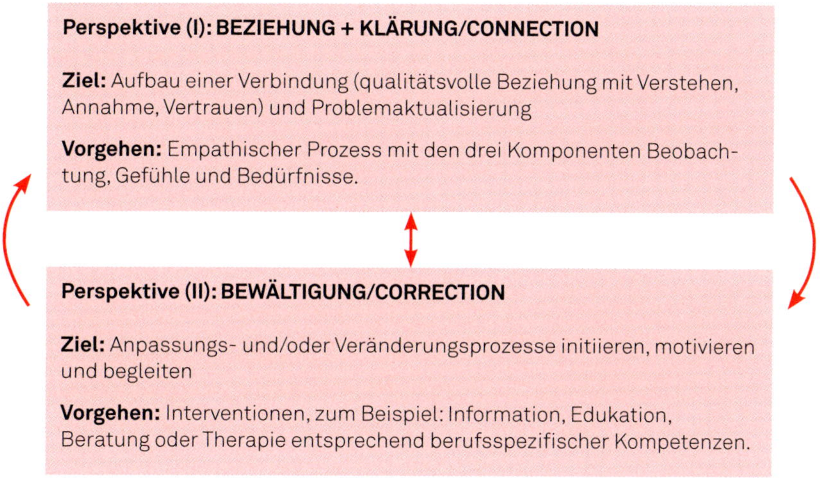

Abbildung 4-4: Perspektiven bei der Einfühlsamen Gesprächsführung (Quelle: Eigendarstellung).

Es empfiehlt sich also eine Reihenfolge, woraus ein Grundsatz für die Einfühlsame Gesprächsführung resultiert: Connection before Correction. Gleichwohl bleibt die Beziehung auch bei der bewältigungsorientierten Perspektive (II) von Bedeutung, weshalb kontinuierlich auf eine qualitätsvolle Beziehung zum Klienten geachtet werden sollte („Connection *and* Correction").

Welche Entwicklung eine Beziehung im Verlaufe helfend-therapeutischer Prozesse nimmt, lässt sich nicht vorhersehen. Hier soll deshalb kein Konzept beschrieben sein, bei dem lineare Prozesse (Perspektiven) regelhaft in genau nacheinander ablaufenden Phasen stattfinden. Vielmehr geht es immer wieder darum, die Gesprächsführung in Gesprächen situativ anzupassen, die Bedeutung von Annahme und Verbindung im Blick zu haben und passend Perspektivenwechsel zu vollziehen. Helfend-therapeutisches Handeln integriert beide Perspektiven I + II.

4.3.2 Perspektive: Beziehungsorientierung

Bei der „*ersten*" Perspektive (Connection) geht es um den Aufbau bzw. den Erhalt einer qualitätsvollen Beziehung, verbunden mit der Klärung des aktuellen Erlebens einer Person. Diese Perspektive will ein „*bei sich Ankommen und Annehmen*" ermöglichen. Hierfür wird die Einsicht der Person in die eigenen Gefühle und Bedürfnisse (Motivationale Bedeutung) mit Hilfe des in **Kapitel 4.4** dargestellten kognitiven empathischen Prozesses gefördert, um sich der eigenen inneren (impliziten) Bedeutungszusammenhänge klarer zu werden. Das Kennenlernen der eigenen Beweggründe (Bedürfnisse, Motive) bietet die Chance für eine veränderte, neue Selbstwahrnehmung. Die Person erfährt sich selbst neu und wird unterstützt, das Bild, das sie von sich hat, zu erweitern. Dies trägt zu einem besseren Selbstverstehen bei, was wiederum eine Voraussetzung für Selbstannahme ist.

> Die kognitive Empathie ermöglicht eine neue Selbstwahrnehmung. Sie fördert das Selbstverstehen und die Selbstannahme. Beides kann zur Verbesserung des Selbstwert beitragen.

Gleichzeitig unterstützt uns diese Perspektive darin, eine andere Person mental besser zu verstehen (Fremdverstehen). Durch die Klärung der zugrunde liegenden Bedürfnisse für die Gedanken und Handlungen einer Person kann deren Bedeutung gesehen werden und ein gemeinsames Verständnis wachsen. So kann einer Person authentisch vermittelt werden, dass sie verstehbar ist (validieren). **Abbildung 4-5** gibt einen Überblick über den Prozess von einer neuen Selbstwahrnehmung über ein verbessertes Selbstverstehen hin zu einer verbesserten Selbstannahme.

Zur beziehungsorientierten Perspektive gehört es auch, Menschen dabei zu unterstützen, unangenehme und schmerzhafte innere Anteile akzeptieren zu lernen, das heißt, mit unangenehmen Gefühlen und Erinnerungen sowie unerfüllten Bedürfnissen in Kontakt zu treten. Ein vorschnelles Übergehen von Perspektive I (Klärung) hin zu Perspektive II (Bewältigung) mit Hilfe von veränderungsorientierten Techniken kann ein Vermeidungsverhalten gegenüber unangenehmen Gefühlen verstärken und so die Bearbeitung für die Person erschweren – „Experiential Avoidance“ (Hayes et al., 1999, S. 58).

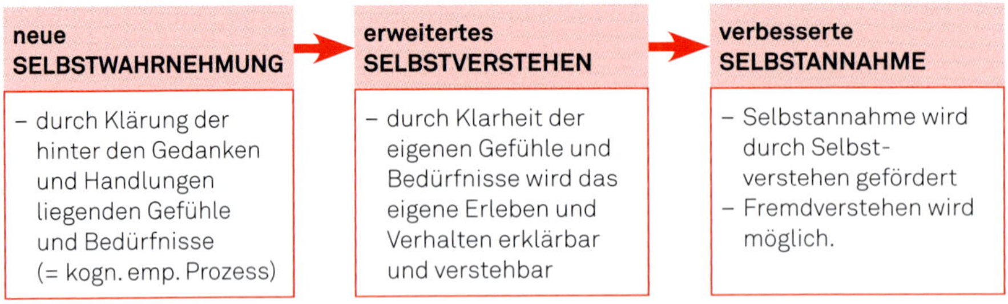

Abbildung 4-5: Chance zu einer verbesserten Selbst- und Fremdannahme (Quelle: Eigendarstellung).

Diese Perspektive ist die Abkehr von gewohnten Mustern der Interaktion, bei der „Experten“ agieren, das heißt in aller Regel fragen, analysieren, interpretieren, bewerten und ein objektives Bild erschaffen, um diagnostische Kategorien zu erkennen. In dieser Phase geht es eben nicht darum, eine Hypothese über eine Person zu bilden, sondern um ein Verstehen zu schaffen, da dies Vertrauen, Annahme, Offenheit und Symmetrie (*Gleichwertigkeit*) fördert. Demgegenüber werden in der nachfolgenden Phase mit der Perspektive der Bewältigungsorientierung die Anforderungen an die Interaktionspartner anders geprägt sein.

4.3.3 Perspektive: Bewältigungsorientierung

Bei der *„zweiten“* Perspektive (Correction) geht es darum, gemeinsam mit der Person Strategien zu entwickeln und Interventionen umzusetzen, die eine Problemlösung bzw. Bewältigung der Schwierigkeiten der Person unterstützen. Die bewältigungsorientierte Perspektive hat Veränderung und Entwicklung zum Ziel. Hier beschäftigt die Beteiligten gemeinsam die Frage, ob und wie sie selbst oder mit Unterstützung an ihrem Erleben und Verhalten sowie ihrer Lebenssituation, etwas ändern können.

In dieser Phase bringen die verschiedenen Berufsgruppen ihre fachliche Expertise ein, um Entwicklungsprozesse zu initiieren und zu begleiten. Dazu gehören etwa pädagogische, pflegerische oder therapeutische Konzepte.

4.3.4 Überblick: Perspektiven der Einfühlsamen Gesprächsführung

Die beziehungs- und klärungsorientierte Perspektive (Phase 1) sowie die bewältigungsorientierte Perspektive (Phase 2) unterscheiden sich sowohl in ihren Zielen und Vorgehensweisen als auch in den Auswirkungen auf die Beziehung der Gesprächspartner. Sie werden von vielen Aspekten beeinflusst. Während der bewältigungsorientierten Perspektive kann durchaus ein Zurückkehren zur beziehungs- und klärungsorientierten Perspektive notwendig werden, da die beiden Perspektiven miteinander korrespondieren. **Abbildung 4-6** gibt Ihnen hierzu eine Übersicht.

4.4 Der empathische Prozess

Nachfolgend wird erklärt, wie Empathie verwirklicht werden kann und welche Ziele bei dem empathischen Prozess verfolgt werden. Beschrieben werden die wechselseitigen Einflüsse dabei, sowie die Differenzierung zwischen empathi-

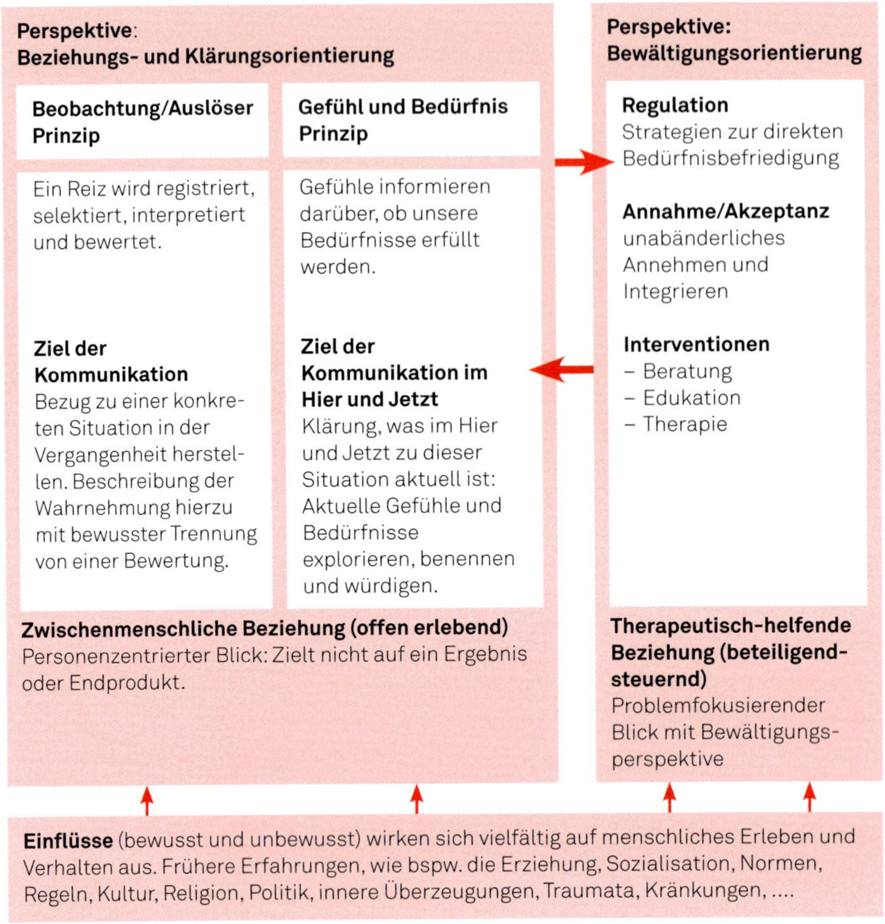

Abbildung 4-6: *Überblick Perspektiven der Einfühlsamen Gesprächsführung (Quelle: Eigendarstellung).*

scher und „nicht-empathischer" Reaktion, die Bedeutung der Selbstempathie und die Anwendung von Empathie bei angenehmen Erfahrungen. Ein Praxisbeispiel des empathischen Prozesses bei der Anwendung in einem Klientengespräch bei Problemen mit der Medikamenteneinnahme wird vorgestellt.

4.4.1 Empathie verwirklichen

Ein zentraler Anteil der Einfühlsamen Gesprächsführung ist der in diesem Kapitel dargestellte kognitive empathische Prozess. Dieser beschreibt eine konkrete Vorgehensweise für kognitive Empathie. Nachfolgend werden zunächst die Grundlagen dieses empathischen Prozesses dargestellt. In **Kapitel 5** „Anwendung der Einfühlsamen Gesprächsführung" werden dann die Prinzipien des Vorgehens praxisorientiert beschrieben.

Empathie ist eine grundlegende menschliche Fähigkeit und Methode, um Wissen über das Befinden der anderen zu generieren (Decety & Jackson, 2004). Die Gesprächspartner bilden dabei gemeinsam ein System der gegenseitigen Einflussnahme. Der empathische Prozess bietet eine konkrete, praxisnahe Vorgehensweise, um eine funktionsfähige menschliche Verbindung herzustellen und aufrechtzuerhalten.

Empathie ist ein Zustand des Innehaltens. Grundlegend ist dabei unsere Präsenz.

Kognitive Empathie verwirklicht die Zuwendung zu einer Person, zu dem, was sie in diesem Moment ganz unmittelbar erlebt. Hierfür wird die Aufmerksamkeit auf die Gefühle und Bedürfnisse gerichtet. Dabei geht es nicht darum, sich ein Bild vom anderen zu machen, um ihn zu analysieren oder zu interpretieren, sondern ganz bewusst den aktuellen Gefühlen den notwendigen Raum zu geben. Empathie heißt, sich den Gefühlen und Bedürfnissen des anderen bewusst zu werden und diese als etwas Subjektives zu erfassen. Während uns kognitive Empathie erkennen lässt, was ein anderer Mensch fühlt und braucht, ist Mitgefühl unsere eigene Reaktion („Antwort") auf die Gefühle anderer Menschen.

Kognitive Empathie ist der mentale Versuch sich vorzustellen, wie die Welt von der anderen Person gerade wahrgenommen und erlebt wird, ohne sie der eigenen Vorstellung von Wirklichkeit anzupassen oder mit den eigenen Anliegen oder Absichten zu vermischen.

Mythos Empathie

Kognitive Empathie heißt nicht, dieselben Gefühle zu haben wie unser Gegenüber oder dem anderen in seinem Verhalten oder seinem Denken zuzustimmen. Verstehen ist nicht gleichbedeutend mit einverstanden sein. Empathie lädt uns ein, neugierig und offen zu bleiben, um zu verstehen und für einen Moment die Welt mit den Augen des anderen zu sehen. Der empathische Prozess ist der gemeinsame Versuch des Verstehens. Ein schöpferischer Prozess, der sich in einer kooperativen Situation gegenseitiger Bezug- und Einflussnahme im Hier und Jetzt der Interaktion vollzieht und zu einem gemeinsam erzeugten Verständnis zwischen den Kommunikationspartnern führt.

Kognitive Empathie, gerade in einer schwierigen, vielleicht konfliktbehafteten Situation, richtet den Blick nicht auf ein mögliches Fehlverhalten (defizitär) oder ein anzustrebendes Ziel (problemlösend). Vielmehr wendet sie den Blick hin zu dem Menschen, um einen gemeinsamen Raum zu schaffen, der frei von Bewertungen oder Erwartungen ist und der es der Person ermöglicht, die aktuell eigenen Gefühle, Bedürfnisse, Bewertungen und Einstellungen reflektieren zu können. Das heißt, den Menschen sehen, hören, ernst nehmen, ihn wichtiger nehmen als die eigene Interpretation oder die Lösung eines Problems. Mit dem Menschen sein, bei „ihm" sein, ihn bei seiner inneren Erkundung zu begleiten, statt nach einer Erklärung (Diagnose) oder Lösung zu suchen.

> Der **empathische Prozess** ist ein Weg, den Menschen zu unterstützen, in sich hineinzuhören, bei sich selbst zu sein, anzukommen, um Klarheit zu erhalten und zu verstehen, wie er sich gerade fühlt (Gefühle) und was ihn motiviert oder antreibt (Bedürfnisse).

Eine Erkenntnisexpedition sozusagen, die Raum für die Selbst-Entdeckung und Bewusstwerdung schafft, anstatt über das eigene oder das Verhalten der anderen nachzudenken (was oft genug interpretieren und bewerten bedeutet).

Ziel des empathischen Prozesses ist es, die aktuell auftretenden Gefühle mit den dazugehörenden Bedürfnissen wahrzunehmen, zu explorieren, zu verbalisieren und zu würdigen. Dieses Erfassen und Würdigen der Bedürfnisse bedeutet für den Menschen, dass sein subjektives Erleben aufgenommen und anerkannt wird. Seine Gefühle und Bedürfnisse ohne Bewertung für gültig erklärt werden (im Sinne des validieren), um so die Wahrscheinlichkeit für einen erfolgreichen Weg der Bearbeitung von Vermeidung hin zu Integration zu erhöhen. **Abbildung 4-7** gibt ihnen einen Überblick zum Prozess von der Vermeidung über Erkennen/Verbalisierung, Verstehen und Annehmen hin zur Integration.

Durch das Explorieren der Gefühle und Bedürfnisse (neue Selbstwahrnehmung) kann das eigene Verhalten und Erleben in einen individuellen Sinnzusammenhang

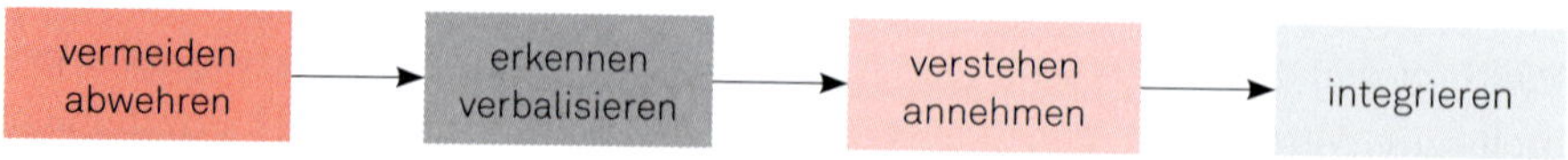

Abbildung 4-7: Von der Vermeidung zur Integration (Quelle: Eigendarstellung).

gebracht werden (Selbstverstehen). Dieses „Übersetzen" des Verhaltens (Strategien) der Menschen in die dahinterliegenden Bedürfnisse („gute Gründe") soll ein Verstehen und damit Annehmen erleichtern. Die Person kann ihr Verhalten als erfolgreiche oder erfolglose Strategie zur Erfüllung ihrer Bedürfnisse erkennen.

Der kognitiv-empathische Prozess führt zu einer neuen Selbstwahrnehmung und ermöglicht ein vertieftes Selbstverstehen des Menschen, der gleichzeitig erkennen kann, dass er verstehbar ist und sein inneres Erleben (mitteilen kann.

Die Bedürfnisse mit ihrer kollektiven und universellen Ebene erleichtern eine vorbehaltlose und authentische Verbindung, da wir uns mit dem beschäftigen, was uns als menschliche Wesen verbindet, anstatt mit dem, was uns trennt. Sind Menschen mit ihren Gefühlen und Bedürfnissen verbunden, ist immer wieder zu beobachten, dass sich etwas in ihnen beruhigt oder gar versöhnt.

Auf der Ebene der Bedürfnisse unvoreingenommen Annahme zu erleben, macht Wertschätzung authentisch erfahr- und spürbar – jenseits von einem erwünschten Verhalten. So kann Vertrauen in ein *„Ich bin liebenswert"*, *„Ich bin es Wert, angenommen zu werden"* oder *„Ich bin es Wert, dazuzugehören"* allmählich wachsen und sich eine Basis des Verbunden-Seins mit sich selbst und den anderen entwickeln. Hier sind wir bei dem angekommen, was die primäre Motivation des Menschen ausmacht – die Suche nach sozialer Akzeptanz und Bindung (Bauer, 2010).

Ziel der kognitiven Empathie ist die Schaffung einer Verbindung. Dazu gehört Annahme und nicht die Initiierung einer Veränderung. Kognitive Empathie ist weder Einverständnis noch Zustimmung. Sie ist ergebnis- und lösungsoffen.

„Zum anderen ausgehen" heißt *offen sein und eine andere Perspektive einzunehmen,* statt zu interpretieren, zu analysieren, zu bewerten. Es geht darum, die Ereignisse in der Bedeutung für den Klienten zu verstehen und sie nicht psychopathologisch zu bewerten. Das heißt auch, nichts zu fordern oder lösungsorientiert anzubieten, sondern *mitzuerleben*, zu hören (aufmerksam, präsent) und manchmal mitzuspüren, Mitgefühl zu zeigen. Kognitive Empathie schafft so für den Klienten die Voraussetzung für die grundlegende Erfahrung einer zwischenmenschlichen Beziehung, bei der Annahme nicht an Bedingungen geknüpft ist. Ein solches bedeutsames annehmendes Beziehungsangebot schafft Sicherheit für den Klienten, fördert Vertrauen und Mut zu Entwicklung und Veränderung.

Kognitive Empathie bemüht sich um ein gemeinsames Verstehen des Erlebens eines Menschen. Durch die Klärung der Bedürfnisse wird es möglich, deren Bedeutung für den Klienten zu sehen, anstatt den Patienten psychopathologisch zu bewerten.

Der empathische Prozess ist eine spezifische, konkrete und praxisnahe Vorgehensweise, um die subjektive Sicht eines Menschen in den Mittelpunkt zu rücken, verbunden mit dem Willen, bewusst eine Verbindung zum Gegenüber herzustellen. Im Vordergrund steht ein „*Verstehen und Nachvollziehen-K*önnen", um ein persönliches Verständnis und Annahme für den Klienten zu entwickeln (Fremdverstehen).

Gleichzeitig unterstützt dies den Klienten, seinen eigenen Zustand unter Begleitung zu explorieren, eine neue Selbstwahrnehmung zu erfahren und über sich selbst klarer zu werden (Selbstverstehen).

Menschen in diesem Prozess zu begleiten, heißt auch, an ihrer augenblicklichen Befindlichkeit teilzuhaben, ihren Empfindungen und Regungen, ihren Blicken und Bewegungen, von ihrer Berührung geistig und körperlich selbst, berührt zu werden. Dies in Worte zu fassen, zu vergegenwärtigen und zu erkennen, dass wir Menschen über dieselben Bedürfnisse miteinander verbunden sind. Gleichwohl kann dieses Berührt-Sein auch ein Innehalten verlangen und Sprache ausschließen, um in Langsamkeit und Stille dem Existenziellen zu begegnen. Manche bezeichnen solche Momente auch als spirituelle Erfahrung. **Abbildung 4-8** zeigt, wie sich durch den empathischen Prozess Verständnis und Verbindung entwickeln lassen.

Empathie für einen Menschen zu entwickeln bedeutet, ihm gleichberechtigt und auf Augenhöhe zu begegnen. Empathie schafft eine bewusste Verbindung und kann durch die oben dargestellte Vorgehensweise, die man auch als eine spezifische Methode bezeichnen könnte, unterstützt werden. Dabei ist Methode

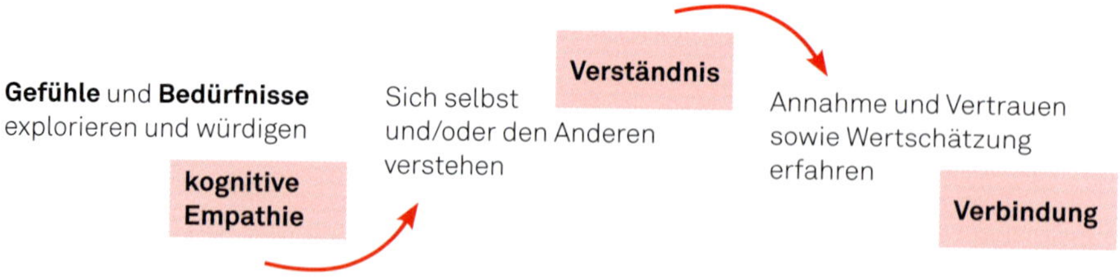

Abbildung 4-8: Der empathische Prozess (Quelle: Eigendarstellung).

nicht mit einer Technik zu verwechseln, bei der Sätze mit ausgewählten Wörtern in einer bestimmten Schrittfolge zu nennen sind. Wenngleich anfänglich eine solche Struktur hilfreich sein kann, werden das eigene Bewusstsein und die innere Haltung das Gespräch prägen.

Der **empathische Prozess** ist für die Mitarbeitenden von Gesundheits- und Sozialberufen von unschätzbarem Wert. Er stellt die Fähigkeit dar, sich in die Gefühls- und Bedürfniswelt anderer Menschen hineinzuversetzen und sie mit Rücksicht darauf zu behandeln. Er hilft zu verstehen, anzunehmen und ein Band des Vertrauens zu knüpfen.

Um Missverständnissen vorzubeugen: Es geht bei Empathie nicht darum, duldend alles hinzunehmen oder Bewertungen abzuschaffen. Bewertungen, die auf der Grundlage von Werten stattfinden, brauchen wir, um ein humanes und soziales Miteinander zu realisieren. Gerade in einer globalisierten Welt zeigt sich dies, indem wir den Bedürfnissen aller Menschen den gleichen Wert zuschreiben. Die Relativierung von Werten würde zu Beliebigkeit führen. Kognitive Empathie bedeutet kein naives Einverstanden sein. Sie schafft die Chance, Unterschiede und Differenzen anzusprechen, ohne verletzend oder respektlos sein zu müssen.

Die folgende **Tabelle 4-2** gibt einen vereinfachten Überblick zum Vorgehen beim kognitiven empathischen Prozess.

Tabelle 4-2: Kurzüberblick: Anleitung kognitive Empathie (Eigendarstellung).

Empathie – Connection before Correction
• **Relax**: durchatmen, entspannen ...
• Absichtslose **Präsenz**, bewusste Gegenwärtigkeit (Hier und Jetzt)
• **Offen** und neugierig beim anderen sein
• Ich brauche nichts „gut“ machen, **keine Lösung** finden oder liefern
• **Mut**, eine Problemschilderung zu unterbrechen und nach den Gefühlen und Bedürfnissen zu fragen
• **Gefühle und Bedürfnisse** klären, verbalisieren und würdigen
• Lösungsversuche (z. B. therapeutische Interventionen) verzögern! Erst, wenn Klarheit bzgl. der Gefühle und Bedürfnisse besteht.

4.4.2 Empathie und Selbstempathie

Neben dem bisher vorgestellten Prozess der kognitiven Empathie bei anderen Menschen gibt es auch die Möglichkeit, den Prozess bei sich selbst anzuwenden. Sozusagen einen inneren Dialog zu führen. Eine solche Selbstempathie ermöglicht es, mit sich selbst vertieft in Kontakt zu kommen, indem die eigenen Gefühle und Bedürfnisse verstärkt ins Bewusstsein gebracht werden. Der Fokus ruht auf dem ICH: ein Bei-Sich-Selbst-Sein, das bedeutet Selbstklärung, Selbstbezogenheit. Der Prozess der Selbstempathie oder Selbstklärung fördert eine neue Selbstwahrnehmung, unterstützt das Selbstverstehen und schafft Klarheit, um mit sich selbst in Verbindung zu sein.

Selbstempathie oder Selbstklärung wird immer dann besonders wichtig, wenn starke unangenehme Gefühle wie Ärger, Stress oder Angst bestehen und Spannungen oder Konflikte drohen. Bevor wir uns offen auf unser Gegenüber einlassen können, brauchen wir selbst Klarheit, was uns gerade leitet. Ehe wir verstehen, was mit dem anderen ist, müssen wir verstehen, was bei uns selbst ist.

> „Man muss bei sich selbst gewesen sein, um zum anderen ausgehen zu können." (Martin Buber)

4.4.3 Wechselseitige Einflüsse während des empathischen Prozesses

Einem Menschen begegnen heißt auch immer Einfluss nehmen. Die Anwesenheit eines Menschen mit seiner eigenen Art und seiner Interaktion hat eine Wirkung auf unser Gegenüber, wie auch umgekehrt. Wie sich ein Mensch uns öffnet und zeigt, ist immer auch das Ergebnis des jeweiligen Kontakts, der erst im Dialog zwischen den beiden entsteht (Staemmler, 2009). Wir dürfen also grundsätzlich von wechselseitigen Einflüssen während des empathischen Prozesses ausgehen.

4.4.4 Empathische oder „nicht-empathische" Reaktion

Kognitive Empathie verfolgt das Ziel eines gemeinsamen Verstehens des Verhaltens und Erlebens eines Menschen. Die Suche nach den „Gefühlen und Bedürfnissen" bei der Einfühlsamen Gesprächsführung ist eine konkrete Vorgehensweise, um bewusst diese Absicht zu verwirklichen. Empathie ist von anderen Reaktionsmöglichkeiten zu unterscheiden und es ist wesentlich, dass wir uns bewusst sind, wann wir empathisch und wann wir nicht empathisch reagieren möchten. Wenn uns ein Mensch an seinem Leben, seinem Schmerz und den damit verbundenen Problemen und Konflikten teilhaben lässt, haben wir zwei grundsätzlich unterschiedliche Möglichkeiten, darauf zu reagieren: mit einer empathischen Reaktion oder einer „nicht-empathischen" Reaktion.

Empathische Reaktion („*beim Gegenüber sein*") bedeutet, zuallererst präsent sein, da sein, beim aktuellen Erleben unseres Gegenübers (Klienten) sein – mit ihm in Verbindung treten, danach zu fragen, wie er sich fühlt und was er gerade braucht. Der Fokus richtet sich exklusiv auf die Gefühle und Bedürfnisse dieses Menschen.

Nicht-empathische Reaktion („*bei uns oder anderen sein*") ist dadurch gekennzeichnet, dass unser Fokus nicht beim Erleben (Gefühle und Bedürfnisse) des Klienten ist, sondern bei uns selbst oder anderen Personen, z. B.,

- indem wir das Denken und Verhalten unseres Gegenübers (Klienten) auf Grundlage unserer eigenen Kenntnisse und Maßstäbe einschätzen. Dafür gibt es Vorgehensweisen, die im Rahmen von Ausbildungen erlernt werden, wie interpretieren, analysieren, diagnostizieren, bewerten, beraten oder erziehen,
- wenn wir uns mit dem Gesprächspartner identifizieren – etwa indem wir erklären, dass wir so etwas auch schon erlebt haben,
- wenn wir über andere Personen sprechen – wenn es im Verlauf des Gespräches dazu kommt, dass über mögliche Konfliktpartner oder Angehörige gesprochen wird. Etwa was diese falsch machen oder eben nicht zu tun bereit sind.

Es geht hier nicht darum, ein falsches oder richtiges Verhalten bei der Gesprächsführung festzustellen, sondern um mehr Bewusstheit: die Klarheit zu haben, bei wem wir gerade sind. Kognitive Empathie bedeutet radikal beim Erleben des anderen zu sein. Eine „nicht-empathische" Reaktion versteht unser Gegenüber nicht als Einladung, sich weiter zu öffnen und seine Gefühle und Bedürfnisse auszudrücken. In der Literatur werden solche Vorgehensweisen passend ganz unterschiedlich bezeichnet: als eine „destruktive Gesprächssituation" (Gordon, 1974, S. 48), „Sprache der Nichtannahme" (Gordon, 2014, S. 252) oder als „Kommunikationssperren" (Gordon, 2014, S. 256). Sprache auf diese Weise einzusetzen, führt eher zu einer trennenden als verbindenden Kommunikation.

In der nachfolgenden **Tabelle 4-3** werden verschiedene Formen nicht-empathischer Reaktionen erläutert, wie sie z. B. von Gordon (1974, 2014) vorgestellt werden.

Während bei der empathischen Reaktion das Erleben des Gegenübers im Zentrum des Interesses steht, wird eben dies bei einer nicht-empathischen Reaktion ausgespart bzw. übersprungen, sozusagen ein empathischer Blackout produziert.

Tabelle 4-3: Beispiele für eine nicht-empathische Reaktion (Quelle: Eigendarstellung).

Reaktion	Beispiel	Erläuterung
Interpretieren, analysieren, diagnostizieren	*„In Wirklichkeit haben Sie das doch mit Absicht gemacht, …"* *„Das begegnet Ihnen schon seit Ihrer Kindheit so, weil …"*	Gefahr, dass sich der Klient missverstanden denkt und nicht versteht.
Beraten, Lösungen geben oder Vorschläge machen	*„Haben Sie schon überlegt, ob für Sie eine Ausbildung nicht passender wäre als ein Studium?"* *„Machen Sie doch ein Praktikum, um ihren Berufswunsch zu überprüfen."*	Hier wird gesagt, wie man ein Problem löst (Antworten, Lösungen liefern, Ratschläge).
Forschen, fragen, verhören	*„Seit wann haben Sie solche Gedanken?"* *„Wieso glauben Sie, dass es in Ihrer Beziehung nicht weitergeht?"*	Gründe, Ursachen zu finden. Versuchen, nach weiteren Informationen suchen, die einem helfen, das Problem zu lösen.
Sich identifizieren, solidarisieren	*„Das kenne ich auch, … ich weiß noch genau, … mir ginge es genauso …"* *„Als mein Sohn einen Beruf gesucht hat, habe ich…"*	Eigene Erfahrungen sind hilfreich, es besteht jedoch die Gefahr, dass Gefühle und Lösungsstrategien von sich auf andere übertragen werden.
Anordnen, fordern, empfehlen	*„Sie sollten in einer solchen Situation den Überblick nicht verlieren und Ihre Emotionen besser im Griff haben."* *„Sie sollten da eine Veränderung vornehmen, lassen Sie das nicht mit sich machen."* *„Es ist Ihre Aufgabe, da etwas zu unternehmen."*	Eine Lösung wird angeboten. Gefahr, dass Klient in eine passive Rolle gerät. Dies kann dazu führen, dass er immer wieder „Rat" braucht oder bei nichtbefolgen Schuld, Scham oder Versagensängste erlebt.
Zustimmen, sympathisieren	*„Das kann ich gut nachvollziehen, … da haben Sie ganz recht."* *„Das hätte ich genauso gemacht."*	Hier wird geklärt, wer Recht hat und dies bewertet.
Kritisieren, verurteilen, warnen	*„Da waren Sie aber sehr unvorsichtig, …"* *„So können Sie nicht mit Mitarbeitern reden."*	
Beruhigen, bemitleiden, trösten, beschwichtigen, ablenken	*„Es wird schon wieder."* *„Das ist ja furchtbar."* *„So schlimm ist es auch wieder nicht."* *„Sie haben getan, was Sie konnten."* *„Das hätte jedem passieren können."* *„Später werden Sie darüber lachen."* *„Gehen Sie doch mal joggen."*	Den Anderen dahin bringen, sich besser zu fühlen, indem man ihm seine Empfindungen ausredet, das Problem versucht wegzuschieben, zu scherzen, oder die Heftigkeit der Empfindungen herunterspielt.

Tabelle 4-3: *Fortsetzung*

Reaktion	Beispiel	Erläuterung
Belehren, argumentieren	*„Wenn Sie sich diese Statistik angeschaut hätten, wüssten Sie, was zu tun ist."* *„Es ist Ihre Pflicht etwas zu tun."*	Mit Fakten und Gegenargumenten wird versucht, den Gesprächspartner zu beeinflussen.
Vergleichen	*„Schau dir doch mal das Zimmer deiner Schwester an."*	

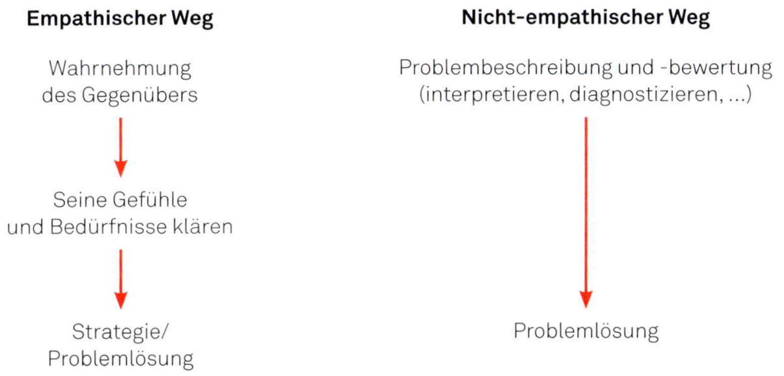

Abbildung 4-9: Empathie und empathischer Blackout (Quelle: Eigendarstellung).

Hier wird von der Problembeschreibung/-bewertung direkt zur Problemlösung gegangen. **Abbildung 4-9** zeigt zwei nebeneinander liegende Wege bzw. Vorgehensweisen. Links der empathische Weg und rechts davon der nicht-empathische Weg.

4.4.5 Empathie bei angenehmen Erfahrungen

Es könnte der Eindruck entstehen, dass „Einfühlsame Gesprächsführung" allein ein Instrument zur Bearbeitung von Konflikten ist. Tatsächlich kann der empathische Prozess zur Reflektion von angenehmen und unangenehmen Erfahrungen eines Menschen genutzt werden. Die Ziele sind Verstehen und Verbindung.

Bei einem empathischen Gespräch kann es einerseits darum gehen, was eine Person erfreut – ihre Stärken, Ressourcen, Fähigkeiten, Momente in ihrem Leben, in denen sie angenehme Gefühle erlebte und auf erfüllte Bedürfnisse zurückblickt. Und andererseits kann es um die unangenehmen Seiten ihres Lebens gehen – die Schwächen, Schwierigkeiten, Konflikte, Beeinträchtigungen, also Situationen, in denen sie vermutlich unangenehme Gefühle und unerfüllte Bedürfnisse erlebte.

Bei positiven Erfahrungen wird nach den angenehmen Gefühlen und den dazugehörigen erfüllten Bedürfnissen gefragt. Dies kann z. B. unterstützend sein, um mit Menschen in Kontakt zu treten, sie mit eigenen positiv erlebten Erfahrungen in Verbindung zu bringen, die eigene Selbstwirksamkeit zu verdeutlichen oder herauszuarbeiten, was einem Menschen wichtig ist.

Hinweise zur praktischen Umsetzung

Fragen Sie die Person gezielt nach einer angenehmen Lebenserfahrung, z. B.:

- nach einem schönen Erlebnis in der Vergangenheit
- welche anderen Menschen ihr wichtig sind
- nach Dingen, mit denen sie sich besonders gerne beschäftigt
- nach etwas, das ihr gelungen ist
- nach Werten und Einstellungen, die ihr wichtig sind
- nach Eigenschaften von ihr, auf die sie stolz ist
- nach etwas, das sie gerne machen würde.

4.4.6 Praxisbeispiel Medikamenteneinnahme

Hierzu eine authentische Situation aus der Praxis: Ein 55-jähriger Klient mit Psychose verweigert bei einem klinischen Aufenthalt immer wieder die Medikamenteneinnahme. Eine Situation, die nicht ungewöhnlich ist und stets eine Herausforderung für alle Beteiligten darstellt. Das Gespräch wird nicht in der Situation der Medikamentenausgabe geführt, denn was wäre jetzt der Anlass für die Kommunikation mit dem Klienten? Wohin würde sich unser Interesse nun richten? Ginge es um das Anliegen, der Klient möge die Medikamente jetzt einnehmen oder ein echtes Interesse, wie es dem Klienten damit geht? Bitte erinnern Sie sich: Empathie ist lösungs- und ergebnisoffen!

Das folgende in **Tabelle 4-4** vorgestellte Gespräch hat in ähnlicher Weise stattgefunden. Es wurde mit dem Klienten zu einem Zeitpunkt geführt, als gerade keine Medikamenteneinnahme anstand, nachmittags im Besprechungszimmer einer Klinik.

Nicht selten verlaufen Gespräche bei Schwierigkeiten, wie der Medikamenteneinnahme, ganz anders. Wie Sie sehen können, hat der Helfende/Therapeut nicht versucht, den Klienten von einer Einnahme zu überzeugen. Er verzichtete darauf,

Tabelle 4-4: Gespräch mit einem Patienten zur Medikamenteneinnahme (Quelle: Eigendarstellung).

Beispiel Medikamenteneinnahme		
	Dialog	**Erläuterungen**
Beruflicher Helfer/ Therapeut	Herr Müller, Sie sagten heute Vormittag bei der Medikamentenverteilung, dass „die Medikamente Giftzeug wären“ und Sie sie deshalb nicht mehr nehmen wollen.	Schritt 1 – Beobachtung wird angeboten.
Klient	Ja, ganz genau, schauen Sie mich doch einmal an, was die Medikamente mit mir gemacht haben. Mein Mund ist ganz schief, ich sabbere, wie ein kleines Kind und kann keine Sekunde mehr stillsitzen. Wenn ich mich bewege, sehe ich aus wie ein Roboter. Seien Sie doch ehrlich, Sie würden das Gift doch auch nicht nehmen.	Klient spricht laut und schnell.
Helfer	Sie sind gerade aufgebracht (G), weil Sie um Ihre Gesundheit (B) besorgt sind?	Schritt 2 + 3: Gefühle (G) und Bedürfnisse (B) werden angeboten. Helfer bezieht sich auf das „Gift“.
Klient	Ja allerdings. Schauen Sie mich doch an.	Klient stimmt bei Gesundheit zu, es fehlt ihm jedoch eine Rückmeldung (Bedürfnisse) zu seinem Aussehen und seinen Bewegungsabläufen. Klient spricht etwas ruhiger wie bisher.
Helfer	Gleichzeitig sind Sie wütend (G), weil Ihnen Ihr Aussehen (B) wichtig ist? So etwas wie Attraktivität (B)?	Helfer übersetzt das „Schauen Sie mich doch an“ in Bedürfnisse.
Klient	Ja genau. Wissen Sie, wie das ist, wenn man beim Bäcker steht und angeschaut wird wie der letzte Mensch? Wenn ich schon reinkomme, glotzen alle.	Erste Bedürfnisse werden bestätigt, aber es geht noch um weitere Bedürfnisse.
Helfer	Und es macht Sie traurig, dass Sie nicht wie alle anderen angeschaut werden, so etwas wie Gleichwertigkeit (B) erleben können?	

Tabelle 4-4: *Fortsetzung*

Beispiel Medikamenteneinnahme		
	Dialog	**Erläuterungen**
Klient	Seufzt.	Patient ist ruhig und berührt. Er hat Tränen in den Augen. Sein Blick ist „nach innen gerichtet".
Helfer	Bedeutet Gleichwertigkeit für Sie auch so etwas wie ein dazugehören (B), ein Teil eines Ganzen (B) zu sein?	Es werden weitere Bedürfnisse, die in Verbindung zu Gleichwertigkeit stehen (Bindung und Verbundenheit) können in Frageform angeboten.
Klient	So etwas kenne ich gar nicht mehr. Schlimm.	Klient weint.
Helfer	Sie haben Sehnsucht (G) nach Verbundenheit (B) und sind traurig (G), weil Ihnen das so wichtig wäre?	Es wird herausgearbeitet welches Bedürfnis dem Klienten so wichtig ist.
Klient	Ja, das wäre schön.	Klient ist ruhig und überlegt.
Helfer	Mmh. Das ist Ihnen so wichtig.	Die Bedürfnisse des Klienten werden bestätigt (validiert). Helfer wartet ab, wie der Klient weiter reagiert. Sind das die Bedürfnisse, um die es geht, oder kommen weitere Bedürfnisse.
Klient	Trotzdem sind die Medikamente Mist. Aber das interessiert hier ja keinen. Nur einmal hätte ich das erleben wollen, dass mir jemand zuhört, ohne dass ständig ein „Ja, aber..." kommt. Wie im Kindergarten wird man hier behandelt. Hauptsache man schluckt die Pillen.	Fängt plötzlich wieder an zu sprechen. Ist wieder etwas lauter. Erste Bedürfnisse nach Verbundenheit sind geklärt, jetzt zeigen sich weitere Bedürfnisse, die nicht befriedigt sind.
Helfer	Sind Sie verärgert, weil es Ihnen wichtig ist, gehört zu werden (B) und dass Ihre Sorge ernst genommen (B) wird?	Bei den Überlegungen, welche Bedürfnisse der Klient anspricht, können Sie einfach das Gegenteil nennen, in diesem Fall von Kindergarten.

Tabelle 4-4: *Fortsetzung*

Beispiel Medikamenteneinnahme		
	Dialog	**Erläuterungen**
Klient	Ja genau. Wissen Sie, ich weiß, dass ich das Zeug nehmen muss. Aber man will auch einmal über seine Sorgen und die Angst reden können, ohne dass einem widersprochen wird. Dass das einmal gesehen wird, wie schlimm das ist.	Klient spricht ruhig und entspannt.
Helfer	Ihnen ist wichtig, dass Sie Annahme (B) erleben und die Offenheit (B) besteht, über Ihren Schmerz zu reden?	Bedürfnisse werden wiederholt und die Bedeutung für den Klienten betont.
Klient	Das tut so gut, auch wenn man gerade an den Medikamenten nichts ändern kann.	
Helfer	Danke für ihre Offenheit.	

das eigene Anliegen „er sollte die Medikamente nehmen" ernster zu nehmen als die Frage, wie es dem Klienten damit geht. Wir haben eine Wahl. Sie können den Klienten über die Bedeutung der Medikamente aufklären, ihn an die Vereinbarungen erinnern, ihn auf die Risiken von verstärkten Krankheitssymptomen hinweisen oder Sie gehen auf den Klienten ein und hören, wie im Beispiel gezeigt, was ihn bewegt. Sie können im Gesprächsverlauf erkennen, dass Offenheit und Annahme in einem Gespräch sehr schnell zu mehr Tiefe und Verständnis führen können. Es zeigt auch, dass Klienten in einfühlsamen Gesprächen nicht nur an Lösungen interessiert sind, sondern an Klarheit für die eigenen Gefühle und Bedürfnisse. Gleichzeitig kann das Ergebnis des Gesprächs aber auch sein, in einem zweiten Schritt gemeinsam mit dem Arzt über Behandlungsalternativen nachzudenken (vgl. bewältigungs- und lösungsorientierte Perspektive).

Manche werden nun besorgt sein, ob in einem solchen Fall der Klient dann überhaupt die Medikamente nimmt. Vorsicht: Die Person in dem Gesprächsbeispiel hatte nicht die Absicht, das Gespräch dafür zu nutzen, den Klienten zu bewegen, die Medikamente einzunehmen. Auch wollte sie keinen empathischen Kunstgriff hierfür anwenden. Wenn der empathische Prozess als ein Instrument benutzt wird, um ein fürsorgliches Anliegen durchzusetzen, wird die Wirkung von kurzer Dauer sein. Empathie interessiert sich für die Gefühle und Bedürfnisse des

Gegenübers und nicht für die Durchsetzung eigener Interessen. Ziel war es, den Klienten in seinem Anliegen ernst zu nehmen, zu hören, zu verstehen und anzunehmen. Für die beruflich Helfenden/Therapeuten ist es eine große Herausforderung, das Unbekannte und vermeintlich Falsche vorurteilsfrei zu reflektieren und sich damit zu beschäftigen, was die Klienten wollen und was deren Bedürfnisse sind.

5 Anwendung der Einfühlsamen Gesprächsführung

Bei der Anwendung der Einfühlsamen Gesprächsführung sind drei Komponenten des kognitiven empathischen Prozesses zu berücksichtigen: die Beobachtung, Gefühle und Bedürfnisse. Diese Komponenten sind wichtige Grundlagen für einen beziehungsbasierten Behandlungsprozess und werden ausführlich in diesem Kapitel beschrieben. Zuvor führt eine kurze Übersicht in das Thema ein.

5.1 Überblick: Die drei Komponenten

Der kognitive empathische Prozess (Phase 1) beinhaltet die drei Komponenten: Beobachtung, Gefühle und Bedürfnisse. Sie unterstützen ein „Verstehen" der Gesprächspartner. Sie fördern den Beziehungsaufbau und -erhalt und schaffen damit die zentrale Voraussetzung für Interventionen (Phase 2), um Menschen in Entwicklungs-, Veränderungs- oder Bewältigungsprozessen professionell zu unterstützen. **Abbildung 5-1** zeigt diesen Ablauf in Form eins Flussdiagramms.

Wie bei allen theoretischen Beschreibungen, die einen Praxistransfer ermöglichen wollen, wird ein vereinfachtes Bild einer komplexen Praxiswirklichkeit und ihrer Wirkzusammenhänge dargestellt. Stellen Sie sich vor, Sie sollten Fahrrad fahren beschreiben.

Wenn Sie mithilfe der Einfühlsamen Gesprächsführung kommunizieren möchten, ist es gerade zu Beginn sehr hilfreich, die drei Komponenten (sie können auch als Schritte bezeichnet werden) in der Reihenfolge 1. Beobachtung, 2. Gefühl und 3. Bedürfnis anzuwenden. Später, wenn Sie Erfahrung mit der Methode haben, braucht es keine strikte Reihenfolge mehr und selbst einzeln angewandte Komponenten können schon eine Wirkung erzielen. Da die Gefühle und Bedürfnisse in einem engen Bedeutungszusammenhang stehen (wie zwei Seiten einer Medaille),

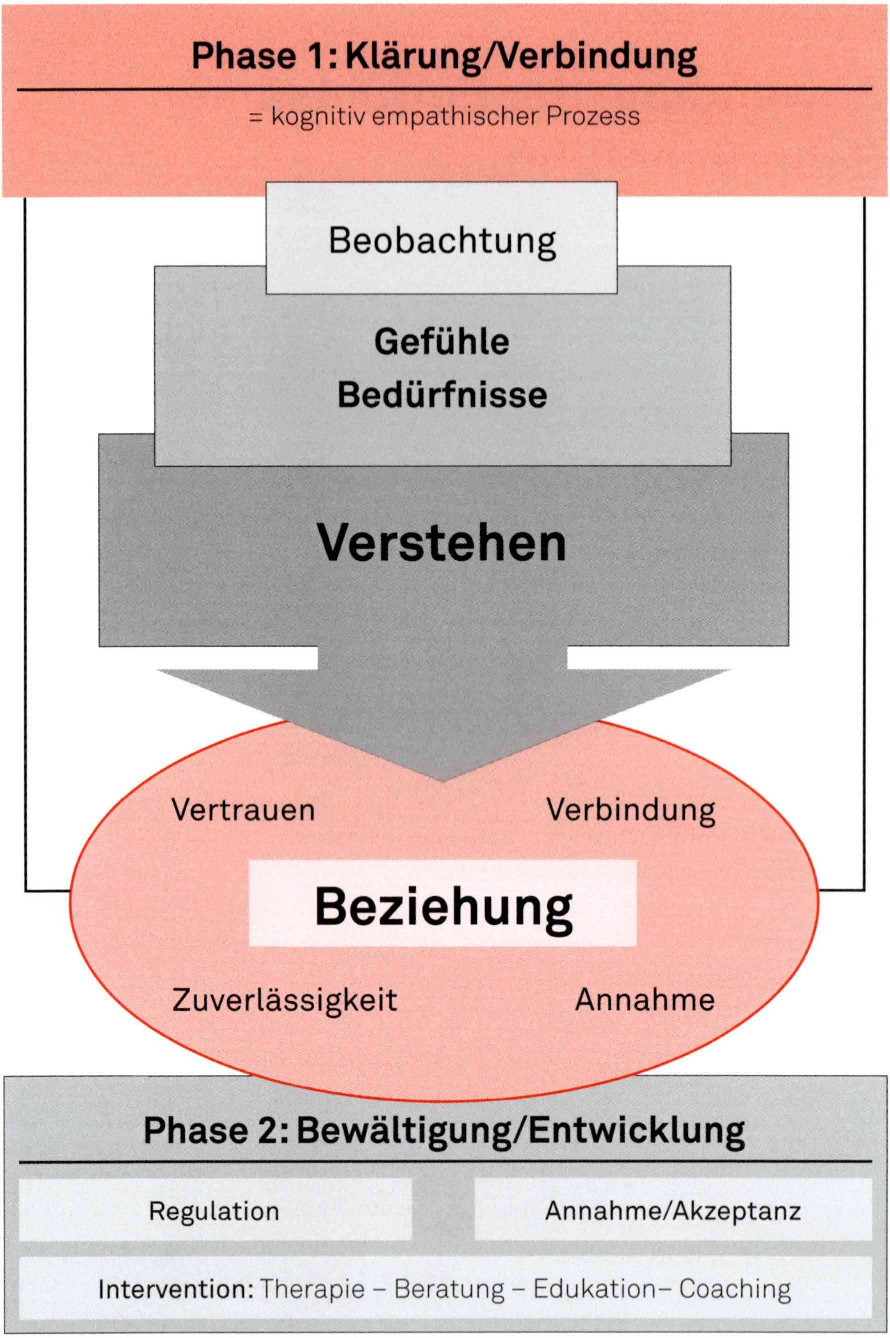

Abbildung 5-1: Komponenten eines beziehungsbasierten Behandlungsprozesses (Quelle: Eigendarstellung).

sollten diese beiden Komponenten gemeinsam kommuniziert werden. Hier nun zur Einführung eine kurze Übersicht.

Komponente Beobachtung

Die „Beobachtung" dient der Klärung, in welcher konkreten Situation ein Problem aufgetreten ist. Dazu werden Sinneseindrücke dieser Situation wertfrei als Beobachtung (Fakten) gemeinsam mit dem Klienten formuliert. Wichtig dabei ist die bewusste und klare Unterscheidung der Beobachtung gegenüber seiner Bewertung, Interpretation, Deutung oder Vermutung. Diese gemeinsame Formulierung einer Beobachtung dient einerseits der Problemaktualisierung und andererseits den Gesprächspartnern als Orientierung, „von was die Rede ist".

Hier geht es um die klare Orientierung der Gesprächspartner. Von welcher konkret erlebten Situation wird jetzt gesprochen? Was ist das Problem?

Komponente Gefühle

Die zweite Komponente „Gefühle" dient dazu, die aktuellen Gefühle in Bezug auf die erlebte Situation zu klären, das erfordert Gefühle zu erkennen und zu benennen. Wichtig dabei ist die bewusste und klare Unterscheidung der Gefühle von Gedanken. Gefühle werden als Wegweiser zu den Bedürfnissen verstanden.

Hier geht es um die Klärung, wie es einer Person geht. Wie fühlt sie sich jetzt, wenn sie an die Situation denkt?

Komponente Bedürfnisse

Bei der dritten Komponente „Bedürfnisse" geht es darum, herauszufinden, welches Bedürfnis hinter dem Verhalten oder Erleben eines Menschen steht. Jegliches Verhalten stellt einen Lösungsversuch (Strategie) dar, um sich ein Bedürfnis zu erfüllen. Gelingt es herauszufinden, welches Bedürfnis ein Mensch sich zu erfüllen sucht, schafft dies Klarheit und Selbsterkenntnis. Es ermöglicht, ein Verständnis für diesen Menschen zu entwickeln, obgleich wir mit der gewählten Strategie nicht einverstanden sein müssen.

Zum besseren Überblick sind die drei Komponenten (Schritte) in **Tabelle 5-1** mit ihrer sprachlichen Umsetzung dargestellt. Die Tabelle zeigt die Struktur zur Umsetzung des empathischen Prozesses. Gleichzeitig wird gezeigt, dass der Prozess in zwei Richtungen (Selbstempathie und Empathie) angewendet werden kann.

Die **Tabelle 5-2** zeigt ein einfaches Beispiel, bei dem Sie anhand der Struktur mit den drei Komponenten die Vorgehensweise und sprachliche Umsetzung nachvollziehen können.

Tabelle 5-1: Anwendungsmöglichkeiten der drei Komponenten in zwei Richtungen (Quelle: Eigendarstellung).

Die drei Komponenten im empathischen Prozess		
	Selbstempathie (ICH) Selbstklärung	Empathie (DU) Einfühlung in den anderen
1. Schritt – Beobachtung	Wenn ich sehe/höre …	Wenn Du siehst/hörst …
2. Schritt – Gefühle	Fühle ich mich …	Fühlst Du dich dann …?
3. Schritt – Bedürfnisse	Weil ich … brauche Weil mir … wichtig ist	Weil Du … brauchst? Weil Dir … wichtig ist?

Tabelle 5-2: Beispiele für die sprachliche Anwendung der beiden Richtungen (Quelle: Eigendarstellung).

Die drei Komponenten im empathischen Prozess		
1. Schritt – Beobachtung	2. Schritt – Gefühl	3. Schritt – Bedürfnis
Wenn Sie sehen/hören …	Fühlen Sie sich dann …?	Weil Sie … brauchen? Weil Ihnen … wichtig ist?
„Ihr Kollege kam 30 Minuten nach der vereinbarten Zeit, …	*sind Sie jetzt* ***verunsichert*** *…*	*weil Ihnen* ***Klarheit*** *wichtig ist?“*
	sind Sie jetzt ***sauer*** *…*	*weil Sie* ***Verlässlichkeit*** *brauchen?“*
	sind Sie jetzt ***erleichtert*** *…*	weil Ihnen ***Ruhe*** wichtig ist?“

5.2 Die Komponente Beobachtung

Der folgende Abschnitt erläutert die Entstehung von Wahrnehmung und Attribution, beschreibt die Funktion der Beobachtung und das Vorgehen zur Formulierung in der Einfühlsamen Gesprächsführung und verdeutlicht das Thema Beobachtung mit Übungen und einem Praxisbeispiel.

„Als ich ein Junge von 14 Jahren war, war mein Vater so ignorant, dass ich es kaum ertragen konnte, den alten Mann um mich herum zu haben. Aber als ich 21 wurde, war ich erstaunt, wie viel er in den sieben Jahren gelernt hatte.“
(Mark Twain)

5.2.1 Wahrnehmung

Bei jeder zwischenmenschlichen Begegnung besteht der erste Schritt in der Wahrnehmung des Gegenübers. Diese Wahrnehmung ist ein Vorgang, der uns eine aktive Teilhabe an unserer Umgebung ermöglicht. Sie ist auf die Gegenwart gerichtet, wofür wir unsere Sinne und unser Gehirn nutzen. In einer Gesprächs- oder Konfliktsituation stehen häufig das Sehen (visuell) und das Hören (akustisch) im Vordergrund, wofür wir verbale, paraverbale und nonverbale Signale wahrnehmen. Doch Achtung – unser Wahrnehmungsapparat ist ein evolutionäres Produkt, und das menschliche Gehirn hatte nie die Aufgabe, die Außenwelt gleich einer Filmkamera vollständig und objektiv abzubilden, sondern die Dinge schnellstmöglich herauszufiltern, die für unsere Spezies überlebenswichtig waren. Im Zuge der Entwicklungsgeschichte des Menschen war es überlebensdienlich, unsere Wahrnehmung so zu organisieren, dass sie eine Konstruktion aus den aktuellen Sinnesreizen und den individuell gemachten Erfahrungen ist. So erschaffen wir uns eine Theorie der Welt, um unsere Sinneseindrücke folgerichtig interpretieren zu können. Die Neurowissenschaft bestätigt, wonach vieles von dem, was wir „da draußen“ in der Welt sehen, in Wirklichkeit in unserem Gehirn – sozusagen „hier drinnen“ – angefertigt worden ist (Hanson & Mendius, 2013).

Ein Gehirn, das *eine eigene Welt* für mich simuliert? Also, *meine* Welt, *deine* Welt und nicht DIE Welt? Auch nach Auffassung von Konstruktivisten wie Heinz von Förster (1985) ist „die Umwelt, so wie wir sie wahrnehmen ... eine Erfindung“ (S. 40). Entscheidend sind demnach nicht die realen Ereignisse, sondern die Bedeutungen, die wir ihnen verleihen. Diese Erkenntnis ist schon sehr alt und bereits der griechische Philosoph Epiktet (um 100 n. Chr.) beschreibt in der Antike sehr treffend: „Es sind nicht die Dinge, die uns berühren, sondern die Sic*ht*, die wir darauf haben“. Der Harvard Professor Robert Kegan (1994) formuliert es so: „Was wir vor allem mit dem, was uns begegnet machen, ist zu organisieren. Wir geben ihm Sinn ... Menschsein heißt, Bedeutung schaffen“ (S. 31). Der Mensch als ein Wesen auf der Suche nach dem Sinn – wie macht meine Wahrnehmung für mich einen Sinn? Was habe ich gelernt, etwas für wahr, möglich oder sinnhaft zu halten, um es in meinem Erleben bestätigt zu bekommen? Woher sollen wir wissen, dass uns etwas entgangen ist?

„Der Hörer, nicht der Sprecher, bestimmt die Bedeutung einer Aussage.“ (Heinz v. Foerster)

Übung

Leesen ise enimal deiesn Txet. Wtteen, Sie vetsehern inh, owbhol er egitenilch uverntsädnilch sit? Smmit dsa?

Können Sie das Geschriebene verstehen, obwohl die Wörter keinen Sinn machen?

Wenn Sie mit der Muttersprache Deutsch aufgewachsen sind, dürfte es Ihnen keine Probleme bereiten, den Text der Übung zu lesen und zu verstehen. Mit Hilfe solch kleiner Leseexperimente hat der Linguist Graham Rawlinson bewiesen, wie sehr unser Leseverständnis von unserem Vorwissen geprägt ist, und damit belegt: „Sehen heißt konstruieren" (Schnabel, 2009). Statt die Wirklichkeit objektiv wahrzunehmen, interpretieren wir diese ständig. Ich sehe was, was du nicht siehst. Da ist es wenig verwunderlich, dass im selben Artikel von Wissenschaftlern verschiedener Fachgebiete auf die Frage – Was ist Realität? – als beste Antwort festgestellt wird: „Realität ist stets das, was wir dafür halten". Was jeder einzelne von uns für real hält, hängt also stark von unserer persönlichen Deutung ab. Jede Person hat eigene Annahmen darüber, wie das Leben läuft. Mit diesen Annahmen identifizieren wir uns und verteidigen diese, als würden wir uns selbst verteidigen.

Selektive Wahrnehmung: Was ist geschehen?

Unter Wahrnehmungen werden die Aspekte einer Information verstanden, die ein Individuum in einer bestimmten Situation zu erfassen vermag. Um die Komplexität und Fülle der Sinneseindrücke bewältigen zu können, lernen wir schon früh zu reduzieren und zu konzeptualisieren. Auf eine Wahrnehmung folgt beim Beobachter ein Prozess, bei dem aus der Flut der Eindrücke (Wahrnehmung) die für den Beobachter relevanten Informationen ausgewählt, geordnet und organisiert werden, sodass diese *„für ihn"* einen Sinn ergeben. Wahrnehmungen, die konsistent zu den vorhandenen kognitiven Strukturen sind, werden dabei bevorzugt registriert.

„Je nachdem, was wir annehmen, werden wir bestimmte Informationen als wichtig erachten, zusammentragen, einsammeln und sie auf bestimmte Weise zusammensetzen, zu einer bestimmten Struktur" (Bohm, 2008, S. 134). So werden durch unsere eigenen „Filtereinstellungen" Informationen verworfen und andere in den Vordergrund gerückt. Selbst unsere Aufmerksamkeit wird durch unsere Annahmen gesteuert (was zu selbsterfüllenden Prophezeiungen führen kann).

So „denkt" sich jedes menschliche Wesen seine eigene Wirklichkeit. Damit versuchen wir, ein für uns überschaubares und stabiles Bild der Welt zu gewinnen. Dabei ist dieses Bild zumeist deshalb so stabil, weil wir vergessen haben, dass unser Modell der Welt nicht die reale Welt abbildet. Die große Mehrzahl der wahrgenommenen Signale unserer Sinne reduzieren wir durch einen subjektiven Filter. Diese selektive Wahrnehmung, bei der unser Gehirn ständig auf der Suche nach bekannten Mustern ist, in die die neuen Informationen eingefügt werden können, erfolgt zumeist unbewusst. Wahrnehmung ist folglich ein konstruktiver und selektiver Prozess, der vom aktuellen emotionalen und körperlichen Zustand einer Person beeinflusst wird.

Einige Signale werden zudem direkt konzeptualisiert. So sehen wir nicht einfach Bäume, sondern interpretieren die Information Baum sogleich. Wir sehen eine Linde oder Fichte, ein Blatt, einen Ast oder Stamm. Kennen Sie das auch von der Begegnung mit Menschen? Mehr dazu bei Attributionen.

Attributionen: Warum ist es geschehen?

Attributionen sind Ursachenzuschreibungen und damit Erklärungsversuche sowohl des eigenen als auch des fremden Verhaltens und den daraus resultierenden Ergebnissen. Im Gegensatz zu Wahrnehmungen lassen sich Attributionen nicht beobachten, sondern sind subjektiv erschlossen, z. B. Erklärungen für vergangene Erfolge oder Misserfolge. Sie können zu Eigenschaftszuschreibungen bei Personen führen (wie etwa, dass unser Gegenüber faul ist oder häufig aggressiv) oder zur Unterstellung von Handlungsmotiven (z. B., dass er egoistisch ist und immer seinen Vorteil sucht). Attributionen haben die Aufgabe, Situationen und Handlungen verstehbar, vorhersagbar und kontrollierbar erscheinen zu lassen. Attributionen treten v. a. bei unerwarteten Situationen auf, die nicht zu den Erwartungen einer Person passen. Bei Attributionsfehlern oder Attributionsverzerrungen scheint die Perspektive des Urteilenden von besonderer Bedeutung zu sein: Ein Handelnder erklärt sein Verhalten eher situativ bedingt, während ein Außenstehender dieses Verhalten eher anhand personaler Merkmale des Handelnden erklärt (Kalicki, 2003).

Bereits von Geburt an wird unser Verstand und damit auch unsere Wahrnehmung und Haltung geformt.

Zur Ausbildung dieses subjektiv reduzierenden Filters trägt unsere gesamte Umwelt bei: Familie, Erziehung, Religion, Beruf, sozialer Status, Freunde, politische und wirtschaftliche Situation, Klima oder Nahrung. Was uns als Wirklichkeit oder gar als „Besitz der Wahrheit“ erscheinen kann, wird auch durch eigene gedankliche Konzepte, wie Annahmen, Glaubenssätze und Erwartungen beeinflusst. Wie können wir da annehmen, dass wir frei sind und unsere Wahrnehmung uns ein unvoreingenommenes Abbild der Realität oder gar die Wahrheit bietet? Wir Menschen reagieren nicht auf die äußere Realität, sondern auf die eigene subjektive Abbildung der Wirklichkeit in uns. Krishnamurti (2007) fragt in seinem Buch „Einbruch in die Freiheit“: „Nehmen Sie die Tatsache wahr, dass sie voreingenommen sind?“ (S. 27).

Es geht nicht um die Frage, ob wir uns von dieser Voreingenommenheit befreien können, weil dies nicht möglich ist, sondern uns dieser bewusst zu sein. Wahrheit als etwas Lebendiges zu verstehen, die jeder für sich selbst erschafft, aus der Art wie er gelernt hat, die Dinge zu betrachten. Eine Wirklichkeit, die immer wieder neu gemacht wird. Wie wenig aussichtsreich mutet da der in Konflikten nicht selten geführte Streit darüber an, wer die „richtige" Sichtweise auf die Wirklichkeit hat oder gar, wer hier die Wahrheit sagt. Die Frage ist also nicht, ob etwas wahr ist, sondern wie ich darauf reagiere. Wenn wir wissen, dass wir die Welt aufgrund unserer Erfahrungen interpretieren, können wir anderen Menschen und uns Selbst anders begegnen. Wir können lernen, einen Schritt zurückzutreten, unsere Reaktion zu verlangsamen, um uns einen neuen Blick zu erlauben.

Wie bedeutungsvoll dies ist, bringt Viktor E. Frankl, zitiert in Stahl und Goldstein (2010, S. 60) mit einem Zitat zum Ausdruck, das ihm zugeschrieben wird: „Zwischen Reiz und Reaktion gibt es einen Raum. In diesem Raum haben wir die Freiheit und die Macht, unsere Reaktion zu wählen. In unserer Reaktion liegen unser Wachstum und unsere Freiheit".

Ursachen-Wirkungs-Denken

Ein Risiko bei der Formulierung einer Beobachtung zu einer Beziehungssituation besteht, wenn ein Ursache-Wirkungs-Denken vorherrscht, was auch eine Interpretation von Realität darstellt. Ein solch lineares Denken kann zwar einfache Sachverhalte gut erklären, z.B., dass das Drücken eines Lichtschalters dazu führt, dass der Raum heller wird. Folgt man jedoch diesem Denken in der Interaktion zwischen Menschen, so kann es dazu kommen, dass Menschen ihr Verhalten als Reaktion auf das Verhalten anderer beschreiben („*Erst hat er gesagt, dann habe ich gesagt*") und rechtfertigen („*Hättest du nicht..., dann hätte ich auch nicht ...*", „*Wie du mir, so ich dir*", „*Auge um Auge, Zahn um Zahn*"). Eine solche Vorgehensweise sieht die Verantwortung und Schuld schnell beim anderen und schafft ein Täter-Opfer-Denken, was nicht selten zu einer deutlichen Einschränkung der Handlungsoptionen, einer Stagnation des Interaktionsmusters bis hin zur Ausübung von Macht und Gewalt führen kann.

Mag eine kausale Beschreibung bei einfachen Zusammenhängen hilfreich sein, scheint sich dies bei der Anwendung auf menschliche Beziehungen, die von einer hohen Dynamik und vielfältigen Wechselwirkungen geprägt sind, ins Gegenteil umzukehren. Bei Gesprächen, die mit Anschuldigungen oder Vorwürfen begonnen werden, kann es so anstatt zu der gewünschten Offenheit schnell zum Gegenangriff oder Verteidigung kommen („Widerstand erhöht Widerstand"). Alarmstufe Rot im Raumschiff wie jeder Enterprise-Fan weiß: Captain Kirk lässt die Schutzschilde hochfahren und Phaser fertig machen zum Zurückschießen. Ein Schutz vor Angriffen von Gegnern, aber auch vor interstellaren „Beziehungs-Winden“. Sie können sich leicht vorstellen, wo jetzt die Energie hinfließt.

Bemühen, eine Beobachtung zu formulieren

Wie wir zuvor gesehen haben, stellt uns unser Wahrnehmungssystem ein äußerst subjektives Bild der Realität zur Verfügung. Wie die Einschätzung und Bewertung der eingehenden Informationen des Wahrnehmungssystems erfolgt, zeigt das schematische ABC-Modell von Albert Ellis (2008). Dabei steht ABC für **A**ctivating event, **B**elief system und **C**onsequences. Im ABC-Modell werden auf einfache Weise die Zusammenhänge zwischen einer Ausgangssituation (A), der Kognition (Bewertung/B) und den Konsequenzen (C) für die Gefühle und das Verhalten einer Person verdeutlicht. Es beschreibt, dass nicht allein ein äußerer oder innerer Reiz direkt zu Gefühlen und Verhalten führt, sondern dass es einen häufig unbewussten Zwischenschritt gibt. Das Modell macht deutlich, dass nicht die Ausgangssituation (A) die Gefühle oder das Verhalten (C) einer Person bestimmen, sondern ihr Bewertungssystem (B). **Tabelle 5-3** zeigt eine Übersicht zum ABC-Modell.

Berichtet (C) eine Person (was ja auch eine Form von Verhalten ist), von einer erlebten Ausgangssituation (A), fließt in ihre Schilderung bereits das Ergebnis ihrer eigenen (unbewussten) Bewertung (B) mit ein. Dies hat Auswirkungen auf die Kommunikation: Es kommt zu einer verzerrten Realitätswiedergabe, einer subjektiven Schilderung einer Situation, teils verbunden mit Bewertungen. Hierzu ein Beispiel: Eine Kollegin sagt: „*Wenn ich dich so reden höre, habe ich das Gefühl, dass du meine Meinung nicht ernst nimmst*“. Dies ist keine Beobachtung, sondern

Tabelle 5-3: ABC-Modell nach Albert Ellis (2008) (Quelle: Eigendarstellung).

A → **Ausgangssituation/ Auslöser**	**B →** **Bewertung der Ausgangssituation**	**C** **Konsequenzen aus den Ergebnissen der Bewertung**
Aktivierendes Ereignis (externer, interner Reiz)	Einflussfaktoren auf die Bewertung: Eigene Bedürfnisse, rationale, irrationale Bewertungsmuster, Normen, Werte, Überzeugungen, Erfahrungen, Phantasien	Auswirkungen auf das eigene Erleben (Gefühle) und Verhalten Angemessene bzw. unangemessene Reaktion.

eine Bewertung. Bei einer Beobachtung wäre die Frage, was die Kollegin gehört hat und zu ihrer Bewertung, „nicht ernst genommen zu werden", geführt hat.

Um eine möglichst annähernde (objektive) Wiedergabe des Wahrnehmbaren für eine Ausgangssituation (Auslöser) zu formulieren ist es daher wichtig, eine Beobachtung von der Bewertung zu trennen. Eine solche Beschreibung von A kann mit der Aufnahme einer Filmkamera verglichen werden. Der Film zeigt genau das, was in diesem Moment der Aufnahme *jeder* wahrnehmen (sehen, hören) könnte.

Doch schon bei einfachen Situationen ist es für uns Menschen eine Herausforderung, eine solche Momentaufnahme durch eine exakte Wiedergabe des eigentlich Wahrnehmbaren (A) zu formulieren. Gehen dann noch Situationen, wie etwa bei Konflikten, mit intensiven Gefühlen einher, kann die Schilderung einer Situation („Beobachtung") besonders stark verzerrt sein. Die dabei vorhandenen unangenehmen Gefühle können dazu führen, dass die mentale Aktivität verstärkt auf das Erkennen und Bewerten des unangenehmen Verhaltens eines Konfliktpartners ausgerichtet wird. Die hierdurch aktivierten Interpretations- und Bewertungsvorgänge führen häufig zu Schlüssen, die mit großer Wahrscheinlichkeit die unangenehmen Gefühle aufrechterhalten oder weitere unangenehme Gefühle auslösen. Gefühle haben eben eine größere Kraft als Rationalität, weil sie unmittelbar sind und die eigenen Bewertungsvorgänge zumeist unbemerkt lenken.

Weiter erschwerend kann die Haltung der Gesprächspartner in einer Konfliktsituation sein. Welcher Absicht folgen sie – was soll bei einer Störung geklärt werden? Wird nach Fehlern und dem *Schuldigen* gesucht: Du bist schuld. Ich nicht. Geht es darum zu klären, wer Recht hat oder was in „Wahrheit" passierte? Um den Versuch, die Realität aus der eigenen Wahrnehmung und Bewertung zu rekonstruieren, um dann nach eingehender Analyse, Interpretation und Bewertung schließlich sagen zu können, wer die Verantwortung dafür zu tragen hat? Oder darum, die Schuldfrage beantworten zu können? Das ist eine und sicher nicht selten gewählte Vorgehensweise, kennzeichnend für eine trennende Kommunikation.

Dem Reiz widerstehen

Ist man bei einem Konflikt selbst Konfliktbeteiligter, ist es im „Eifer des Gefechts" nützlich, Klarheit darüber zu haben, nicht unmittelbar reagieren zu müssen. Abstand zur Ausgangssituation bzw. zum Auslöser zu haben, kann die Ruhe schaffen, um den Automatismus zu unterbrechen, nach dem unsere Sinneseindrücke mit gewohnten Mustern interpretiert werden. Eine reflexive und verzögerte Vorgehensweise ermöglicht uns eine neue Erfahrung, welche die Routine unterbrechen kann, nach der wir uns ein Bild von der Welt und ihren Menschen machen. Es ist besser, nicht zu reagieren und still zu bleiben als das Falsche zu tun. Eine verlangsamte oder verzögerte Reaktion einzuüben, sich Zeit zu nehmen für eine Selbstklärung (Selbstempathie) und die Planung der Erwiderung. Je nach Intensität der Auswirkung eines erlebten Reizes und individuell verschieden kann die Zeit, die man zur „Beruhigung" braucht, von Minuten bis hin zu Tagen andauern.

Wütend und was jetzt?
Wenn der Wildbach tobt ... Das tosende Gefühl der Wut beinhaltet so manches Mal eine enorme Energie. Sie zeigt, dass die Dinge gerade nicht so sind, wie man sie haben möchten. Wut kennt den Ursprung, den Verursacher, den Schuldigen und macht sich selbst oder andere dafür verantwortlich. Sie klagt deshalb an. Um ihrer zerstörenden Wirkung zu entkommen, brauchen wir Abstand zur Situation (Kabat-Zinn, 2010). Das heißt von einer drohenden automatisierten Reaktion hin zu Klärung und bewusster Antwort. Doch was kann ich machen, wenn ich in einer Situation bin und die Wut droht, mich mitzureißen?

Übung

1. Entwickeln Sie Ihr eigenes WEK-Notfallprogramm mit höchstens drei Schritten, z.B. so:
2. **W**ahrnehmen – Bemerken Sie Ihre Wut. **Woran** können Sie bei sich und in Ihrem Körper starke Aufregung erkennen? **Wie** kündigt sie sich an? **Wo** spüren Sie sie?
3. **E**ntscheiden Sie, solange es noch geht. – Verlassen sie gegebenenfalls die Situation (Distanz statt Nähe). Bedenken Sie: Jetzt herrscht das „alte Gehirn" (insbesondere die Amygdala), also „fight, flight or freeze" und nicht der präfrontale Cortex, der Ihr Denken und Handeln genauer analysieren und anhand Ihrer Werte differenziert modifizieren könnte. Jetzt wäre es nützlich, Gelassenheit und Ruhe bewahren zu können. Konzentriert nachzudenken und sozial angemessen zu reagieren und nicht von einer emotionalen Reaktion bestimmt zu werden, die einst in der Frühzeit für bedrohliche Situationen entstanden ist. Liebe Säbelzahntiger, Zähne fletschen und los geht's. Wie lange müssen Sie warten: eine Stunde, einen Tag, oder besser ... bis die Wut vergeht?
4. **K**lären – Klären Sie Ihre Gefühle und Bedürfnisse (d.h. auch, belastende Gefühle aushalten zu können). Wie das geht, erfahren Sie im weiteren Verlauf des Buches und dann können Sie vielleicht anders auf Ihren Konfliktpartner zugehen.

5.2.2 Die Beobachtung in der Einfühlsamen Gesprächsführung

In der ersten Komponente der Einfühlsamen Gesprächsführung geht es um die Aktualisierung einer als Problem erlebten Situation (= Problemaktualisierung). Dies geschieht kontextsensitiv, weshalb kontextbezogene Fragen nach einer konkreten Situation (Fall) gestellt werden. Bei der Schilderung einer tatsächlich erlebten Problemsituation ist darauf zu achten, ob Bewertungen oder Interpretationen geäußert werden. Bei der Problemschilderung zu einer konkreten Situation sollen objektive, beobachtbare Fakten herausgearbeitet werden. Hierzu wird eine Beobachtung formuliert, die im Wesentlichen auf dem basiert, was wir sehen und hören können. Sie beschreibt den Auslöser für darauffolgende Prozesse, wie bspw. Bewertungen. Wir orientieren uns dafür an Zahlen, Daten, ... schlicht Fakten, die die Situation beschreiben. Was sehe, höre ich vom Konfliktpartner.

Es ist wichtig, dass unser Gegenüber selbst die Erfahrung macht, wie eine von ihm erlebte Situation zu seiner Bewertung, Interpretation oder seinem Urteil führt und wie schwierig es sein kann, eben diese von ihm als Störung wahrgenommene Situation dann mit einer Beobachtung zu verbinden. Durch das gemeinsame Reflektieren der Situation kann er erkennen, wie der Zusammenhang zwischen einer von ihm erlebten Situation (Beobachtung) und der von ihm gegebenen Bedeutung (Bewertung) ist. In Anbetracht eines selektiven Wahrnehmungsapparates mit Komplexitätsreduktionsfunktion ist Vorsicht geboten: Verhalten von Menschen zu beobachten, um daraus Schlüsse zu ziehen und diese als eine Tatsache (*lat.* factum) anzusehen, die als verifizierter Sachverhalt gelten könnte, ist höchst störanfällig.

In der ersten Komponente der Einfühlsamen GF werden im Gespräch mit dem Klienten Fakten (**objektive** Beobachtung) von Annahmen (**subjektive** Bewertungen, Interpretationen, Vermutungen) getrennt. Dabei ist uns bewusst, dass eine vollständige Objektivierung in der Realität kaum möglich ist. Es geht darum, eine annähernd objektive Form im ablaufenden Prozess zu finden.

Die nachfolgende **Tabelle 5-4** zeigt mehrere Beispiele zu Formulierungen, die eine Bewertung oder eine Beobachtung sind.

Die nachfolgende **Abbildung 5-2** zeigt eine kurze Zusammenfassung der Unterschiede von Beobachtung und Bewertung. Sie zeigt zudem, welche Reaktionen eine Bewertung beim Gesprächspartner auslösen kann, z.B. Widerstand, Ablehnung, Gegenangriff, Rechtfertigung, Rückzug oder eine Ausrede. Da gibt es eine Menge erprobter Reaktionen, die bei einer im Konflikt fälschlich erlebten Bewertung gerechtfertigt erscheinen.

Tabelle 5-4: Beispiele Interpretation oder Beobachtung (Quelle: Eigendarstellung).

Interpretation, Bewertung, Vermutung	**Beobachtung („Fakten")** **„Transfer"** zurück zu einer Beobachtung beziehungsweise einer Darstellung von Sachverhalten könnte so sein:
„Meine Kollegen sind total unfreundlich zu mir."	*„Seit Tagen grüßen mich die Kollegen weder beim Kommen noch beim Gehen".*
„Sie haben Fieber."	*„Sie haben 39 Grad Körpertemperatur."*
„Ich fühle mich alleingelassen."	*„Seit drei Tagen habe ich keine Nachricht von dir erhalten."*
„Diese Arbeit ist miserabel ausgeführt."	*„In der Klientenakte fehlen die Einträge zur Lebensgeschichte."*
„Anne-Marie, Sie sind eine super Krankenschwester."	*„Anne-Marie, Sie haben mich gestern, als ich weinte, gefragt, ob Sie etwas für mich tun können."*
„Ich kenne das doch schon, meine Tochter will bloß wegen des Shoppens mit auf die Reise."	*„Ich erinnere mich daran, dass bei unserem Toskanaurlaub letzes Jahr Julia zwei Tage nicht mit uns gesprochen hat, weil sie die grüne Handtasche nicht bekommen hat."*

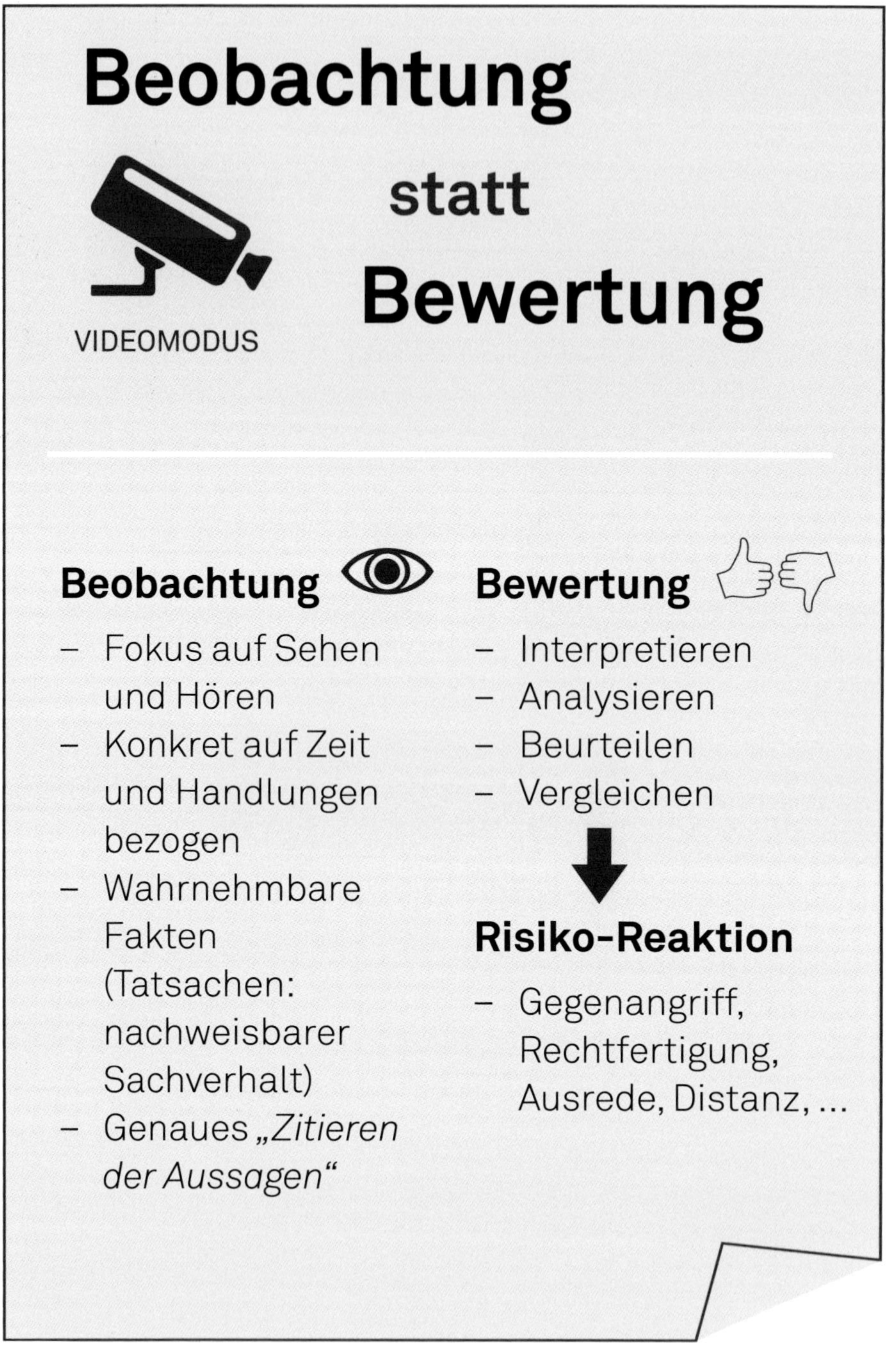

Abbildung 5-2: Kurzüberblick – Unterscheidung Beobachtung und Bewertung (Quelle: Eigendarstellung, Freepik).

5.2.3 Vorgehen: Komponente 1 – Eine Beobachtung formulieren

Ziel ist es, die Beobachtung einer authentisch erlebten (Konflikt-)Situation objektiv (auf Fakten basierend) zu beschreiben und sie bewusst von einer Bewertung zu trennen. Einerseits kann so eine Person besser erkennen, welcher Sachverhalt (Fakten) zu ihrer Bewertung führt und andererseits als Gesprächsgrundlage dienen, um einem Gesprächs-(Konflikt-)partner eine Orientierung zu geben, wovon jetzt die Rede ist. Die Schilderung der Situation, bei der ein Problem/Konflikt aufgetreten ist, soll kurz sein („*not more than 40 words*“). Eine Aufzählung von mehreren solcher Situationen soll vermieden werden. Bedenken Sie: Wir wollen mit jemanden in Verbindung kommen und nicht im Sinne einer Beweisaufnahme klären, wer etwas falsch oder richtig gemacht hat.

Hinweise zur praktischen Umsetzung

Unterstützen Sie die Person, sich an eine konkret erlebte Situation zu erinnern, bei der das Problem bzw. ein Konflikt aufgetreten ist, um dann eine Beobachtung (wertfreie Beschreibung) davon zu formulieren.

1. Kurze Beschreibung eines spezifischen Problems/Konflikts

Sie können Fragen stellen wie: Was ist das Problem? Was ist passiert? Worauf beziehen Sie sich? Wie würden Sie ihr Problem beschreiben?

In der Regel werden hier subjektive Bewertungen geäußert. Es geht nicht darum, diese zu unterdrücken. Wiederholen Sie bitte solche Bewertungen nicht (kein aktives Zuhören) und stimmen auch nicht zu („*da haben Sie ganz recht*“).

2. Präzisieren von Zeit, Ort und Häufigkeit

Fragen Sie nach dem genauen Zeitpunkt: Wann ist das Problem das letzte Mal aufgetreten? Heute, gestern, letzte Woche? Morgens, mittags, abends? Wo (Ort) trat es auf, wo waren Sie? Wie häufig tritt das Problem auf?

3. Von der Bewertung zur dahinterliegenden Beobachtung (Sachverhalt)

Zur Trennung von subjektiver Bewertung und objektiver Beobachtung werden die Aussagen der Person hinterfragt:

Was hörten Sie den anderen sagen? Am besten durch wortwörtliches zitieren seiner Aussage. Was haben Sie gesehen, was hat er gemacht? Wie hat er sich verhalten? Woran können Sie erkennen, dass ... (bspw.: „*Sie sagten, Ihre Frau amüsiere sich mit anderen Männern. Woran konnten sie erkennen, dass sich Ihre Frau amüsiert? Was haben sie in der Situation, die sie eben beschrieben haben* [vgl. 2. Präzisieren von Zeit, Ort] *genau gesehen, bzw. gehört, wo sie dachten, jetzt amüsiert sie sich?*“)

Auf folgende Aspekte sollten Sie beim Formulieren einer Beobachtung achten:

- dass Fakten (Sachverhalte) und eben *keine* Bewertungen, Annahmen, Interpretationen, Diagnosen, Vergleiche oder Schlussfolgerungen beschrieben werden
- dass Aussagen des Konfliktpartners durch wortwörtliches Zitieren dieser Aussage wiedergegeben werden
- dass wertfrei und objektiv beschrieben wird, also ohne zu urteilen, verurteilen, etikettieren oder kritisieren, wenn Menschen sich nicht nach unseren Werten verhalten; nicht zu beschreiben, wie die Menschen angeblich sind (z. B. gut – böse, egoistisch – altruistisch, schön – hässlich, klug – dumm, fleißig – faul, verantwortungsbewusst – -los, kompetent – inkompetent)
- ohne Generalisierungen wie: „immer", „nie", „jeder", „alles", „ständig", „jedes Mal", „niemand".

Vermutlich wird Ihr Gesprächspartner aber einige der genannten Verhaltensweisen aufzeigen. Deshalb ist es wichtig, dass Sie ihn darin unterstützen seinen Aufmerksamkeitsfokus auf die Fakten zu richten („Videomodus"). Dies können Sie durch entsprechende Fragen tun, wie Sie im anschließenden Praxisbeispiel dargestellt sind.

5.2.4 Praxisbeispiel zur 1. Komponente: Beobachtung

Eine Frau, Mitte 20, berichtet von Problemen in ihrer Beziehung. Der Dialog dazu wird in **Tabelle 5-5** sinngemäß wiedergegeben. Bitte beachten Sie, wie der Helfende/Therapeut im Verlaufe des Gesprächs zu einer konkreten erlebten Situation hinführt. Er stellt zu diesem Zweck Fragen, um den Fokus darauf zu lenken, wie die Klientin eine Beobachtung bewertet.

Ein **zweites Praxisbeispiel** für einen solchen Fall finden Sie im Anhang (**Kap. 8.3**).

5.2.5 Übung – Beobachtung

Übung zu Komponente 1 – Beobachtung

Sie sollten jetzt das neue Wissen zum Formulieren einer Beobachtung selbst anwenden und Ihr eigenes Vorgehen reflektieren. Nehmen Sie hierzu die Anleitung und die Übungsblätter „Einfühlsame Gesprächsführung" (Kopiervorlage) aus dem Anhang zur Hand (**Kap. 8.4**). Bearbeiten Sie dort die Übung 2.

Tabelle 5-5: Weg zu einer Beobachtung (Quelle: Eigendarstellung).

Komponente/Schritt 1: Weg zu einer BEOBACHTUNG:		
	Dialog	**Erläuterungen**
Beruflich Helfende/ Therapeut	Können Sie von Ihrem Problem berichten?	
Klientin	Mein Partner macht nie was im Haushalt. Er ist zu allem zu faul und behandelt mich wie seine Putzfrau. Immer muss ich alles allein machen. Ich habe es so satt. Am liebsten würde ich manchmal alles stehen und liegen lassen.	Klient bewertet und urteilt.
Helfer	Können Sie sich an eine Situation in den letzten Tagen erinnern, in der Ihnen dieser Gedanke durch den Kopf ging?	Helfer führt zu einer konkreten erlebten Situation.
Klientin	Das ist jeden Tag so. Immer. Nie macht er was, ohne dass ich ihn dränge.	Verallgemeinerung, um anzuklagen: immer, nie.
Helfer	Also auch gestern?	Helfer fragt nach konkreter Situation.
Klientin	Ja, natürlich.	
Helfer	Wann gestern und was konnten Sie genau sehen oder hören, wo Sie dachten: „*Wieder mache ich alles im Haushalt*?“	Helfer führt zu einer Beobachtung (beobachtbare Fakten).
Klientin	Mmh, gestern Abend, als ich nach Hause kam, und die Sauerei in der Küche gesehen habe und er faul vor dem Fernseher saß.	Bewertung („*Sauerei, faul*“) der Situation, keine Beobachtung wird geäußert.
Helfer	Wann gestern Abend?	Führt von der Bewertung zu einer Beobachtung.
Klientin	So gegen 20 Uhr, als ich von der Spätschicht kam.	
Helfer	Als Sie gestern Abend gegen 20 Uhr von der Spätschicht kamen, haben Sie in der Küche *was* gesehen, dass Sie dachten *so eine Sauerei*?	Beruflich Helfende wiederholt eine Beobachtung und fragt danach woran der Klient eine „Sauerei in der Küche“ erkennen kann. Führt von der Bewertung zu einer Beobachtung.
Klientin	Na, das ganze schmutzige Geschirr, die Flaschen vom Vorabend und die unausgeräumte Geschirrspülmaschine.	

Tabelle 5-5: *Fortsetzung*

Komponente/Schritt 1: Weg zu einer BEOBACHTUNG:		
	Dialog	**Erläuterungen**
Helfer	Als sie gestern Abend gegen 20 Uhr von der Spätschicht kamen, haben Sie in der Küche schmutziges Geschirr, die Flaschen vom Vorabend und die nicht ausgeräumte Geschirrspülmaschine gesehen. Gleichzeitig konnten Sie sehen, wie ihr Partner vor dem Fernseher saß?	Wiederholt die vollständige Beobachtung.
Klientin	Ja, ganz genau.	

5.3 Die Komponente Gefühle

Der folgende Abschnitt nennt Beispiele für Gefühle, bietet Übungen, erläutert die Entstehung und Funktion von Gefühlen, beschreibt körperliche Reaktionen bei und Formen von Gefühlen, hilft dabei, Gefühle zu verbalisieren und geht auf Zusammenhänge von Gefühlen, Einstellungen und Emotionsregulierung ein.

5.3.1 Gefühle

Beispiele

Kerstin hat nach einer Trennung vor zwei Jahren Christian kennengelernt. Seitdem ist sie manchmal ganz aufgeregt, ihr Herz klopft wild und stark, ihre Gedanken schweifen ab, verbunden mit diesem warmen angenehmen, aber auch flauen Gefühl im Magen. Manchmal wird sie ganz unruhig, dann fährt sie spontan zu ihm, um ihn in die Arme zu nehmen – welch Glücksgefühle das sind!

Claudia hat vor vier Monaten ihren geliebten Ehepartner und Vater der gemeinsamen Kinder verloren. Sie vermisst ihn sehr, ist tieftraurig, ohnmächtig, wacht nachts auf und weint viel. Sie möchte nichts mehr sehen und hören und am liebsten ist sie allein. Ans Telefon geht sie nicht mehr und auch wenn es an der Tür klingelt, öffnet sie nicht. Vom Essen wird ihr schlecht, weshalb sie bereits 4 kg abgenommen hat. Zum Glück erlebt sie Trost und Nähe durch ihre Kinder.

Bernd ist 35 und sitzt mit seinen Freunden vor dem Fernseher, um das Länderspiel Deutschland gegen Italien zu sehen. Er ist hin- und hergerissen, mal Ärger und Sorge, dann ausgelassener Jubel, der ihn aufspringen lässt, ein Wechselbad der Gefühle. Einmal hält er die Anspannung nicht mehr aus und geht zum Holzspalten hinters Haus.

Emilia ist zwölf und erzählt ihrem Vater von ihrem nahen Geburtstag. Ob es wohl ein Handy zum Geburtstag gibt? Sie ist ganz aufgeregt, spricht schnell und hört gar nicht mehr auf zu reden. Ihre Augen sind weit geöffnet und ihr Gesicht ist freudestrahlend. Sie malt sich schon im Detail aus, wie es wohl wäre, ein Handy zu haben und mit ihren Freundinnen darüber zu kommunizieren.

Die Beispiele zeigen vier Personen in ganz unterschiedlichen Situationen. Sie zeigen, wie die Menschen die unterschiedlichen Situationen spüren und erleben können. Ihre Gefühle sind verbunden mit körperlichen Reaktionen und manchmal auch mit dadurch ausgelösten Handlungen. Es wird deutlich, dass ihre Gefühlszustände ausschlaggebend für die subjektiv erlebte Lebensqualität sind. Gefühle können uns vor Freude jubeln oder vor Verzweiflung schreien und weinen lassen. Wir Menschen sind emotionale Wesen, die ständig mit ihren eigenen Gefühlen und den Gefühlen anderer konfrontiert sind.

5.3.2 Übung – Wortschatz für Gefühle

Stellen Sie sich vor, ich würde Sie bitten 20 Farben zu nennen, etwa Grün, Rot, Rubinrot, Ocker, Rosa, Gelb, Zitronengelb, Lila, Schwarz, Blau, Hellblau, Mittelblau, Dunkelblau oder Azurblau. Eine leichte Aufgabe. Fällt Ihnen auf, wie einfach es ist, nuanciert die Farben zu beschreiben? Ich habe die Erfahrung gemacht, dass die Teilnehmer bei einer solchen Übung keine 30 Sekunden benötigen, um die Aufgabe zu bewältigen.

Nun eine ganz ähnliche Übung für Sie: Schreiben Sie 10 angenehme und 10 unangenehme Gefühle auf. Sie haben nun zwei Minuten Zeit. Sie können dazu Tabelle 5-6 nutzen.

Tabelle 5-6: Wortschatz für Gefühle (Eigendarstellung)

10 angenehme Gefühle	10 unangenehme Gefühle
•	•
•	•
•	•
•	•
•	•
•	•
•	•

Auswertung/ Reflexion:

Wie ist ihr Gefühle-Wortschatz? Wie viele Gefühle konnten Sie nennen? Mehr angenehme oder mehr unangenehme? War es leicht oder schwierig für Sie?

Schauen Sie später noch einmal darauf, wenn Sie das Kapitel „Gefühle verbalisieren“ gelesen haben.

Definition der Begriffe Gefühl und Emotion

Die beiden Begriffe „Gefühl“ und „Emotion“ werden im alltäglichen Sprachgebrauch sowie in der Fachliteratur häufig synonym verwendet, so auch in diesem Buch. Eine interdisziplinär akzeptierte einheitliche Begriffsdefinition von Emotion oder Gefühl gibt es nicht. Dies mag auch daran liegen, dass es ein breites Spektrum an Emotionstheorien gibt. Hier wird eine Arbeitsdefinition von „Gefühl“ und „Emotion“ vorgestellt, die versucht, einige theoretische Auffassungen zu verbinden. Nach Meyer und Autorenteam (2001) sind Emotionen Phänomene, die gemeinsame Merkmale aufweisen:

a. „Sie sind aktuelle psychische Zustände von Personen.
b. Sie haben eine bestimmte Qualität, Intensität und Dauer.
c. Sie sind in der Regel objektgerichtet.

Personen, die sich in einem dieser Zustände befinden, haben normalerweise ein charakteristisches Erleben (Erlebensaspekt von Emotionen), und häufig treten auch bestimmte physiologische Veränderungen (physiologischer Aspekt von Emotionen) und Verhaltensweisen (Verhaltensaspekt von Emotionen) auf.“ (S. 24).

Entwicklung der Gefühle

Unser Gehirn hat sich über Millionen von Jahren in der Evolution entwickelt, um unser Überleben und die Erhaltung unserer Art zu sichern. Man geht davon aus, dass Gefühle in der Evolution entstanden sind und sich als überlebensdienlich erwiesen haben. Das Gehirn des Menschen weist – wie das aller Wirbeltiere – ein limbisches System mit emotionalen und motivationalen Funktionen auf (Roth & Strüber, 2014). Umgangssprachlich wird dieser Teil des Gehirns auch als emotionales Gehirn bezeichnet. Es ist der Ort für die Bewertung von Sinneswahrnehmungen, also äußeren und inneren Reizen, ob wir uns etwas nähern, es wiederholen (positiv) oder besser meiden (negativ) sollen. Ist das gut oder schlecht für mich. Diese unbewussten Vorgänge sollen den Organismus darauf vorbereiten, auf Reize adäquat und wenn nötig äußerst schnell (im unteren Millisekundenbereich) reagieren zu können. Hierbei hat das limbische System (und andere Hirnareale) durch die Auslösung physiologischer Prozesse eine wichtige Funktion. Um für die Informationsweiterleitung zu sorgen, werden Neurotransmitter, Neuromodulatoren und Neuropeptide (Botenstoffe) verbreitet. Sie können auf zwei Wegen übertragen werden: über die Blutbahn über chemische Moleküle, die auf die Rezeptoren von Zellen einwirken, z. B. Acetylcholin, Dopamin, Serotonin, Adrenalin, Noradrenalin sowie über die Nervenzellbahnen in Form von elektrochemischen Signalen (Damasio, 2001). Auf dieser Ebene sind Gefühle neurochemische Stoffe („Boten“ bzw. „Transmitter“).

5.3.3 Entstehung und Funktionen von Gefühlen

> „Ich habe gelernt, dass Menschen vergessen, was Du gesagt hast, sie vergessen, was Du getan hast, aber Menschen vergessen niemals, wie sie sich bei Dir gefühlt haben.“ (Maya Angelou, Professorin und Menschenrechtlerin)

Entstehung

In der Emotionspsychologie gibt es verschiedene Modelle zur Emotionsentstehung. Für den Kontext von Kommunikation und Emotion werden hier Kenntnisse der kognitiven Emotionstheorien genutzt. Demnach werden Gefühle durch subjektive Bewertungen einer Person in Bezug auf eine bestimmte Reizkonstellation ausgelöst. Solche Bewertungs- bzw. Einschätzungsprozesse (engl. Appraisal = Einschätzung) können unbewusst und automatisiert ablaufen (z. B.: Gut oder schlecht für mich? Kann ich es bewältigen oder nicht?). Reize für eine solche Bewertung können sein:

- äußere Reize, also reale und aktuelle Ereignisse mit Personen und Situationen
- innere Reize, durch Körperempfindungen, wie Schmerz, Lust
- kognitive Prozesse, wie Erinnerungen, Gedanken, Erfahrungen, Vorstellungen, Erwartungen.

> Gefühle können wir als subjektive Interpretationen äußerer Reize, innerer Reize oder kognitiver Prozesse verstehen.

Gefühle können bei einer Person einerseits aufgrund eines realen und aktuellen Ereignisses entstehen, andererseits aufgrund früherer emotionaler Erfahrungen ausgelöst werden, die bei ähnlichen Situationen im aktuellen Erleben auftreten. Selbst wenn ein Kontext in der aktuellen Situation fehlt, kann „ein Wort“ ausreichen, um interne emotionale Erinnerungen hervorzurufen. Solche Reaktionen können den Betroffenen selbst überraschen, ihm sogar irrational erscheinen in Anbetracht der unangemessenen erlebten Intensität eines Gefühls. Clore und Ortony (2000) bezeichnen dies als die Wiederherstellung einer früheren emotionalen Bedeutung.

Funktionen

In der Einfühlsamen Gesprächsführung werden Gefühle grundsätzlich als funktional betrachtet. Es entstehen dann Gefühle, wenn eine Person sich in einer Situation befindet, die für sie persönlich von Bedeutung ist. Um einschätzen zu können, was für unser Leben bedeutend ist, sind unsere Gefühle mit unseren Bedürfnissen verbunden. Leben und Überleben hängt von der Erfüllung unserer Bedürfnisse ab. Gefühle können als ein System verstanden werden, das die auf einen Menschen einströmenden Reize in ihrer Bedeutung (Relevanz) für die eigene Bedürfnisbefriedigung einschätzt (Holodynski, 2006). Damit besteht die erste Funktion von Gefühlen in einer Signalfunktion: Sie sind Boten, die uns über Blut- und Nervenzellbahnen („*Boten*stoffe", „Neuro*transmitter*") die Botschaft überbringen, ob unsere Bedürfnisse gerade erfüllt sind oder nicht. Folglich besteht ein wichtiger Bedeutungszusammenhang: Es entstehen angenehme Gefühle, wenn Bedürfnisse befriedigt und unangenehme Gefühle, wenn Bedürfnisse nicht befriedigt (frustriert) sind (LeDoux, 2001; Frijda, 1986, 2000; Grawe, 2004; Gilbert, 2011).

> Gefühle ergeben immer einen Sinn. Sie machen unsere Bedürfnisse sichtbar und können uns helfen, unsere Bedürfnisse zu erkennen. In der Einfühlsamen Gesprächsführung werden Gefühle auch als „Tore" oder „Wegweiser" zu den eigenen Bedürfnissen betrachtet.

Weiterhin wichtig für unser Verständnis von Gefühlen ist deren zweite Funktion eines Antriebes zur Erfüllung von Bedürfnissen. Gefühle können als mächtige Motivatoren zukünftigen Verhaltens betrachtet werden, die die Richtung des Handelns sowohl von einem Moment zum nächsten als auch bei langfristigen Zielen bestimmen (LeDoux, 1998). Gefühle sind auch Handlungsdispositionen und nehmen Einfluss auf die Auswahl von Handlungen oder Zielsetzungen zur Bedürfnisbefriedigung. „Eine Emotion hat die Funktion, die Handlungen in ihren motivrelevanten Aspekten zu regulieren" (Holodynski, 2006, S. 6). Gefühle lenken uns in bestimmte Richtungen: angenehme Gefühle zu etwas hin, um sie vermehrt zu erleben und unangenehme Gefühle von etwas weg, um sie zu reduzieren oder zu vermeiden. Gefühle, z. B. Angst, Wut oder Ekel initiieren eine Verhaltensänderung und dienen so der Bedürfnisbefriedigung. Das wird schnell am Beispiel des Gefühls „Angst“ deutlich. Allein das Gefühl „Angst“ schützt uns noch nicht, sondern erst das Initiieren physiologischer, kognitiver und erfahrungsbezogener Prozesse wird zur Anwendung eines adäquaten Verhaltens führen. Die Umsetzung eines Gefühls in eine entsprechende Reaktion zeigt die adaptive Funktion von Gefühlen. Sie ermöglichen es uns Menschen, unser Verhalten so auszurichten, dass unsere Bedürfnisse eher befriedigt werden. Sogenannte „negative“ Gefühle erfüllen eine lebenswichtige Funktion, die in der Regel, so sie nur kurzfristig auftreten, für uns unschädlich sind. Treten unangenehme Gefühle jedoch lange bzw. sehr intensiv auf, können Gefühle zu körperlichen und psychischen Problemen führen.

Gefühle können körperliche und mentale Prozesse bewirken sowie Handlungen veranlassen. Genau wie bei einem schwimmenden Eisberg bleibt bei emotionalen Prozessen vieles im Verborgenen (Unbewussten). Die **Abbildung 5-3** zeigt mögliche subjektive Auswirkungen eines Gefühls, hier am Beispiel des Gefühls Ärger.

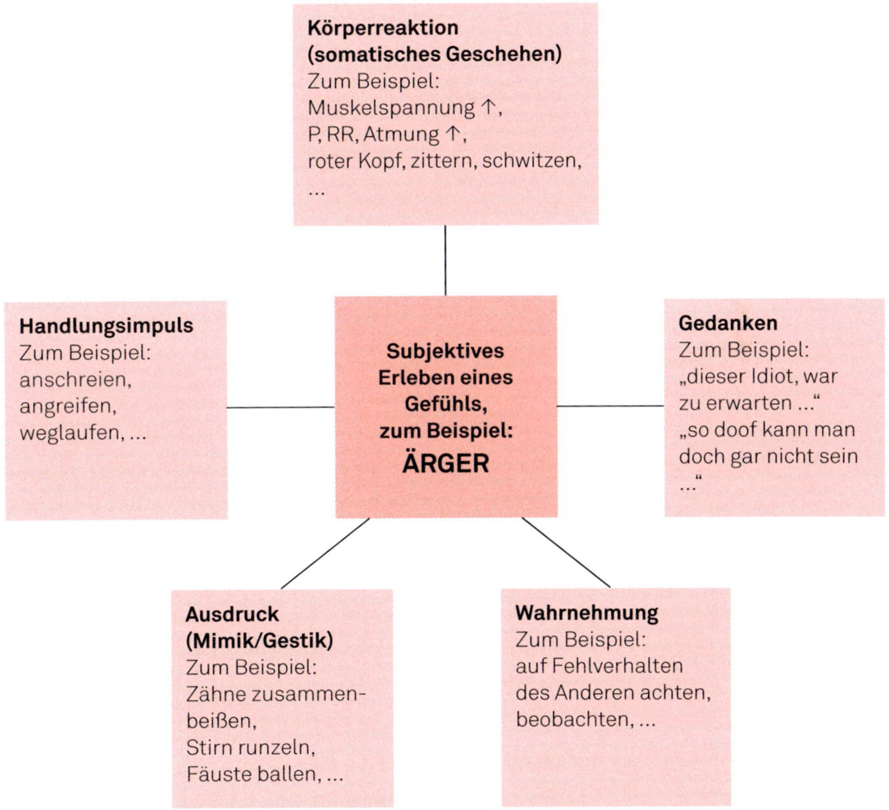

Abbildung 5-3: Die Wirkung von Gefühlen (Quelle: Eigendarstellung).

Die Kenntnis von möglichen körperlichen Reaktionen kann hilfreich sein, um Menschen darin zu unterstützen, mit ihren Gefühlen in Kontakt zu kommen. So kommt es durchaus vor, dass Menschen auf die Frage, wie es ihnen geht oder was sie fühlen, keine Antwort wissen oder kurz mit einer Bewertung ihrer Gefühlslage wie „gut“, „schlecht“ antworten. Auf körperliche Reaktionen angesprochen können sie aber durchaus Auswirkungen beschreiben. Dies kann helfen, von den körperlichen Reaktionen auf Gefühle zu sprechen zu kommen.

5.3.4 Körperliche Reaktionen bei Gefühlen

Aufgrund der Ausschüttung bestimmter Neurotransmitter und Hormone haben Gefühle auch eine physiologische Auswirkung. Gefühle verändern unseren körperlichen Zustand, was uns unsere Gefühle als ein subjektives Körperfeedback erleben lässt. Diese physiologische Auswirkung macht das eigentliche, bewusst und subjektiv unterschiedlich erlebte Gefühl aus.

Verliebte wissen das sehr wohl und beschreiben „ein Kribbeln“ oder „Schmetterlinge im Bauch“. Poetisch ausgedrückt benutzen Gefühle unseren Körper (Eingeweide, Muskel-Skelett-System, Haut) als ihr Theater, durch unseren Körper werden sie spür- und sichtbar, offenbaren sich uns. Sie sind eine Stimme, die uns etwas sagen will, eine individuelle neurophysiologische Erlebniskomponente. So können sich Gefühle durch körperliche Anzeichen (Körperreaktionen), wie Muskelverspannung, Herzschlagfrequenz, Blutdruck, Magenknurren, Magenschmerzen, Gänsehaut, Schauer über den Rücken, Kloß im Hals, trockener Mund, Blasen- und Stuhldrang, Schwitzen, Erröten, Zittern, Weinen oder Lachen zeigen. Gleichzeitig können sich Gefühle auch als körperliche Ausdrucksweisen zeigen, wie etwa in Gestik und Mimik oder der Körperhaltung. Wer kennt es nicht bei Trauer: hängende Schultern, gesenktes Haupt, Weinen oder nach unten hängendem Mundwinkel. Aber auch Auswirkungen auf unser Denken werden beschrieben, wie etwa: *„keinen klaren Gedanken fassen können“* oder *„ich habe Rot gesehen“*. Sie haben da sicher Ihre eigenen Erfahrungen.

Eine bestimmte körperliche Reaktion lässt sich jedoch nicht in jedem Fall ein und derselben Emotion zuordnen. So kann gähnen Ausdruck von Langeweile, Müdigkeit, Aufregung oder Verlegenheit sein. Herzklopfen kann Angst bedeuten, aber auch Anstrengung, Verliebtsein, Aufregung. Beim Ausdruck von Emotionen gibt es zudem kulturelle Unterschiede. So gibt es kulturell bedingte Normvorstellungen, sogenannte „display rules“, die regeln, welche Gefühle in welchen Situationen wie gezeigt werden dürfen oder sollten (Art des Ausdrucks, Intensität).

5.3.5 Übung – Was sagt Ihnen Ihr Körper?

Beschreibung physiologischer Veränderungen:
Ihre eigene Körpersprache kann Sie darin unterstützen, herauszufinden, wie es Ihnen gerade geht, was Sie im Moment fühlen. Welche Körperreaktionen (körperliche Veränderungen) kennen Sie von sich, Kollegen, Klienten, ... und welche Gefühle verbinden Sie damit?
Vervollständigen Sie in der nachfolgenden Übung zunächst die beschriebenen Körperreaktionen (**Tabelle 5-7**): Welche Gefühle kennen Sie von sich, wenn Sie Herzklopfen, oder Gänsehaut haben oder wenn Sie lachen müssen? Danach können Sie drei eigene Körperreaktionen notieren, die Sie von sich selbst kennen, und die Gefühle dazu beschreiben, die Sie damit verbinden. Nun können Sie drei Körperreaktionen von Klienten beschreiben, die Sie schon beobachtet haben, sowie Ihre Annahme dazu, was Sie meinen, wie sich der Klient dabei fühlt.

Tabelle 5-7: Körperreaktionen und Gefühle (Quelle: Eigendarstellung).

Körperreaktion	Gefühl(e) – „Ich bin ...“
Feuchte Hände	aufgeregt, unsicher, ...
Herzklopfen	
Lachen	
Gänsehaut	

Aus Erfahrung kann ich Sie nur dazu ermutigen mit Ihren Klienten solche Übungen zu machen.

5.3.6 Formen von Gefühlen

Es gibt keine einheitliche Auffassung in den Emotionstheorien, welche Formen von Gefühlen universell bei allen Menschen vorhanden sind. Es scheint einen Konsens bei vier Gefühlen zu geben, die in den allermeisten Theorien genannt und dort als Grundgefühle oder auch als Basis- bzw. Primäremotionen bezeichnet werden. Kritisch diskutiert wird dabei die Frage, ob es überhaupt Abgrenzungsmöglichkeiten von Primär- zu Sekundäremotionen gibt.

Die vier am häufigsten dargestellten „Grundgefühle" (Primäremotionen):

Angst/Furcht – *„Ich bin besorgt."*.

- als ein Warnsignal vor einer realen oder vorgestellten Gefahr. Um Gefahren zu erkennen und Schutz zu suchen oder sich auf einen „Angriff" vorzubereiten, als Ausdruck von Bedrohung und Besorgnis. *Risiko*: Verselbständigung, Verallgemeinerung, Verstärkung bis hin zu Panik und Lähmung.

Ärger/Wut/Zorn – *„Ich bin wütend, aufgebracht, ..."*

- als Reaktion auf eine unangenehme oder ungewollte Situation. Es ist etwas nicht so, wie ich es gerne hätte. Etwas erlebe ich als bedrohlich.

Traurigkeit – *„Ich bin traurig, einsam, resigniert, ..."*,

- wenn wir etwas für uns Wichtiges verloren haben. Um Abschied zu nehmen, loszulassen, sich zu trennen, Verlust zu überwinden. Sich der Trauer zu öffnen, damit sie nach einer gewissen Zeit langsam abklingen kann.

Freude – mit Fröhlichkeit, Wohlbehagen, Zufriedenheit, Genuss, Vergnügen,

- um uns über erfüllte Bedürfnisse zu informieren oder gar zu belohnen. Sie machen uns offener, integrativer, entspannter oder gar glücklich.

Darüber hinaus werden u.a. in den verschiedenen Emotionstheorien Gefühle genannt, z.B. Überraschung, Interesse, Neugierde (als vornehmster Impuls zu lernen), Gleichgültigkeit, Enttäuschung, Neid, Leere und Ekel. Es ist leicht ersichtlich, dass es zwei Richtungen von Gefühlen gibt: angenehme und unangenehme Gefühle. Einige Autoren beschreiben zwischen diesen beiden Richtungen noch „neutrale" Gefühle (wie etwa Gleichgültigkeit oder Langeweile).

Bei der häufig überlebenswichtigen Bedeutung der Gefühle für menschliches Leben wird in der Einfühlsamen Gesprächsführung von angenehmen und unangenehmen Gefühlen, anstatt von positiven und negativen Gefühlen gesprochen. Gefühle sind weder gut noch schlecht, sondern Ausdruck des inneren Erlebens.

„In einer Lehrrede wird gesagt, dass es unkluge Bauern gibt, die ihren Abfall fortwerfen. Später kaufen sie Kompost und Dünger von anderen Bauern. Andere Bauern aber sind geschickt, sie sammeln ihre Abfälle ungeachtet des schlechten Geruchs und der schmutzigen Arbeit, und wenn der Dünger zur Verwendung bereit ist, streuen sie ihn auf ihr Land und ziehen daraus ihre Ernte.

Ähnlich verhält es sich mit unserem ‚geistigen Abfall', den schwierigen Emotionen und negativen Tendenzen. Wer geschickt damit umgeht, verdammt sie nicht, noch wirft er sie fort. Sie bleiben zwar Abfall, ihr ‚Geruch' ist einem zuwider, und doch lernt man sie nutzen – und irgendwie schätzen" (von Allmen, 2016, S. 49).

5.3.7 Schuld und Scham als Gefühle

„Schäm dich!". Schon als Kind lernen wir, wofür wir uns schämen sollten. Was kann man nicht alles falsch machen. Sich nackt am Strand zeigen. Ausdrücke sagen. Die eigenen Gefühle unterdrücken. Starke Gefühle zeigen. Fleisch essen. Flugreisen machen, ... Fehler sind schnell gemacht, denn überall besteht die Gefahr für ein Fehlverhalten, sich schuldig zu machen und sich dafür schämen zu müssen.

Schuld und Scham werden als Gefühle kontrovers diskutiert, da sie sich auf im Laufe der Sozialisation eines Menschen erlernte Werte beziehen und deshalb keinen universellen Charakter haben. Wir befinden uns hier bei kulturellen und religiösen Systemen, in denen jeder seine ganz eigenen Werte hat. Schon von Kleinkind an geht es darum zu lernen, was eine sozial akzeptierte Form der Interaktion ist. Angemessene Schuldgefühle haben auch die Funktion die Bedürfnisse anderer wahrzunehmen und so die komplexen Regeln des Zusammenlebens zu erlernen. Dies ist ihre soziale Funktion. Im Gegensatz zu instinktgeleiteten Tieren können Menschen zwischen Gut und Böse unterscheiden und haben die Wahl, das Richtige oder Falsche zu tun. Angemessene Schuld und Scham hilft uns bei unseren Bemühungen, die eigenen Bedürfnisse zu erfüllen, zwischen Falsch und Richtig unterscheiden zu können. Dies gibt uns die Chance, sozial adäquat navigieren zu können und einen angemessenen Ausgleich zu erreichen. So bietet uns Scham die Möglichkeit, das eigene Verhalten zu überprüfen und ggf. anzupassen. Dies hilft unsere soziale Zugehörigkeit zu sichern und darin liegt ihre individuelle Funktion. Aus dieser Sicht hat Scham eine Art Schutzfunktion, die gleichzeitig die Gefahr einer Anpassung bis hin zur Selbstaufgabe beinhaltet. Dabei kann es sehr anstrengend sein, das eigene Handeln immer daran auszurichten, es den anderen Menschen rechtzumachen. Scham kann ausschließen und lähmen.

Schuld und Scham lassen sich mit Blick auf ihre Qualität unterscheiden. Während Schuld durch die negative Bewertung eines konkreten Verhaltens entsteht („*ich habe etwas falsch gemacht*"), wird Scham durch die negative Bewertung des eigenen Selbst (moralische Selbstkritik) erzeugt („*ich bin der Fehler*", „*ich bin peinlich*").

„Das soll niemand von mir wissen!“. Jeder hat Geheimnisse und empfindet dabei ganz unterschiedlich. Manche mussten in ihrer Lebensgeschichte Erfahrungen machen, die sie unbedingt verbergen wollen, vor sich Selbst und anderen. Dies kann so stark belasten, dass sie ihr Verhalten ändern, sich innerlich abwerten, Ängste und Depressionen entstehen. Wer übermäßig Schuld und Scham oder gar Selbsthass empfindet, kann so stark darunter leiden, dass er professionelle Hilfe braucht.

Sich schämende Menschen denken häufiger über ihre Geheimnisse nach (wie etwa grübeln) als solche, die sich schuldig denken (Slepian et al., 2020). Scham wurde häufiger mit Wert- und Machtlosigkeit erlebt, während Schuld mit Reue oder Druck zur Veränderung verbunden wurde. Ein wichtiger Unterschied ist, dass es bei Schuld eine Perspektive gibt. Bei *Schuld-„gefühlen“* richtet sich der Blick eines Menschen auf das, was zukünftig zu tun oder lassen ist. Scham zeigt uns unsere Verletzlichkeit, Schwächen und Unsicherheiten auf und schafft dadurch Chancen für Entwicklung und Veränderung. Wer seine Schwächen gegenüber vertrauenswürdigen Menschen offenbart, schafft Nähe und öffnet Türen zum anderen. Das Risiko einzugehen, unperfekt und authentisch zu sein, scheint ein Schlüssel zu sein, um mehr Verbundenheit und Annahme zu erleben.

5.3.8 Gefühle verbalisieren – ein Wortschatz für Gefühle

Um bewusst und überlegt handeln zu können, ist es notwendig, ein Gefühl spüren, beschreiben und benennen zu können. Durch das Benennen des Gefühls wird eine „kognitive Repräsentation“ aktiviert, die die ansonsten unklaren und oft im Unbewussten ablaufenden Vorgänge ablöst (Berking, 2010). Unsere Sprache stellt uns ein breites Spektrum von Begriffen zur Verfügung, um unsere Gefühle entsprechend unserem subjektiven Erleben facettenreich und präzise zu beschreiben. Gefühle in Worte zu fassen heißt, den Versuch zu unternehmen, unterschiedlichste Zustände eines Menschen zu beschreiben. Es ist leicht vorstellbar, dass dafür die Begriffe der vier Basisemotionen nicht ausreichen können. So ist das Gefühl der „Freude“ beispielsweise viel zu unspezifisch. Die Freude über ein schönes Abendessen zeigt sich anders als die Freude über die Geburt des eigenen Kindes. Gefühle können mehr oder weniger intensiv wahrgenommen bzw. erlebt werden.

In einer Situation von Bedrohung kann das Signal (Aufruf) leise (Gefühl: „Ich bin besorgt“) oder lautstark als Alarm erfolgen, womöglich einhergehend mit akuter Panik. Je höher das begleitende Erregungsniveau ist, desto intensiver wird das Gefühl subjektiv empfunden und desto ausgeprägter werden die körperlichen Begleitsymptome sein.

In empathischen Gesprächen wird schnell deutlich, dass eine Vielzahl von kognitiven Umschreibungen für Gefühle benötigt werden, um differenziert die Nuancen sowie die Intensität von Gefühlen beschreiben zu können. Solche Umschreibungen können Mischformen der Grundgefühle sein oder aber deren Intensität genauer beschreiben. Entsprechend wird in der Einfühlsamen Gesprächsführung ein umfangreicher „Gefühle-Wortschatz" benötigt, der es ermöglicht, den Menschen dabei zu unterstützen, seinen Zustand fein abgestuft in Worte zu fassen. Trotzdem ist es eine große Herausforderung, denn Gefühlsqualitäten sind eben hochgradig individuell und kaum vergleichbar, sodass es nicht verwundert, wenn wir manchmal an die Grenzen des sprachlichen Mitteilungsvermögens kommen.

Dabei könnten Gefühle einfach ausgedrückt werden, schon drei Worte würden genügen, z. B.: **Ich bin** traurig, ich bin glücklich, ich bin aufgeregt, ich bin wütend oder **ich fühle mich** einsam, ich fühle mich unwohl. Das einleitende „*Ich bin*" macht deutlich, dass ich bei mir bin und versuche, meinen Zustand zu beschreiben, in Worte zu fassen. Ich erfahre etwas über mich selbst. Die Aussage „*Ich bin einsam*" ermöglicht mir eine klare Verbindung zu meinem Erleben. Hingegen wirkt eine Aussage wie „*da ist Einsamkeit*" fast schon distanziert und unpersönlich, wie eine Diagnose.

5.3.9 Gefühlswörter

Nachfolgend finden Sie eine Auswahl möglicher Begriffe für angenehme und unangenehme Gefühle.

Mögliche angenehme Gefühle, wenn die Bedürfnisse erfüllt sind:
Freude: erfreut, froh, vergnügt, entzückt, ausgelassen, begeistert, erleichtert, entspannt, berührt, ergriffen, bewegt, ehrfürchtig, mitfühlend, aufgewühlt, stolz.

Mögliche unangenehme Gefühle, wenn die Bedürfnisse nicht erfüllt sind:
Trauer: traurig, bedrückt, bestürzt, betroffen, betrübt, bekümmert, kummervoll, niedergeschlagen, ohnmächtig, hilflos.
Ärger: ärgerlich, irritiert, ratlos, verstimmt, genervt, gereizt, verbittert, frustriert, hin- und hergerissen, entsetzt, aufgebracht, wütend, zornig, rasend, hasserfüllt.
Angst: ängstlich, besorgt, beklemmt, angespannt, ratlos, hilflos, alarmiert, angstvoll, verzweifelt, ohnmächtig, panisch, erschüttert, bestürzt, erschrocken.
Weitere Gefühle: Ich bin ... hungrig, durstig, müde, ausgelaugt, erschöpft, lustlos, apathisch, lethargisch, schlapp, unruhig, erregt, verwirrt.

5.3.10 Die eigene Einstellung zu Gefühlen – Gefühl oder Kognition

Leben heißt fühlen. Vom ersten bis zum letzten Tag unseres Lebens werden wir von Gefühlen begleitet und geleitet. Jede Erfahrung ist mit Gefühlen verbunden. Wir alle haben ein Gefühlsleben und jeder von uns hat eine ganz eigene, individuelle Einstellung zu Gefühlen und damit zum Umgang mit seinen Gefühlen und den Gefühlen anderer Menschen.

Manche durften Gefühle als etwas Wunderbares kennenlernen und können offen darüber sprechen und ihre Gefühle zeigen. Für andere Menschen sind Gefühle „*Worte der Verletzlichkeit*" oder „*Zeichen von Schwäche*", die sie der Willkür ihres Gegenübers preisgeben, die sie verwundbar und anfällig machen. Sie lehnen Gefühle deshalb ab und kontrollieren diese. Und dann gibt es Menschen, für die die eigenen Gefühle so beängstigend oder anstrengend sind, dass sie diese gar nicht fühlen möchten. Für manche Menschen war es einmal sehr hilfreich, womöglich überlebenswichtig, wachsam und zurückhaltend bei der Mitteilung der eigenen Gefühle und Bedürfnisse gewesen zu sein, um so die eigene Sicherheit zu gewährleisten. Wieder andere beklagen eine kaum auszuhaltende Gefühlsleere. Und schließlich gibt es noch gute Gründe, den eigenen Gefühlen zu misstrauen, wenn davon ausgegangen wird, dass „ausgereifte" Handlungen (Planungen, Entscheidungen) auf Denken und damit dem Verstand oder Intellekt beruhen. Umgangssprachlich heißt es dann: „*Sei doch vernünftig*" oder „*Denk einmal ruhig nach*". Dabei ist es gelegentlich sich hilfreich zu sagen „Bleib jetzt erst mal ruhig".

Sind Gefühle Gegenspieler zu einem rationalen Denken? Führen Sie durch Handlungsimpulse zu Kurzschlusshandlungen? Handelt es sich um alte archaische Kräfte, die uns unseres Verstandes (Kognition) und unserer Vernunft berauben? Sind sie animalische Störenfriede, die einen Menschen verwirren und eine sachliche Bearbeitung und rationales Planen stören? Oder gar eine Gefahr für uns, die abgeschaltet werden muss? Eine große Anzahl Medikamente und Suchtstoffe dafür gäbe es ja. Dabei zeigt die Hirnforschung, dass Gefühl (Emotion) und Verstand (Kognition) keine Gegenspieler sind (Damasio, 1997), sondern in gegenseitiger Wechselwirkung und Abhängigkeit bei der Bewältigung des Alltages zusammenwirken. Oder in den Worten von Gerhard Roth (1996): „Wer nicht fühlt kann auch nicht vernünftig entscheiden" (S. 212).

Wie reagieren wir auf unsere wahrgenommenen Gefühle? Tendieren wir dazu, Gefühle zuzulassen, unsere Aufmerksamkeit auf sie zu richten oder sie zu meiden oder zu verdrängen? Geht es in einem Konflikt darum, Stärke zu zeigen, wie eine Marmorstatue zu wirken, anstatt die eigenen Gefühle und Verletzlichkeit sichtbar zu machen? Folgen wir der Vorstellung, Gefühle an- und abschalten zu können, wie das Licht in einem Zimmer? Welche sozialen Normen und Regeln haben wir in unserer Kultur gelernt, um zu wissen, wer gegenüber wem, wann und mit welcher Intensität seine Gefühle zeigen darf? Dabei ist es ein reichlich riskantes Unterfangen, sich von seinen Gefühlen abzuschirmen, schließlich geben sie uns Informationen über unseren Zustand, unsere Befindlichkeit.

Wenn wir unsere Gefühle nicht erkennen, sind wir ihnen ausgeliefert. Unterdrückte Wut und Angst verschwindet nicht. Unangenehme Gefühle an sich herankommen zu lassen, schafft die Möglichkeit darüber nachzudenken und zu lernen, damit umzugehen, anstatt die Energie in deren Unterdrückung zu investieren. Gefühle zuzulassen kann sehr schmerzhaft sein, doch wenn wir dies nicht tun und sie stattdessen verdrängen und betäuben, werden sie nie abklingen und immer wieder plötzlich über uns herfallen.

Wenn wir unsere Gefühle wahrnehmen und benennen können, steigt die Wahrscheinlichkeit, dass wir deren Bedeutung erkennen und nutzen können.

Die Alternative zur Vermeidung und/oder Bekämpfung unangenehmer Gefühle ist deren Akzeptanz. Forschungsergebnisse, insbesondere aus dem Bereich der Neurowissenschaften, zeigen, dass Gefühle einen entscheidenden Beitrag für die erfolgreiche Auseinandersetzung eines Menschen mit seiner Umwelt leisten. Ohne Gefühle scheint ein sozial akzeptables Verhalten gar nicht möglich (Damasio, 1997).

5.3.11 Emotionsregulation und psychische Beschwerden

Im Umgang mit unangenehmen Gefühlen gibt es grundsätzlich die folgenden Bewältigungsschemata (Young et al., 2005):

- ein Gefühl akzeptieren und angepasst (adaptiv) darauf reagieren
- ein Gefühl bekämpfen
- es vermeiden oder
- ertragen.

In aller Regel können Menschen ihre belastenden und unangenehmen Gefühle so weit regulieren, dass sie trotzdem eine unmittelbare emotionale Stabilität erleben. Emotionsregulation ist ein Prozess, der es den Menschen ermöglicht, ihre emotionalen Reaktionen hinsichtlich ihrer Qualität, Häufigkeit, Dauer und Intensität zu steuern (Marx et al., 2005). Für Menschen haben Gefühle und die Fähigkeit, diese zu regulieren, erheblichen Einfluss auf ihre psychische Gesundheit (Kring & Sloan, 2010; Barno, 2012). So haben gesündere Menschen einen besseren Zugang zu ihrem emotionalen Erleben und den damit verbundenen Bedeutungen. Dies erleichtert es einer Person, ihre Erfahrungen zu reflektieren und das eigene Verhalten zu modifizieren.

Bei der Entstehung und Aufrechterhaltung von psychischen Beschwerden spielen Defizite und Ressourcen bei der Emotionsregulation eine wichtige Rolle. Defizite in der Emotionsregulation sind demnach nicht nur ein Symptom für psychische Probleme, sondern auch ein wichtiger Vorläufer solcher Probleme (Berking & Wupperman, 2012).

Akute Belastungssituationen, psychische Beschwerden und ihre Vorläufer gehen häufig mit intensiven Emotionen und Emotionsäußerungen einher. All zu leicht werden diese als Symptom einer Erkrankung interpretiert. Dabei ist es wichtig, Gefühle als gesunde Teile eines funktionierenden psychischen Prozesses zu betrachten. Ein stabiler Klient ist kein emotionsloser Klient. Für Klienten, die versuchen, ihre Gefühle möglichst lange zu unterdrücken oder zu verstecken ist es schwierig, nach den Ursachen zu suchen, um in eine Bearbeitung einzusteigen. Dies kann eintreten, wenn Klienten für sich negative Konsequenzen auf ihre Gefühlsäußerungen fürchten, z. B. *„sonst muss ich nur wieder Medikamente nehmen“*.

Gefühle machen immer Sinn. Manche sind erwünscht, andere werden abgelehnt oder gar gefürchtet. Für die Helfenden/Therapeuten kann es eine Herausforderung sein, die gezeigten Gefühle mit den Klienten zusammen auszuhalten, anstatt sofort tröstende Worte oder gar Lösungsvorschläge anzubieten.

Schmerz, Trauer und Verlust brauchen Raum, und so kann ein Schweigen und einfach da sein unterstützend für den Klienten sein.

Bei manchen Klienten kann ein Problem im Aushalten von belastenden und intensiven Gefühlen bestehen, da sie keine Regulationsmöglichkeiten hierfür kennen. Nicht selten spüren sie dann nur noch eine innere Leere und hohe Grundanspannung verbunden mit Stress. Diese Klienten erscheinen nicht selten unbeteiligt und gefühllos. Eine solche Abwehr oder „Schutzfunktion“ vor einer Überflutung extrem intensiver Gefühle kann zusammenbrechen und neben einer hohen emotionalen Anspannung zu gefährlichen, teils impulsiven Verhaltensweisen (gegen sich selbst oder andere gerichtete Aggressivität) führen. So kann das Bekämpfen belastender Gefühle zu einem (symptomatischen) Verhalten des Klienten führen, das größere Probleme schafft, als das alleinige Erleben dieses Gefühls ausgelöst hätte. Die mangelnde Fähigkeit, intensive Gefühle zu regulieren, kann es erforderlich machen, dass solche Klienten zur eigenen Stabilisierung zunächst ausreichende Sicherheit im Umgang mit eigenen intensiven Gefühlen (Emotionskontrolle) erlernen. Klienten können Bewältigungsstrategien für besonders belastende Gefühle nur erlernen, wenn sie diese akzeptieren lernen. Beim Akzeptieren von intensiven unangenehmen Gefühlen geht es nicht darum, sich trotz allem „gut“ zu fühlen, sondern das Gefühl unbeachtet seiner Intensität wahrzunehmen und benennen zu können, um so einen Weg hin zu Akzeptanz zu finden.

Zu einer herausfordernden Gratwanderung für die Kommunikationspartner kann speziell das Eruieren von Gefühlen bei akuten psychischen Krisen mit schweren symptomatischen Dekompensationen werden, wie etwa bei dissoziativen Zuständen oder bei depressiv- suizidalen Krisen. Hier ist ein sorgfältiges Abwägen notwendig, um eine unkontrollierbare Überflutung durch unangenehme Gefühle zu vermeiden. Für solch spezifische Situationen sollten Sie über eine therapeutische Qualifikation verfügen oder ansonsten auf die Anwendung des Verfahrens verzichten.

5.3.12 Gefühle in der Einfühlsamen Gesprächsführung

Bei der ersten Komponente der Einfühlsamen Gesprächsführung wurde zu einer konkret erlebten Situation die Störung bzw. das Problem in Form einer Beobachtung beschrieben. Bei der zweiten Komponente geht es darum, welche Gefühle die Person spürt, eben *in diesem Augenblick,* wenn sie die Situation als Beobachtung versprachlicht. Es geht **nicht** darum, bei der Person ein „tatsächliches Wieder-Erleben“ zu fördern, sich erneut so zu fühlen wie in der damaligen Situation, in der das Problem bzw. der Konflikt auftrat. Tatsächlich soll ein solches vermieden werden.

Wenn wir die Aufmerksamkeit auf die aktuellen Gefühle richten, sie uns gegenwärtig machen und ins Bewusstsein rufen, können wir ihre Bedeutung besser erkennen und nutzen. Um das Spektrum unserer emotionalen Zustände elaboriert (differenziert) auszudrücken, braucht es vielfältige Worte, um die Gefühle präzise und nuanciert zu beschreiben. Durch das Benennen der Gefühle wird eine Verbindung der Bereiche im Gehirn angeregt, in denen Gefühle entstehen, mit den Bereichen, mit denen wir denken können und die uns bewusst sind. Dies ermöglicht es, bei seinen Gefühlen anzukommen, die vorhandenen Gefühle anzunehmen, um dann einen Schritt zu deren Bearbeitung zu machen.

Gefühle haben in der Einfühlsamen Gesprächsführung zwei wesentliche Funktionen:

- **Informieren:** Gefühle haben uns etwas Wichtiges über uns und unsere Umwelt mitzuteilen. Gefühle (*Boten*) werden als ein Meldesystem verstanden, das über den Grad *unserer* Bedürfnisbefriedigung (*Botschaft*) informiert. Sie schaffen die Verbindung (Tore) zu unseren Bedürfnissen. Gefühle sind deshalb eine wichtige Informationsquelle, sie zeigen uns unmittelbar, wie eine Situation im Hinblick auf die aktuellen Bedürfnisse und Erfahrungen von einer Person eingeschätzt werden: Sie sind Zugang und Signal für das, was uns wichtig ist und was wir für unser Leben brauchen.

- **Lenken:** Sie ermöglichen uns, auf äußere und innere Reize adäquat zu reagieren und lösen eine Handlungsbereitschaft aus (z.B. bei Angst zu flüchten oder anzugreifen). Gefühle bringen uns Menschen in Bewegung, wie das Fremdwort Emotion (von lat. emovere = sich herausbewegen, aufwühlen) treffend beschreibt. Sie können uns zum schnellen Reagieren oder zu einer langfristigen Zielplanung auffordern. Gefühle können als „Kompass" oder „Wegweiser" verstanden werden, die, wie ein Navigationssystem den Weg zum Ziel weisen, aber eben nicht das Ziel sind. Sie lenken in die Richtung der zu befriedigenden Bedürfnisse und helfen so, den inneren Zustand zu regulieren.

Ein wichtiges **Ziel** in der Einfühlsamen Gesprächsführung ist es, eine Person darin zu unterstützen, ihre Gefühle wahrzunehmen (Körperreaktionen) und klar ausdrücken (sprachlich) zu können, sowie die bestehenden Gefühle in Verbindung mit ihren aktuellen Bedürfnissen zu sehen. So gelingt es der Person, etwas über sich selbst zu erfahren, Klarheit über den aktuellen Zustand zu bekommen und den Weg zu ihren Bedürfnissen zu öffnen.

5.3.13 Gefühle: Wer kann wofür Verantwortung übernehmen?

Dem Grundsatz folgend, dass wir nur Verantwortung für das übernehmen können, worüber wir die Kontrolle haben, bedeutet, dass wir für unsere Handlungen und Intentionen (Ziele, Absichten) auch verantwortlich sind. Was wir jedoch nicht beeinflussen können, sind die Reaktionen eines anderen auf unser Handeln, inklusive seiner entstehenden Gefühle. Jeder Mensch ist für seine Gedanken, Gefühle und seine Reaktion (Verhalten) selbst verantwortlich. In der Begegnung mit anderen Menschen können wir nur für unsere eigenen Gefühle Verantwortung übernehmen. Auch in therapeutischen Beziehungen teilen sich beide Partner die Verantwortlichkeiten. **Abbildung 5-4** zeigt eine Übersicht, wofür wir Verantwortung übernehmen können und wofür nicht.

Dabei wäre es reduziert und vorschnell gedacht, aus dem Leitsatz: „*Jeder ist für seine Gefühle selbst verantwortlich*" abzuleiten, einen Freifahrtschein für den Umgang mit anderen Menschen zu haben. Schließlich sind wir für unsere Handlungen und Intentionen (was ich damit bezwecke) auch selbst verantwortlich. In der eige-

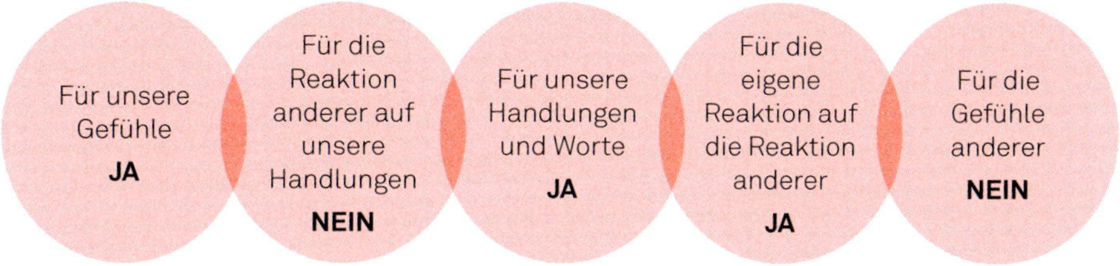

Abbildung 5-4: Wofür sind wir selbst verantwortlich? (Quelle: Eigendarstellung).

nen Verantwortung liegt demnach, was ich sage (Wortwahl), wie ich es sage (Lautstärke, Tonfall, Mimik und Gestik), wie ich Gesagtes interpretiere und reagiere.

Es gibt eine weit verbreitete Vorstellung, dass andere Menschen unsere eigenen Gefühle bewirken und dafür verantwortlich sind. Dabei werden die eigenen Gefühle keineswegs von anderen verursacht. Das Verhalten anderer Menschen kann bei uns zwar Gefühle anregen (*Stimulus/Auslöser*), die *Ursache (der Grund)* für *unsere* Gefühle sind jedoch *unsere* eigenen erfüllten oder unerfüllten Bedürfnisse. So können wir zwar im Verhalten einer Person den Auslöser, z. B. den eigenen Ärger, identifizieren, dabei ist es jedoch wichtig, eine klare Unterscheidung zwischen Auslöser und Ursache zu treffen. Wir könnten also Verantwortung für die eigenen Gefühle übernehmen.

Gefühle beschreiben unseren Zustand und nicht dessen Anlass.

Die Klarheit, dass unsere Gefühle von den eigenen Bedürfnissen hervorgebracht werden, zeigt, dass wir selbst der Architekt dessen sind, wie wir unsere Welt interpretieren. Einfühlsame Gesprächsführung vollzieht sich in dem Bewusstsein, dass die Ursachen für Gefühle in den eigenen Bedürfnissen liegen und nicht im Verhalten der anderen. An die Stelle eines „Ich bin wütend, weil *du* nie aufräumst", tritt ein „Ich bin wütend, weil *mir* Sauberkeit und Unterstützung wichtig sind". Das erfordert den Fokus der eigenen Wahrnehmung und der Kommunikation auf sich (nach innen), anstatt auf den anderen (nach außen) zu richten. Auf das zu achten, was uns selbst bewegt. In diesem Moment haben wir die Freiheit, den Fokus zu wählen, bei sich oder beim anderen zu verweilen. Das Erlernen einer solchen Selbstverantwortung setzt einen Bewusstwerdungsprozess in Gang, der die Beziehungen zu sich selbst und zu anderen verändern kann.

Vertiefend können wir im Nachhinein Situationen reflektieren, bei denen wir intensive Gefühle erlebten. Welche Situationen sind es, die uns an unsere Grenzen bringen, die uns triggern? Sind es immer wieder dieselben Situationen? Welche eigenen konflikthaften Themen aus unserer Biografie schaffen es „den roten Knopf" in uns zu drücken?

Wer nach den eigenen Gefühlen und Bedürfnissen sowie nach denen seines Gegenübers sucht, nimmt eine Perspektive ein, die Übersicht und eine neue Wahrnehmung ermöglicht, die für den weiteren Umgang miteinander wertvoll ist.

Wir übernehmen die Verantwortung für unsere Gefühle, indem wir die Verbindung zu unseren Bedürfnissen auch in der Kommunikation deutlich machen. In **Tabelle 5-8** werden Aussagen vorgestellt, die zeigen, wie sprachlich Verantwortung für die eigenen Gefühle übernommen wird und wie nicht.

Die meisten Menschen sind es jedoch gewohnt, den Grund für ihre Gefühle in den Handlungen der anderen zu sehen. Nachstehend ein einfaches Beispiel, das zeigt, wie eng unsere Gefühle mit unseren Bedürfnissen verbunden sind.

Tabelle 5-8: Verantwortung für Gefühle (Quelle: Eigendarstellung).

Ist es so? ⟷	**Oder so?**
Die Ursache für mein Gefühl ist dein Verhalten. Du bist verantwortlich:	Zwischen meinen Gefühlen und meinen Bedürfnissen gibt es einen Zusammenhang:
„Ich fühle mich ausgenutzt, weil Du nichts im Haushalt machst."	„Ich bin frustriert, weil **mir** *Beteiligung* und *Unterstützung* (*Bedürfnisse*) bei der Hausarbeit wichtig sind."
„Ich bin traurig, weil Du immer zu spät kommst!"	Ich bin traurig, weil **mir** *Verlässlichkeit* wichtig ist."

Beispiel

Ein Arbeitsteam von zwölf Personen hat einen ganztägigen Teamausflug geplant. Am Vortag vor dem geplanten Teamausflug sagt die Teamleitung Waltraud in einer Besprechung: „Es tut mir leid, aber aufgrund der vielen Krankheitsfälle auf der Nachbarstation kann unser Teamtag morgen nicht stattfinden. Wir müssen dort als Vertretung einspringen". Wie Sie sich vorstellen können, fällt die Reaktion darauf bei den Teammitgliedern sehr unterschiedlich, teils heftig aus. Während sich Siggi freut, ist Anita erleichtert, Tommy enttäuscht und Ute richtig sauer. Wieso die unterschiedlichen Gefühle, wo doch die Teamleitung ein und dieselbe Konsequenz für alle Teammitglieder beschrieben hat?

Betrachten wir neben den Gefühlen auch die Bedürfnisse der Teammitglieder, bekommen wir schnell Klarheit darüber, wie eng unsere Gefühle mit unseren Bedürfnissen verbunden sind: Siggi freut sich, weil ihr Selbstbestimmung (Bedürfnis) wichtig ist, mit wem sie wann wohin weggeht. Anita ist erleichtert, weil sie gerade Ruhe und Entspannung (Bedürfnisse) braucht und lieber einen freien Tag zu Hause hat. Tommy ist enttäuscht, weil ihm Verlässlichkeit (Bedürfnis) wichtig ist, wenn etwas vereinbart wurde. Ute, die richtig sauer ist, weil ihr Gemeinschaft und Feiern (Bedürfnisse) wichtig sind und sie nun arbeiten soll.

5.3.14 Gefühle und Gedanken unterscheiden

In alltäglichen Situationen benutzen Menschen häufig das Wort „Gefühl" für etwas, was gar keine Gefühle, sondern Gedanken beschreibt. Wenn wir eine Person, die mit einem anderen Menschen ein Problem hat, darauf ansprechen und fragen: „Wie geht es Ihnen, wie fühlen Sie sich?", können wir Antworten erhalten, wie: „Ich habe das Gefühl, der andere denkt nur an sich" ... Ich habe das Gefühl, mit ihm stimmt etwas nicht" ... Ich habe das Gefühl, das müsste er besser wissen". Vermutlich kennen Sie solche Aussagen. Doch haben Sie eine Antwort auf Ihre Frage bekommen, wie es der Person gerade geht? Ich meine nein – zwar antwortet die Person zunächst mit „Ich fühle...", tatsächlich folgen dann aber Interpretationen oder Bewertungen, was sie denkt, wie sich ihr Gegenüber gerade verhält. Die Person ist mit ihren Gedanken beim anderen und nicht bei sich selbst, also nicht bei ihren eigenen Gefühlen. Sie gibt deshalb auch keine Auskunft über das eigene Befinden.

Im Alltag ist das nicht ungewöhnlich. So tauchen die Wörter *fühlen* oder *Gefühl* zwar häufig auf, tatsächlich häufiger, als wir Zugang zu unseren Gefühlen haben. Das liegt daran, dass wir behaupten, wir würden etwas fühlen, obwohl dann eine Bewertung oder eine Interpretation (Ergebnis eines mentalen und nicht emotionalen Prozesses) geäußert wird. Wenn jemand sagt: „Ich habe das Gefühl, dass das unfair ist", Wissen wir dann, wie sich die Person fühlt? Achtung: Unfair ist kein Wort, das ein Gefühl beschreibt, es ist ein Urteil. Stattdessen lässt die Person uns wissen, dass ihr etwas geschieht, es also einen „*Täter*" und ein „*Opfer*" gibt. Obwohl die Person das Wort „*fühlen*" verwendet, teilt sie uns nicht mit, wie es ihr geht.

Dabei wäre es so einfach: Drei Worte würden genügen – Ich bin traurig, ich bin wütend, ich bin besorgt, ich bin froh, ich bin ... Dafür brauchen wir jedoch Kontakt mit uns selbst. Die nachfolgende **Abbildung 5-5** gibt Informationen zur Unterscheidung von Gefühlen und Gedanken.

GEFÜHLE

Ich bin unglücklich.
Ich bin traurig.

statt

GEDANKEN

Ich fühle mich ausgenutzt.
Ich habe das Gefühl, du bestimmst alles.

Gefühle:

- Gefühle beschreiben **unseren Zustand**
- Gefühle bilden sich in unserem Erleben ab und sind **körperlich spürbar**
- Gefühle informieren (Signale) und lenken uns (Wegweiser zu unseren Bedürfnissen)

Gedanken:

- Beschreiben unsere Meinung, Ansicht, ...
- nicht selten liegt der Fokus auf dem anderen, was dieser falsch oder richtig macht.

Gefühle erkennen – benennen – durchleben – akzeptieren

Abbildung 5-5: Kurzüberblick Gefühle statt Gedanken (Quelle: Eigendarstellung).

5.3.15 Pseudogefühle: die Verantwortung für die eigenen Gefühle abwälzen

Gefühle beschreiben den Zustand (Adjektive) eines Menschen. Ein Pseudogefühl hingegen ist eine Formulierung von Gedanken, die benutzt wird, um andere Menschen für die eigenen Gefühle verantwortlich zu machen. Pseudo im Sinne von „als ob, unecht", es soll ein Anschein erweckt werden, doch in Wirklichkeit ist es nicht so. Umgangssprachlich gibt es eine Vielzahl von Möglichkeiten, um Gedanken, wie Analysen, Vergleiche, Interpretationen, Deutungen oder Bewertungen als Gefühle *„getarnt"* zu äußern. Hierfür gibt es verschiedene Varianten:

1. **„Ich habe das Gefühl, dass ...** du es dir ein bisschen leicht machst".
   - Es folgt eine Zuschreibung (Interpretation, Bewertung) zum Verhalten des anderen (gefolgt von einem: bist, machst, handelst, tust ...):
     Beispiele: „Ich habe das Gefühl, dass ... ich benachteiligt werde ... du das absichtlich machst ... dich das nicht interessiert ... du egozentrisch handelst ... ich nicht gehört werde ... ich Glück habe ... du es besser wissen müsstest ... du noch unreif bist ... du das nicht gerne tust", ... Varianten: „Ich fühle, dass **du** ...; Ich spüre, dass du ..."
2. **„Sie machen mich ...** *ärgerlich, wenn Sie während der Besprechung rauchen"*, oder „Ich fühle mich ..., **weil du** ...".
   - Es folgt eine direkte Zuschreibung, wer die Verantwortung für die eigenen Gefühle trägt: der andere. Dabei können auch Schuldzuweisungen und Abwertungen mitkommuniziert werden.
     Beispiele: „Du machst mich wütend, wenn du deine Schuhe im Flur herumstehen lässt". „Wenn du so selten anrufst, macht mich das traurig". „Mit Ihren ständigen Kommentaren bringen Sie mich noch dazu, dass ich wirklich sauer werde". „Du bringst mich zur Verzweiflung!". „Du machst mich wütend mit Deiner Nörgelei!". „Du raubst mir den letzten Nerv mit Deiner ewigen Zwanghaftigkeit!"
3. **„Ich fühle mich ...** abgelehnt"
   - Es folgt ein Verb im Passiv, eine Aussage, die ausdrückt, was eine andere Person macht (mit der Perspektive auf ein Ereignis, bei dem ein anderer der Handelnde ist). Solche Begriffe dienen eher dazu, zu analysieren, was jemand falsch gemacht hat, als Gefühle auszudrücken. So entsteht der Eindruck, der andere sei schuld und trage die Verantwortung.
     Beispiele: „Ich fühle mich ... ausgeschlossen, abgestempelt, angegriffen, beherrscht, bevormundet, bemuttert, bedroht, bedrängt, beleidigt, benachteiligt, entwertet, entehrt, eingeschüchtert, gestört, getäuscht, gezwungen,

kritisiert, manipuliert, provoziert, schlechtgemacht, unterdrückt, verurteilt, verlassen, verletzt, verraten, wertlos. GETÄUSCHT (ausgenutzt, belogen, betrogen, hintergangen, reingelegt, überlistet)".

4. **„Ich fühle mich nicht...** respektiert"
   - Es folgt eine Zuschreibung, die nicht selten Aussagen enthält, die Hinweise auf die eigenen unerfüllten Bedürfnisse gibt, bspw. „Ich fühle mich gezwungen." Hinweise auf Bedürfnisse wie etwa nach selbstbestimmt oder beteiligt sein.
     Beispiele: „Ich fühle mich nicht... respektiert, ernst genommen, gesehen, wertgeschätzt, akzeptiert, gehört, verstanden".
5. **„Ich fühle mich wie** (als ob), ... in einer Tretmühle"
   - Es folgt ein bildhafter Vergleich.
     Beispiele: „Ich fühle mich wie (als ob), ... von einer Lokomotive überfahren ... mir der Boden unter den Füßen weggezogen wird".

Fallen Ihnen aus ihren Erfahrungen noch weitere Anschuldigungen ein?

Die Aussagen in den Beispielen zeigen, dass der Sprechende nicht bei sich und seinen Gefühlen (seinem Zustand) ist, sondern beim Gegenüber, der etwas falsch gemacht haben soll. Für eine solche „Verurteilung" wird der *Auslöser (Stimulus)* für ein Gefühl, zum *Grund (Ursache)* dessen erklärt. Anstatt über das eigene Befinden zu sprechen, teilt der Sprecher vielmehr mit: Ich bin passiv, der andere aktiv, er tut etwas (Schlechtes/ Böses). So entsteht der falsche Eindruck: er ist schuld. Nicht selten entsteht durch solche Bewertungen ein „Täter-und-Opfer-Denken". Derart geäußerte *unechte Gefühle* können als **„Pseudogefühle"**, **„Schein-Gefühle"** oder auch als **„Opfergefühle"** bezeichnet werden. „Gedanken" und „Pseudogefühle" beschreiben die gleichen Aussagen. Im aktuellen Sprachgebrauch könnten wir auch den Begriff **„Fake-Gefühle"** nutzen. Ein Schwindel, den es aufzudecken gilt. Es wäre in den Beispielen daher zutreffender, das „Ich *fühle*" durch ein „ich *denke*" zu ersetzen. In der Einfühlsamen Gesprächsführung ist darauf zu achten, dass tatsächlich Gefühle verbalisiert werden, also wie es jemandem gerade geht, wie z.B. *„ich fühle mich einsam und traurig"*, anstatt Gedanken zu äußern wie *„ich fühle mich verlassen und betrogen"* (was jemand tut). Dabei stecken hinter einem Pseudogefühl jedoch tatsächliche Gefühle und Bedürfnisse. So könnten hinter einem Pseudogefühl *„ich fühle mich ausgenutzt"* Gefühle wie *„ich bin ärgerlich und unzufrieden"* und Bedürfnisse wie *„... weil ich eine Balance von Geben und Nehmen brauche"* stehen. **Abbildung 5-6** bietet einen Kurzüberblick zu den Pseudogefühlen.

Pseudogefühle

(keine Beschreibung des eigenen Zustandes)

Fake-News

Ich fühle mich ...(?)

- abgestempelt
- ausgeschlossen
- gedemütigt
- entwertet
- machtlos
- erniedrigt
- bevormundet
- eingeschränkt
- eingesperrt
- beschnitten
- verarscht
- missachtet

Pseudogefühle (Täter-Opfer-Klärung):

= Gedanken **statt** Gefühle äußern
- ich bin beim anderen, nicht bei mir
- es werden Interpretationen und Bewertungen des Verhaltens von anderen kommuniziert
- als Vorwurf oder zur Schuldzuweisung.

Abbildung 5-6: Kurzüberblick Pseudogefühle (Quelle: Eigendarstellung)

Ein Ziel der Einfühlsamen Gesprächsführung ist es, eine sprachliche Differenzierung zwischen Gedanken und Gefühlen zu erreichen. So können wir lernen, zwischen Fühlen (Emotion) und Denken (Kognition) zu unterscheiden. Entsprechend ist in dieser Phase darauf zu achten, dass die Person bei sich und ihren Gefühlen ist, anstatt sich Gedanken über das Verhalten seines Gegenübers zu machen.

Gegenseitiges Verstehen und Verbindung wird wahrscheinlicher, wenn sich das Interesse auf die Gefühle richtet und Gefühlsworte geäußert werden, anstatt Gedanken zu äußern, die häufig Bewertungen, Interpretationen oder Schuldzuweisungen beinhalten und tendenziell eher eine Abwehrreaktion auslösen.

5.3.16 Vorgehen: Komponente 2 – Gefühle explorieren und verbalisieren

Ziele

Das Erkenntnisinteresse richtet sich bei der zweiten Komponente auf das Befinden eines Menschen. Ihn darin zu unterstützen, bei seinen Gefühlen anzukommen. Die wahrgenommenen Gefühle sollen einen Namen bekommen und ausgesprochen werden. Diese Gefühlswörter beschreiben den Zustand dieses Menschen. Sie unterstützen beide Seiten bei der Vorstellung, wie es der Person geht. Durch die Klärung der aktuellen Gefühle und Bedürfnisse soll ein akzeptierendes Verständnis, verbunden mit Entspannung und Beruhigung gefördert werden.

Manchen Klienten fällt es leicht, Gefühle wahrzunehmen und zu benennen. Anderen Klienten kann es anfänglich schwerfallen, ihre Gefühle wahrzunehmen und zu verbalisieren. Ihr Schweigen kann Ausdruck ihrer Angst sein, dass unangenehme Gefühle sichtbar werden und sie von diesen überschwemmt werden könnten. Manche Klienten schämen sich für ihre Gefühle oder haben Angst, missverstanden und verurteilt zu werden. Lassen Sie dem Klienten daher Zeit. Sie können dem Klienten auch mitteilen, dass Sie in seinem Schweigen die gute Absicht sehen können, sich selbst vor intensiven Gefühlen zu schützen. Gleichzeitig könnten Sie ihm verdeutlichen, dass er durch ein Vermeidungsverhalten seinen belastenden Gefühlen eher ausgeliefert ist und sie so nicht überwinden kann.

Bei der zweiten Komponente geht es um Empathie und nicht darum, dasselbe Gefühl erneut zu erleben, wie es die Person erlebte, als sie in der konkreten Situation war. Sonst wäre es eine therapeutische Intervention, gefördert durch eine Fragestellung wie: „Wie haben Sie sich ‚*damals*‘ gefühlt?“. Eine solche Vorgehensweise ist nicht ungefährlich und könnte retraumatisierend wirken.

Praktische Anwendung

Es gibt mehrere Varianten, um Menschen darin zu unterstützen, Zugang zu ihren Gefühlen zu bekommen:

a. **Physiologische Veränderungen** – Gefühle im Körper aufspüren: Sie können den Klienten bitten, zuerst physiologische Veränderungen zu beschreiben, etwa durch die Frage: Nehmen Sie körperliche Veränderungen wahr, wenn Sie daran denken? Die Aufmerksamkeit dahin zu lenken, was er im Körper gerade spürt: seine Atmung, seinen Herzschlag, Schwitzen, Anspannung, Körperhaltung oder bestimmte Körperbewegungen. Sie können ihn dabei bitten, Körperreaktionen zu beschreiben und zu unterscheiden.
b. **Gefühle schlicht und einfach erfragen**: Gefühle sind oft das Erste, was Menschen bei Problemen bewusst wird. Die klassischen Fragen: „Wie geht es Ihnen gerade?" oder „Wenn Sie jetzt daran zurückdenken, wie fühlen Sie sich da?" können dazu führen, dass Gefühle genannt werden. Doch Vorsicht, wie vorher bereits erwähnt, kann es sein, dass keine Gefühle (Gefühlswörter) genannt werden.
c. **Schlüsselunterscheidung zwischen Gedanken und Gefühlen**: Achten Sie darauf, dass Gedanken und Gefühle unterschieden werden. Äußert der Klient einen Gedanken anstatt eines Gefühls, wie: „Ich habe das Gefühl, meine Frau liebt mich nicht", können Sie leicht erkennen, dass er gerade bei seiner Frau und nicht bei seinen Gefühlen ist. Zur Klärung können Sie fragen: „Wenn Sie denken, dass sie ... (ihre Frau nicht liebt), wie geht es Ihnen da?"
d. Sie können dem Klienten auch **Gefühle anbieten**, wie: „Macht Sie das gerade ärgerlich?" oder „Fühlen Sie sich hilflos?" (statt der im aktiven Zuhören üblichen „Sie hören sich hilflos an").
   Verstehen Sie Ihre Frage als ein respektvolles Angebot, das der Klient jederzeit ablehnen darf. Lassen Sie sich bei der Auswahl des Gefühlswortes von Ihrem Eindruck leiten, den Sie während der gemeinsamen Formulierung einer Beobachtung bei der ersten Komponente gewonnen haben. Welche nonverbalen Signale zeigte der Klient? Wie war seine Stimme, (Sprechgeschwindigkeit, Lautstärke), Hautfarbe (Rötungen, bleich), schwitzte er, Körperbewegungen (zittern, fahrig, regungslos). Es kann auch hilfreich sein, wenn Sie die Beobachtung direkt für die Überleitung zu den Gefühlen nutzen. Formulierungen für ein achtsames Herantasten an die aktuellen Gefühle könnten sein: „Ist es möglich, dass Sie da ... (verunsichert) sind?" oder indem sie Vergleiche anbieten, z. B.: „Macht Sie das eher ...(ärgerlich) oder eher ... (traurig)?", „Das hört sich nach ... (z. B. Hoffnungslosigkeit) oder ... (z. B. Ohnmacht) an?"

Sind tatsächliche Gefühle benannt, sollten Sie baldmöglichst die Gefühle des Klienten mit seinen Bedürfnissen verknüpfen, da er so die umfassende Bedeutung des Gefühls erkennen kann und es ihm leichter fällt, es zu akzeptieren. Zeigt oder äußert ein Klient sehr intensive Gefühle, wird nicht nach weiteren Gefühlen gefragt, sondern direkt zu den Bedürfnissen gegangen.
Gefühle ändern sich von Sekunde zu Sekunde. Das Leben unterliegt einem ständigen Wandel und Gefühle sind Teil des Lebens. Wundern Sie sich also nicht, wenn der Klient mehrere Gefühle äußert und sich diese während des empathischen Prozesses verändern.

5.3.17 Praxisbeispiel zur 2. Komponente: Gefühle

Hier wird in **Tabelle 5-9** das Praxisbeispiel aus **Kapitel 5.2.4** fortgeführt. Es geht um eine Frau, Mitte 20, die von Problemen in ihrer Beziehung berichtet.

Bitte beachten Sie, wie der Helfende/Therapeut die Klientin zu den Gefühlen führt und sich nicht von geäußerten Gedanken irritieren lässt oder darauf eingeht. Sie werden sehen, es ist gar nicht so einfach, tatsächlich Gefühle auszudrücken. Erst als die Klientin ihre Gefühle nennt, wiederholt der Helfer ihre Aussage, um dies zu bestätigen und zu würdigen.

Zunächst zur Erinnerung aus dem Praxisbeispiel der letzte Satz der jungen Frau (Tab. 5-5), bei der folgende Beobachtung gemeinsam zum Abschluss formuliert wurde: *„Als Sie gestern Abend, gegen 20 Uhr, von der Spätschicht kamen, haben Sie in der Küche schmutziges Geschirr, die Flaschen vom Vorabend und die nicht ausgeräumte Geschirrspülmaschine gesehen. Gleichzeitig konnten Sie sehen, wie Ihr Partner vor dem Fernseher saß?“* – *„Ja genau“*.

Und so geht das Praxisbeispiel in **Tabelle 5-9** zur Klärung der Gefühle der jungen Frau weiter.

Sie finden ein **zweites Praxisbeispiel** im Anhang (**Kap. 8.3**).

Tabelle 5-9: Gefühle erfragen (Quelle: Eigendarstellung).

Komponente/Schritt 2: Weg zu den GEFÜHLEN:		
	Dialog	**Erläuterungen**
Helfende/ Therapeut	Wie geht es Ihnen **jetzt,** wenn Sie an gestern Abend zurückdenken?	Helfer fragt jetzt nach den Gefühlen.
Klientin	Na ja, ich habe das Gefühl, dass er eben ziemlich *faul* und *verwöhnt* ist. Stimmt doch, oder?	Die Klientin spricht nicht über ihren Zustand (Gefühle), sondern bewertet das Verhalten ihres Partners (*faul, verwöhnt*).
Helfer	Mmh, das ist Ihr Eindruck. Wie fühlen Sie sich dabei?	
Klientin	Ich verstehe ihn nicht. Er könnte auch ganz anders.	Es werden keine Gefühle genannt.
Helfer	Und wie geht es Ihnen damit?	Ganz schön schwierig zu den Gefühlen zu kommen.
Klientin	Ich fühle mich *ausgenutzt* und *missachtet*. Er wird schon noch sehen, was er davon hat, mich so zu behandeln.	Keine Gefühle – Klientin ist nicht bei sich, sondern bei dem, was der Partner tut (klärt Täter-Opfer).
Helfer	Und wie *fühlt* sich das an, wenn Sie *denken*, dass Sie ausgenutzt und missachtet werden?	Helfer nimmt die Begriffe auf, macht aber klar, dass es Gedanken und nicht Gefühle sind.
Klientin	Ich bin so *wütend* (G) und fühle mich *hilflos (G)*.	Jetzt ist die Klientin bei sich und sagt, wie es ihr geht.
Helfer	Sie fühlen sich wütend und hilflos.	Helfer wiederholt die Gefühle der Klientin (und davor eben nicht die Bewertungen und Interpretationen der Klientin).

5.3.18 Übung – Gefühle benennen/erfragen

Übung zu Komponente 2 – Gefühle

Sie sollten jetzt das neue Wissen zu Gefühlen selbst anwenden und Ihr eigenes Vorgehen beim Benennen von Gefühlen reflektieren. Nehmen Sie hierzu die Anleitung und die Übungsblätter „Einfühlsame Gesprächsführung“ aus dem Anhang zur Hand (Kap. 8.4).

Bearbeiten Sie dort die Übung 3.

5.4 Die Komponente Bedürfnisse

Der folgende Abschnitt nennt Beispiele für Bedürfnisse, erläutert die Entstehung und Funktion von Bedürfnissen, hilft Bedürfnisse zu verbalisieren und geht auf die Bedeutung der Bedürfnisse für eine verbindende Kommunikation ein. Ein Praxisbeispiel und Übungen schließen das Kapitel ab.

„Sucht nicht nach dem, was euch vom anderen unterscheidet, sondern nach euren Gemeinsamkeiten und baut darauf auf." (Tierno Bokar)

Bedürfnisse – Alle haben sie. Immer – zu jeder Zeit, an jedem Ort. Sie sind es, die uns atmen, essen, trinken, schlafen, bewegen und uns fortpflanzen lassen. Ohne sie würden wir gar nicht sein. Sie sind es, die uns antreiben, planen und handeln lassen. Sie sind die Quelle unserer Schaffenskraft, unsere innere Triebfeder, unser allgegenwärtiger Antrieb. Ohne sie gäbe es kein Facebook, keine Musikkonzerte, keine Religionen und keine Shoppingmeilen. Sie lassen uns bis zur Erschöpfung Rad fahren, nach Frieden und Harmonie suchen und nach Menschen, die uns lieben. Keine Sekunde unseres Lebens vergeht, ohne dass wir nicht auf der Suche nach ihrer Erfüllung sind.

5.4.1 Bedürfnisse

Die Bedürfnisse der Menschen sind so alt wie das menschliche Leben selbst. Ihre Entwicklung im Laufe der Evolution läuft bei der Gattung Homo seit Millionen von Jahren auf dieser Erde. Während unsere Spezies, der Homo sapiens, seit rund 200 000 Jahren fossil belegt ist, wird das Alter eines unserer wichtigsten Vorfahren, des Homo erectus, derzeit auf 2,8 Millionen Jahre geschätzt.

Im Takt der Evolution sind Bedürfnisse entstanden, die sich als überlebensdienlich für menschliches Leben erwiesen haben. Bedürfnisse sind Vorgaben, welche die Evolution dem menschlichen System gemacht hat, die genetisch verankert und so weitgehend unveränderlich sind. Bedürfnisse repräsentieren alle Voraussetzungen für menschliches Leben, sie bilden ab, was wir zum Leben brauchen. „Wenn wir über die Bedürfnisse menschlicher Wesen sprechen, sprechen wir über das Essentielle ihres Lebens" (Maslow, 1954/2008, S. 10.). Dabei gibt es Bedürfnisse, die sehr früh in der Geschichte des Lebens entstanden sind, wie etwa die Bedürfnisse nach Nahrung oder Flüssigkeit, und die wir entsprechend mit vielen anderen Spezies teilen. Andere Bedürfnisse sind in der jüngeren Evolution entstanden, wie etwa die Bedürfnisse nach Verbundenheit oder Selbstwert.

Neben dem Begriff Bedürfnis findet sich in der Literatur auch der häufig synonym verwendete Begriff Motiv. Er stammt vom lateinischen Wort „movare“, was so viel bedeutet wie „Bewegung auslösen“. Dabei weist bereits der lateinische Ursprung des Wortes auf den entscheidenden Bedeutungsaspekt hin: die Bewegung. Etwas wird mit einer bestimmten Absicht in Gang gebracht (Beweggrund). Umgangssprachlich finden sich eine Vielzahl von Wörtern in unserem Alltagsvokabular, die mit den Begriffen Motiv oder Bedürfnis in Verbindung gebracht werden, wie etwa Antrieb, Wille, Energie, Streben, Wollen, Ehrgeiz, Neigung, Sehnsucht oder Drang.

Bedürfnisse sind der Ursprung des menschlichen Handelns und können unbewusst, vorbewusst oder bewusst sein (Roth & Strüber, 2014).

Die Funktion von Bedürfnissen besteht in der Regelung der für das Überleben erforderlichen Prozesse. Da ihre Erfüllung lebensnotwendig (z. B. Nahrung) ist, sind es maßgeblich die Bedürfnisse, die unser Handeln leiten und bestimmen. So ist es ein ständiges Bestreben (Motivation) des Menschen, sich die Bedürfnisse zu erfüllen. Bedürfnisse sind nicht direkt beobachtbar. Sie sind nicht statisch, sondern fließend, in einer ständigen dynamischen Veränderung begriffen, um sich der situativen Aktualität anzupassen. Hatten wir beispielsweise eben das Bedürfnis nach Nahrung, wechselt das Bedürfnis noch während des Essens (Strategie) und es kommt ein neues zum Vorschein, wie etwa Schlaf oder Bewegung. Menschliches Leben heißt, auch diesem steten Fluss von Bedürfnissen durch nicht endende Aktivitäten zu folgen.

Neben den Bedürfnissen wird menschliches Verhalten von den eigenen Lebenserfahrungen und der aktuellen Situation, in der man sich befindet, mitbestimmt. Menschen erlernen und kultivieren ganz unterschiedliche Fähigkeiten, um sich ihre Bedürfnisse zu erfüllen. Während Babys und Kinder von ihren Bezugspersonen bei der Bedürfnisbefriedigung völlig abhängig sind, können sich Erwachsene einige Bedürfnisse selbst erfüllen, für manche Bedürfnisse, z. B. Nähe, Gemeinschaft, Geborgenheit, Bindung, sind sie jedoch auch auf die Unterstützung anderer Menschen angewiesen. **Abbildung 5-7** gibt einen Überblick, welche Faktoren Einfluss auf die Bedürfnisexpression (Motivbildung) zur Erfüllung der biologischen und psychologischen Bedürfnisse nehmen.

Einige der Bedürfnisse müssen wir Menschen uns unmittelbar erfüllen, andere dulden zeitweise einen Aufschub. Während es uns leichtfällt, die physiologischen Bedürfnisse wie Nahrung oder Wasser als essenziell, also lebensnotwendig zu akzeptieren, scheint dies bei den psychologischen Bedürfnissen auf den ersten Blick nicht so zwingend. Manchen Bedürfnissen messen wir auch nicht allzu große Be-

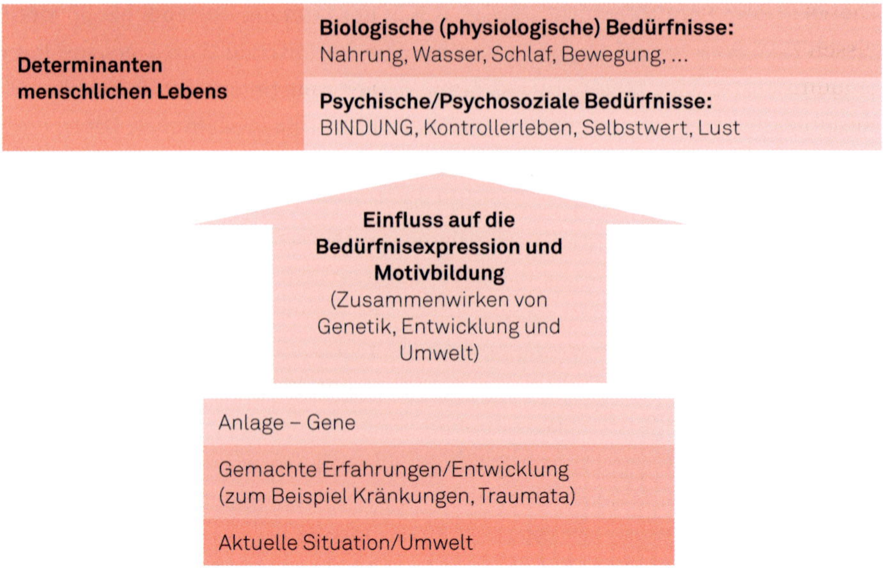

Abbildung 5-7: Steuerung menschlichen Verhaltens (Quelle: Eigendarstellung).

deutung bei oder wir haben gelernt, erst nach den Bedürfnissen anderer zu schauen, bevor wir an die eigenen denken. Psychologische Bedürfnisse in eine „Warteschleife" zu schicken hat nicht dieselben unmittelbaren, lebensgefährlichen Folgen wie bei den biologischen Bedürfnissen. Manche von ihnen versuchen wir daher zu verdrängen, bisweilen so lange, bis sie sich explosionsartig Platz schaffen oder uns in Angst, Verzweiflung oder gar Depression stürzen. Solches Verhalten hat gesundheitliche Auswirkungen.

„Unter psychischen Grundbedürfnissen verstehe ich Bedürfnisse, die bei allen Menschen vorhanden sind und deren Verletzung, oder dauerhafte Nichtbefriedigung zu Schädigungen der psychischen Gesundheit und des Wohlbefindens führen" (Grawe, 2004, S. 185).

Entsprechend ihrer verhaltenssteuernden Bedeutung stehen die Bedürfnisse mit dem emotionalen Bewertungs- und Belohnungssystem in unserem Gehirn in Verbindung. Über verschiedene körpereigene Substanzen, wie etwa Dopamin oder endogene Opioide, steuert insbesondere das limbische System unser Verhalten (Motivation) zur Bedürfnisbefriedigung. Unser emotionales Bewertungs- und Belohnungssystem sorgt dafür, dass erfüllte Bedürfnisse glücklich machen, während uns unerfüllte Bedürfnisse „*hungrig* und *unbefriedigt*" umherstreifen lassen. Dem liegt ein universelles Prinzip zugrunde: Angenehmes anzustreben (appetitiv/aufsuchend) und Unangenehmes und Schmerzhaftes zu meiden (aversiv/vermeidend).

Dieses Prinzip wird sowohl von den seit Millionen von Jahren gebildeten Bedürfnissen („Ahnenwissen") als auch von den selbst gemachten Erfahrungen des Individuums bestimmt und ist dafür zuständig, ob wir Antrieb und Zufriedenheit oder Resignation, Apathie und Hoffnungslosigkeit erleben (Roth & Strüber, 2014).

Definition Bedürfnis

Bedürfnisse repräsentieren alles, was existenziell für einen Menschen ist und sind entsprechend zeitlich stabil. Sie können, sofern sie nicht erfüllt sind, als ein Spannungszustand erlebt werden (Ist-/Sollwert-Diskrepanz), der ein Bestreben auslöst, einen bestimmten Bedarfszustand zu erfüllen und den Menschen so zum Handeln motivieren. Gefühle informieren uns darüber, wie erfüllt beziehungsweise unerfüllt unsere Bedürfnisse sind.

Bedürfnisse haben gemeinsame Merkmale

- Abstrakt: Sie sind frei von konkreter Handlung, Zeit und Ort und nicht an bestimmte Personen gebunden.
- Es gibt eine Vielzahl von Erfüllungsmöglichkeiten (Strategien, um sie zu erfüllen).
- Sie sind universell und werden von allen Menschen geteilt.

Ein Bedürfnis beschreibt ein zunächst nicht zielgerichtetes Verlangen (Antrieb) danach, einen Mangelzustand zu beseitigen. Bedürfnisse sind die Ursache allen Handelns von Menschen. Jede Handlung stellt einen Versuch dar, bestimmte Bedürfnisse zu erfüllen. Alle Menschen haben die gleichen Bedürfnisse, jedoch ganz unterschiedliche Strategien, um sich diese zu erfüllen. Einige Bedürfnisse können sich die Menschen selbst erfüllen, andere Bedürfnisse sind nur durch die Verbundenheit mit anderen Menschen erfüllbar.

Bedürfnisse im Widerstreit

Menschliches Leben bewegt sich zwischen unvermeidlich vorhandenen und manchmal einander entgegen gerichteten Bedürfnissen (Motiven), z. B. Freiheit und Bindung. Treten solche Polaritäten auf, sind Konflikte unvermeidlich. Es gehört zu einer gesunden psychischen Entwicklung im Leben, dafür eine feine Balance zu finden. Im Alltag wird es daher immer wieder notwendig, sich zwischen solchen Polaritäten, wie etwa zwischen Freiheit und Bindung, zu entscheiden. Dabei ist für ein erfülltes Leben nicht einfach ein „Entweder-Oder" möglich, sondern es müssen immer wieder Lösungen auf einer höheren Ebene zur Herstellung einer feinen Balance gefunden werden. Diese Balance kann dabei als eine ausgehaltene und bewusst gewählte Spannung auf der Ebene zweier Bedürfnisse („*Schwestermotive*") verstanden werden. Kann die Balance zwischen den beiden Bedürfnissen nicht aufrechterhalten werden, kann es zu einer entartenden Übertreibung kommen.

Das von Schulz von Thun (2004) vorgestellte Entwicklungsquadrat für Werte ermöglicht es, auch das Spannungsverhältnis von zwei Bedürfnissen transparent zu machen sowie deren negativ-entwertende Übertreibung mit den Entwicklungsmöglichkeiten (breite Pfeile, **Abb. 5-8**) aufzuzeigen. In **Abbildung 5-8** wird am Beispiel der Bedürfnisse „Freiheit" und „Bindung" deutlich, wie bedeutungsvoll es ist, beide Bedürfnisse zu nähren, um ein erfülltes Leben leben zu können. Position 4 (Anpassung) ist dann richtig gebildet, wenn es einen konträren Gegensatz zu Position 1 (Freiheit) bildet. Gleichzeitig soll Position 4 (Anpassung) in einem überkompensatorischen Verhältnis zu Position 3 (Egoismus) stehen. Dies bedeutet: Zwischen den beiden Bedürfnissen im oberen Textfeld „Freiheit und Bindung" besteht ein positiver, komplementärer Gegenwert (Schwestermotiv).

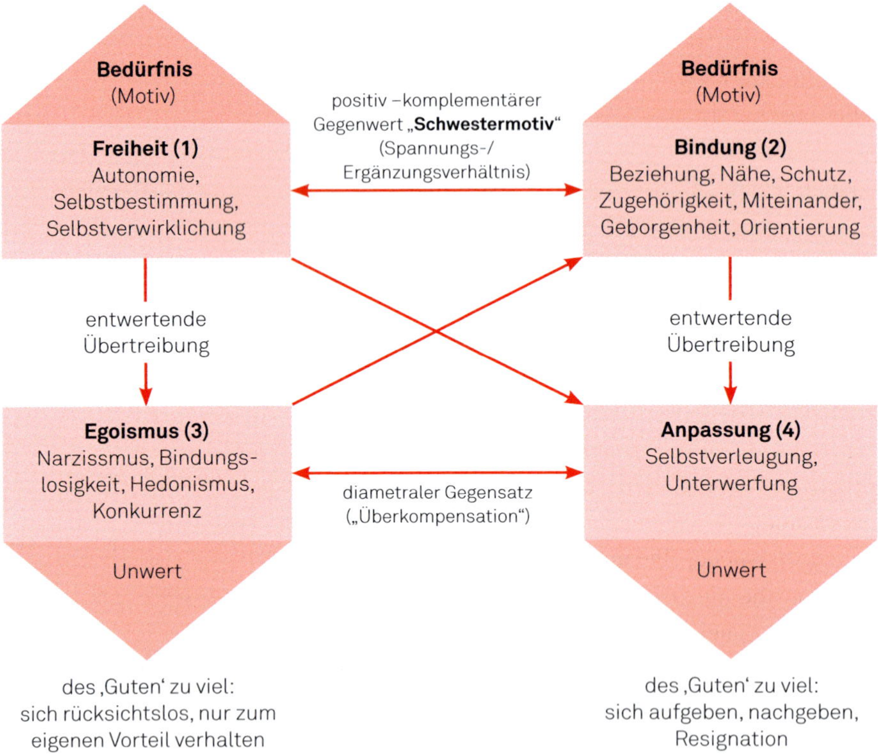

Abbildung 5-8: Entwicklungsquadrat (Quelle: Eigendarstellung).

Demgegenüber besteht zwischen den beiden entwertenden Übertreibungen bzw. Unwerten Egoismus und Anpassung in den unteren Textfeldern ein diametraler Gegensatz bzw. eine Überkompensation.

Motivation

Motivation ist das Wirksamwerden eines Bedürfnisses (Motivs), eine daraus resultierende Handlungsbereitschaft. Wird zu einem Bedürfnis eine Diskrepanz zwischen dem situativen Istwert und einem angestrebten Sollwert festgestellt, führt dies zu einem Verlangen, den empfundenen oder tatsächlichen Mangel zu beseitigen. Motivation kann als ein Zustand einer Person verstanden werden, sich zu einem bestimmten Zeitpunkt bzw. in einer Situation einem Handlungsziel, um dessen Folgen willen anzunähern. Die Person hat nun eine Intention, ein Ziel, für deren Realisierung sie Energie aufwendet. Sie ist „*motiviert*", etwas Bestimmtes zu tun oder zu lassen.

Werte

Während Bedürfnisse universelle und zeitlich überdauernde Dispositionen von Menschen sind und Verhalten auslösen, sind Werte normative Vorgaben, an welchen Prinzipien sich Verhalten auszurichten hat. Werte definieren auf Basis aktueller (also temporär geprägter) kultureller, religiöser und politischer Gegebenheiten (Machtverhältnisse), welche Verhaltensweisen und Zielzustände in einer aktuell lebenden Gesellschaft anzustreben sind bzw. befolgt werden sollten.

5.4.2 Arten und Kategorien von Bedürfnissen

In der Einfühlsamen Gesprächsführung sind die Bedürfnisse besonders bedeutungsvoll. Es braucht folglich ein klares Verständnis davon, was Bedürfnisse sind, welche Bedeutung sie für das menschliche Leben haben und natürlich, welche Bedürfnisse es gibt. Hierfür werden dann auch Begrifflichkeiten (Worte) benötigt, die für unser Gegenüber verständlich und seiner Sprache (Ausdrucksweise) angepasst sind.

Die Versuche, eine umfassende und taxonomisch einwandfreie Bedürfnis-/Motivationstheorie zu entwickeln, begannen im 20. Jahrhundert. Besonders bedeutungsvoll dabei waren drei Vertreter der Bedürfnistheorien: Ausgehend von William McDougall (2003), bei dem die gebräuchliche Bezeichnung für Bedürfnisse noch der Instinktbegriff war, verlief die Entwicklung über Henry A. Murray (1938) schließlich zu Abraham Maslow, der 1954 in seinem Buch „Motivation and Personality" (Maslow, 2008) den Versuch einer hierarchischen Bedürfnisklassifikation

(Bedürfnispyramide) vorlegte. Maslow war ein Mitbegründer der „Humanistischen Psychologie“ und gilt bis heute als der bekannteste Vertreter der Bedürfnistheorien.

Seit Maslow sind eine Vielzahl von Bedürfnis- bzw. später Motivationstheorien entstanden. Eine Hierarchie mit einer Rangfolge der Bedürfnisse wird in den Motivationstheorien nicht mehr gesehen. Vielmehr werden Bedürfnisse und Motive als ein miteinander verknüpftes (interaktives) System verstanden, bei dem ergänzende, gegensätzliche oder sogar gegenseitig sich ausschließende Bedürfnisse auftreten können (Scheffer & Heckhausen, 2010; Max-Neef, 1992). Dies kann zu Konflikten bei der Entscheidungsfindung führen.

Beispiel

Aus der Alltagserfahrung kennen Sie das: Wenn wir bei einer Bergwanderung trotz Müdigkeit, Hunger und Durst zuerst noch die nächste wunderbare Aussichtsstelle erreichen wollen, um dort zu ruhen und gleichzeitig die schöne Aussicht genießen zu können, sind wir in der Lage, selbst so beutende Bedürfnisse wie Nahrung und Flüssigkeit für einen bestimmten Zeitraum hintenanzustellen. Kommt nun noch ein eingehender Handyanruf unserer Liebsten hinzu, was uns alles in den Hintergrund drängen lässt, kann das mit dem Essen und Trinken noch länger dauern, da uns plötzlich Verbindung und Austausch wichtig sind. Und so gehört es zu unserem Leben, gegensätzliche Bedürfnisse auszubalancieren, wie etwa in Beziehungen zwischen Zugehörigkeit und Autonomie oder Freiheit versus Orientierung/Geborgenheit. Dabei ist es keine konstruktive Lösung, ein Bedürfnis einfach aufzugeben, sondern auf einer Ebene zu suchen, die beide Bedürfnisse im Blick haben.

Zu der Frage, welche Bedürfnisse oder Motive bei allen Menschen vorhanden sind, gibt es eine solche Fülle an Theorien und Konzepten, sodass es darauf keine gültige oder endgültige Antwort gibt. In der Psychologie werden Bedürfnisse meistens als Motive bezeichnet, wenngleich Motive nicht denselben Stellenwert wie Grundbedürfnisse haben (Grawe, 2004). Einige Autoren verwenden die Begriffe Bedürfnisse und Motive synonym, andere grenzen Bedürfnisse und Motive terminologisch voneinander ab, indem sie Motive als Ausdruck von Bedürfnissen beschreiben, die sich durch eine größere Vielfalt und die bewusste Verfügbarkeit auszeichnen (Scheffer & Heckhausen, 2010; Storch & Krause, 2011). Eine Unterscheidung, die das Verständnis von Bedürfnissen in der Einfühlsamen Gesprächsführung durchaus passend abbildet. Gleichwohl werden in diesem Buch, in Anlehnung an Marshall Rosenbergs durchgängiger Begriffsverwendung von

Bedürfnis, die Begriffe Bedürfnis und Motiv, wie in der Literatur der Motivationspsychologie nicht unüblich, synonym benutzt.

Auch Grawe (1998) sowie Storch und Krause (2011) schlagen eine Unterscheidung der beiden Begriffe Bedürfnisse und Motive vor, da dies zu mehr Klarheit beitragen könnte. Bedürfnisse werden dabei als unbewusst oder vorbewusst verstanden, also dem Bewusstsein nicht verfügbar und daher einer bewussten Handlungsplanung nicht zugänglich. Aus diesen unbewussten oder vorbewussten Bedürfnissen gehen jedoch bewusst gewordene oder noch immer vorbewusste Motive hervor, die dann einer Bearbeitung zur Verfügung stehen. Zum besseren Verständnis kann ein Schaubild des Rubikon-Prozesses hilfreich sein. Das Rubikon-Modell ist ein motivationspsychologisches Prozessmodell der Handlungsphasen. Es beschreibt den Handlungsverlauf von zielrealisierendem Handeln (Achtziger & Gollwitzer, 2010). Das im Zürcher Ressourcen Modell vorgestellte Rubikon-Modell wurde, wie von Grawe angeregt, um die Bedürfnisse erweitert (Storch & Krause, 2011) und zeigt, wie Bedürfnis und Motiv bei einer Handlung zusammenspielen können. **Abbildung 5-9** zeigt mit den fünf Textfeldern Bedürfnis, Motiv, Intention, präaktionale Vorbereitung und Handlung, wie sich der Handlungsverlauf als Reihenfolge darstellt.

In den Theorien besteht weitgehend Einvernehmen zu den für den menschlichen Organismus überlebenswichtigen biologischen (physiologischen) Bedürfnissen, wie Luft, Wasser, Nahrung, geregelte Körpertemperatur, Fortpflanzung, Bewegung und Schlaf. Solche existenziellen biologischen Bedürfnisse unterscheiden sich aufgrund ihrer Wichtigkeit von anderen Bedürfnissen, denn ihre Sollwertabweichung ist unmittelbar existenzbedrohend. Neben den biologischen Bedürfnissen gibt es jedoch keine einheitliche Auffassung, welche weiteren Arten von Bedürfnissen oder Motiven universell von allen Menschen geteilt werden.

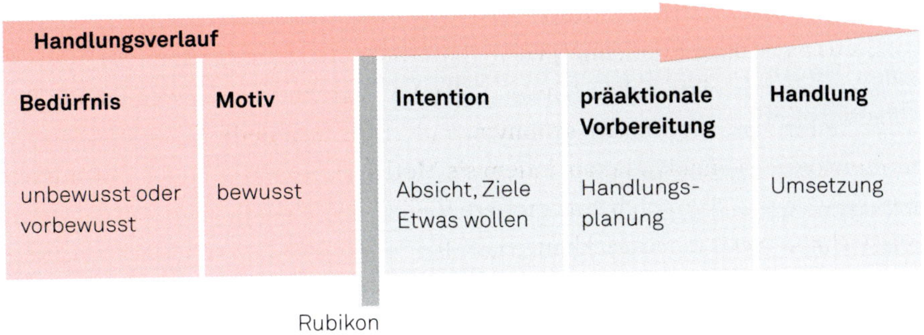

Abbildung 5-9: Der Rubikon Prozess (Quelle: Storch & Krause, 2011, S. 65).

Tabelle 5-10: Psychische Grundbedürfnisse nach Grawe (2004).

Vier psychische Grundbedürfnisse nach Grawe (1998, 2004):	
Orientierung und Kontrolle Sinnhaftigkeit des Lebens, Voraussehbarkeit, Einflussnahme und Kontrollmöglichkeiten	Lustgewinn/Unlustvermeidung Bestreben nach positiven Erfahrungen, Vermeidung von unangenehmen Erfahrungen
Bindung Angewiesen-Sein des Menschen auf Bezugspersonen	Selbstwerterhöhung/-schutz Erfahrung wertvoll und kompetent zu sein.

Auffallend häufig werden weitere psychologische und/oder psychosoziale Bedürfnisse genannt, die auf die Verbundenheit des Menschen mit anderen Menschen hinweisen, so etwa in der Selbstbestimmungstheorie von Deci und Ryan (1985), die drei angeborene Bedürfnisse beschreiben: Die Bedürfnisse nach *Kompetenz* oder *Wirksamkeit*, *Autonomie* oder *Selbstbestimmung* und *soziale Eingebundenheit* oder *soziale Zugehörigkeit* (Deci & Ryan, 1993). Weiterhin in der „need to belong"-Theorie von Baumeister und Leary (1995), die ein grundlegendes zentrales Motiv darin sehen, von anderen Menschen *akzeptiert zu werden* und *zu sozialen Gruppen zu gehören*. Sowie im Modell von Grawe (2004), angelehnt an Seymour Epstein's (1990) Cognitive-Experiential Self-Theory (CEST), in dem vier psychische Grundbedürfnisse beschrieben werden: *Orientierung und Kontrolle*, *Lustgewinn/Unlustvermeidung*, *Bindung* sowie *Selbstwerterhöhung/-schutz*. Alle Modelle weisen auf die grundlegende Bedeutung von Bindung (Zugehörigkeit) hin. **Tabelle 5-10** gibt einen Überblick über diese Grundbedürfnisse.

Das von Grawe beschriebene Klassifizierungssystem von vier psychologischen Grundbedürfnissen bietet einerseits einen Orientierungsrahmen, um sich die Bedürfnisse in einer Struktur vorstellen zu können, andererseits macht es die Unterschiede und Vielfalt dessen deutlich, was Menschen für ein erfülltes Leben brauchen.

5.4.3 Bedürfnisse nuanciert verbalisieren – ein Wortschatz für Bedürfnisse

In der Praxis der Einfühlsamen Gesprächsführung sind Begriffe für Bedürfnisse mit einem hohen Abstraktionsniveau (objektiv und universell), wie sie bei den Bedürfnis- bzw. Motivtheorien benutzt werden, nur eingeschränkt geeignet. Wenn Menschen verstehen sollen, sind Bedürfnisbegriffe nötig, die für beide Interaktionspartner verständlich sind und die es ermöglichen, die Bedürfnisse nuanciert auszudrücken. Hierfür sind in der Praxis der Einfühlsamen Gesprächsführung eine Vielzahl von Worten für Bedürfnisse notwendig. Während die Begriffe der biologischen Bedürfnisse weitgehend klar sind und eindeutig beschreiben, um was es geht, bedarf es bei den psychologischen Bedürfnissen, wie etwa für Bindung, Selbstwert oder Kontrollerleben, einer differenzierteren Ausdrucksweise bei der Anwendung. Ob wir diese nun Bedürfnisse oder Motive nennen wollen, ist in der Praxis unbedeutend. Wichtig ist, ausreichend Worte zu haben, die differenziert die Nuancen sowie die Intensität von Bedürfnissen beschreiben. So ist das Bedürfnis der „Bindung" z.B. viel zu unspezifisch. Bindung in Bezug auf eine Lebenspartnerin beschreibt etwas anderes, als in Bezug auf eine/n Kollegen/Kollegin bei der Arbeit. Hier könnte es um Bedürfnisse/Motive wie Kollegialität, Kooperation, ernst genommen werden oder, wer weiß, vielleicht um Kontakt und Nähe gehen.

Eine Beschränkung auf einige wenige (wissenschaftstheoretische) Begriffe für Bedürfnisse, beim vorherigen Beispiel war es der Begriff Bindung, wird im empathischen Prozess nicht genügend für Klarheit sorgen können und auch nicht für ein Selbst- oder Fremdverstehen ausreichen. Ständige Wiederholungen von einigen wenigen Bedürfnisbegriffen wirken zudem schnell mechanisch und verunsichern eine Person. Nicht selten wirkt eine solche Kommunikation dann *„technisch"* (hölzern, künstlich, gestelzt).

Um eine Person sprachlich im empathischen Prozess zu unterstützen, sich ihren Bedürfnissen anzunähern und diese detailliert in Worte zu fassen, braucht es:

- einen umfangreichen „Bedürfnis-Wortschatz"
- eine der Person angepasste verständliche Sprache (sprachlicher verstehbarer Code).

Das Ringen um die passenden Bedürfnisworte erfordert nicht selten einen eigenen Lern- und Entwicklungsprozess, der Zeit und Übung braucht. Die nachfolgenden **Tabellen 5-11 und 5-12** bieten eine Auswahl von Begriffen für physiologische und psychische Bedürfnisse. Um die Übersicht zu erleichtern, wird eine mögliche Strukturierung vorgestellt. Die Zuordnung der verschiedenen Bedürfnisse ist nicht vollständig und Sie werden auch schnell feststellen, dass einige Bedürfnisse mehreren Überschriften zugeordnet werden könnten. Gleichwohl kann im Gespräch ein mechanisches Aufzählen von Bedürfnisbegriffen die Präsenz hinter den Worten nicht ersetzen.

Tabelle 5-11: Begriffe für biologische Bedürfnisse (Quelle: Eigendarstellung).

Biologische (physiologische) Grundbedürfnisse
Luft, Wasser, Nahrung, geregelte Körpertemperatur, Fortpflanzung, Bewegung, Schlaf, Balance zwischen Anregung und Entspannung.

Tabelle 5-12: Begriffe für psychische Bedürfnisse (Quelle: Eigendarstellung).

Psychische Bedürfnisse
Wohlbefinden Gesundheit (körperliche Unversehrtheit, Hygiene), Lebenserhalt, Heilung, Linderung, Ruhe, Erholung, Unterkunft, Gelassenheit
Verbunden sein (Bindung) • Vertrauen, Verlässlichkeit, Annahme, Verbundenheit, Akzeptanz, Verständnis, Wertschätzung, Anerkennung, Respekt • Liebe, Nähe, Geborgenheit, Wärme, Harmonie • Unterstützung, Fürsorge (zum Wohlergehen anderer Menschen beitragen), Rückhalt, Rücksichtnahme, Achtsamkeit, Höflichkeit • Kontakt, Austausch, Verständigung, Wahrgenommen werden, Aufmerksamkeit • Gemeinschaft, Zugehörigkeit, Eingebunden sein, Miteinander, Zusammenarbeit, Kooperation, Offenheit, Freundschaft, Toleranz, Balance von geben und nehmen, Gleichgewicht
Einfluss nehmen Beteiligung, Mitgestalten, Wirksam sein, Leistung (einen Beitrag leisten), Erfolg im Sinne von Gelingen, Ergebnis („Ernten können"), Effektivität, Lernen, Neugier, Kraft, Energie, Ausdauer, Kompetenz, Mut, Fortschritt, Feedback, Abgrenzung, Selbstschutz
Stabilität (Kontrollerleben) Orientierung, Ordnung, Struktur, Vorhersehbarkeit, Bewältigbarkeit, Verstehbarkeit, Transparenz, Übersicht, Beständigkeit, Gültigkeit, Kontinuität, Verbindlichkeit, Aufrichtigkeit, Sorgfalt, Disziplin, Loyalität, Geduld
Gerechtigkeit Gleichwertigkeit, Gleichbehandlung, Fairness, Kollegialität, Offenheit
Selbstwert Bedeutsamkeit, Authentizität, Identität, Übereinstimmung mit eigenen Werten, Individualität (Unverwechselbarkeit), gesehen/gehört/ernst genommen werden, Attraktivität
Selbstwirksamkeit Selbstbestimmung, Freiheit (wählen können), Autonomie (Entscheidungen basieren auf Freiwilligkeit), Unabhängigkeit (ohne das Vertraute zu verlieren), Eigenständigkeit, Träume, Ziele, Werte wählen können (autonome Gestaltung des eigenen Lebens), Freiraum, Privatsphäre
Leichtigkeit und Lust Humor, Freude, Glück, Spaß, Spielen, Feiern, Schönheit, Ästhetik, Gelassenheit, Abenteuer, Sexualität, Intimität, Körperkontakt, körperliche Annahme (begehrt werden), Sinnlichkeit, Abwechslung, Herausforderung
Sinn Sinnhaftigkeit, Kreativität, Inspiration, Spiritualität, Zeit sinnvoll nutzen, Tiefe, Stimmigkeit mit sich selbst, Entwicklung, Wachstum, Friede, Geben (Beitrag zum Wohlergehen anderer)

5.4.4 Erläuterungen zu ausgewählten Bedürfnissen

Um ein gemeinsames Verständnis für Bedürfnisse leichter zugänglich zu machen, sind nachfolgend einige ausgewählte Bedürfnisse erläutert:

Sicherheit: Ein Bedürfnis, das nach meiner Erfahrung häufiger angesprochen wird. Dabei stellt Sicherheit gar kein eigenständiges Bedürfnis dar, sondern steht in Bezug zu einem oder mehreren Bedürfnissen und kann deshalb unterschiedliche Bedeutungen haben. Die Sicherheit einer Person kann als ein relativer Zustand verstanden werden, bei dem die biologischen und psychologischen Bedürfnisse frei von der Gefahr bzw. der Sorge sind, für einen bestimmten Zeitraum und in einer bestimmten Situation nicht erfüllt zu werden. Sicherheit in Bezug auf die biologischen Bedürfnisse beschreibt beispielsweise das Bedürfnis nach körperlicher Unversehrtheit, verbunden mit der Gewährleistung, dass die existenziellen biologischen Bedürfnisse erfüllt werden.

Der Soziologe Niklas Luhmann (2005) beschreibt, dass es „Sicherheit in Bezug auf das Nichteintreten zukünftiger Nachteile gar nicht gibt“ (S. 128) und der Sicherheitsbegriff daher ein „Leerbegriff“ (S .128) ist. Entscheidungen ohne Risiko gebe es nicht, weshalb die Vorstellung von Sicherheit eine „soziale Fiktion“ (S. 128) darstelle. Vor diesem Hintergrund unterscheidet Luhmann die Begriffe Risiko und Gefahr. Bei Risiko geht es um die Folgen einer eigenen Entscheidung, während bei Gefahr die Ursachen außerhalb der eigenen Kontrolle liegen. Sicherheit ist demnach eine Illusion, die immer auch mit Unsicherheit und Ungewissheit verbunden ist. Ungewissheit kann als ein integraler Bestandteil menschlichen Daseins verstanden werden. Eine lebenslange Herausforderung, die es immer wieder nötig macht, neu zu lernen damit angemessen umzugehen.

Verstehbarkeit mit **Orientierung und Vorhersehbarkeit:** „*Wissen, was los ist*“ – einen zutreffenden Überblick und Klarheit haben über das, was um einen herum vorgeht und mit einem geschieht (Was, Wie und Zusammenhänge). Ist das Erlebte kognitiv verstehbar und erklärbar? Vorhersehbarkeit: Sind zukünftig eintretende Ereignisse vorhersehbar und können diese rational eingeordnet werden?

Kontrollerleben mit **Einfluss nehmen** und **Bewältigbarkeit:** In einer Situation Einfluss und möglichst Handlungsalternativen zu haben. Die Vorstellung zu haben, selbstwirksam zu sein und über Möglichkeiten zu verfügen, eigene Ziele erreichen zu können. „*Ich kann mein Leben meistern*“. Sind die notwendigen Ressourcen und Gestaltungsmöglichkeiten für Veränderungen vorhanden? Sind die Gegebenheiten zu bewältigen und zu verändern?

Sinnhaftigkeit: Das eigene Dasein als sinnhaft und bedeutsam erleben (Wofür). Macht das Sinn? Lohnt sich die Anstrengung?

Selbstbestimmung: Sich die eigenen Träume, Werte und Ziele auszusuchen und zu planen, wie man zur Erfüllung dieser gelangen will.

Wertschätzung und Anerkennung: Wertschätzung für einen Menschen ergibt sich aus seinem Sein heraus, weil er da ist. Menschliches Leben hat per se (lat.: „durch sich", von selbst, aus sich heraus) Wert. „Darauf vertrauen zu können, dass man zählt". Demgegenüber steht Anerkennung als Rückmeldung für eine erbrachte Leistung. Anerkennung macht deutlich, dass man in seinen Bemühungen und seiner guten Absicht gesehen und gewürdigt wird.

Respekt: Respekt ist als die Einstellung eines Menschen gegenüber einem anderen Menschen anzusehen, die im Verhalten gegenüber diesem zum Ausdruck kommt. Respekt gibt Klarheit, dass man gesehen und ernst genommen wird. Nach der Respect Research Group (2017) lassen sich zwei Arten von Respekt unterscheiden. Erstens: *Horizontaler Respekt*. Hier geht es um eine generelle, übergreifende Haltung, wie man einem Gegenüber begegnet. Dabei wird der andere als gleichwertig anerkannt und als gleichwertiges Gegenüber behandelt. Horizontaler Respekt ist stabil. Er zeigt sich auch bei Konflikten, etwa wenn unvereinbare Interessen, Ziele oder Werte wahrgenommen werden und dennoch die Wünsche des anderen berücksichtigt werden. Zweitens: *vertikaler Respekt*. Er entsteht, wenn der andere besonders positiv bewertet wird, etwa aufgrund seines besonderen Wissens und Könnens. Er hat sich Respekt sozusagen verdient. Vertikaler Respekt zeigt sich darin, dass wir einem anderen gerne folgen, insbesondere in den Bereichen, die wir positiv bei ihm wahrnehmen.

Sexualität schafft Lust und Bindung: Im Begriff der Sexualität können sich individuell und situativ ganz unterschiedliche Bedürfnisse versammeln (Sammelbegriff), z. B. Nähe, Annahme („ich werde so geschätzt, wie ich bin", auch körperlich), Verbundenheit, Verlässlichkeit, Geborgenheit, Selbstwert und/oder aber ganz einfach Lust. Fortpflanzung richtet sich auf Reproduktion, Nachkommenschaft und Eltern sein.

Kontakt/Verbundenheit/Zuneigung: Eine Bandbreite von oberflächlichen Kontakten bis hin zu Aufbau und Aufrechterhaltung von bedeutenden und langjährigen Beziehungen.

Kompetenz: In der Umwelt wirksam sein zu können, effektiv auf wichtig erachtete Dinge einwirken können und erwünschte Ergebnisse erzielen. Kompetenz braucht es etwa, um Einfluss nehmen zu können (Kontrollerleben) oder um Aufgaben zu bewältigen (Bewältigbarkeit).

Lebendigkeit: Lust auf Abenteuer, neue Herausforderungen, Entwicklung, Wachstum, Veränderung, Abwechslung, Neues, Offenheit verbunden mit Hoffnung und Zuversicht.

Zum Wohlergehen anderer Menschen beitragen. In der Entwicklungsgeschichte der Menschen stellte der Ausschluss eines Individuums aus der sozialen Gemeinschaft in hohem Maße eine Bedrohung für sein Überleben und seinen reproduktiven Erfolg dar. Starke soziale Bindungen sicherten Fürsorge und Unterstützung der Gemeinschaft. So haben die Menschen verinnerlicht, dass es wichtig ist, dazuzugehören und in einem umfassenderen Sinne geliebt zu werden, aber gleichzeitig eben auch etwas zu haben, das man lieben kann (und wenn es ein Hund, eine Katze oder ein anderes Lebewesen ist).

Ein Pionier der Einsamkeitsforschung, der Soziologe Professor Robert S. Weiss von der University of Massachusetts beschreibt, dass es schlimm sei, nicht geliebt zu werden, aber sehr viel schlimmer, nichts zu haben, das man lieben kann (Weiss, 1973). Liebe, Fürsorge und Geben sind Bedürfnisse, ohne dafür eine Gegenleistung zu erwarten. Erst wenn das Geben zu einer Strategie wird, um etwas dafür zu bekommen, erhält es eine andere Bedeutung, etwa bei der Suche nach Anerkennung, die bis zur Selbstaufopferung (Helfersyndrom) reichen kann.

Konkurrenzverhalten – ein Bedürfnis?

Wir sind nicht einfach nur Einzelwesen. Wir sind alle Menschen, mit denselben universellen Bedürfnissen. Und wir sind darauf angewiesen, uns viele dieser existenziellen Bedürfnisse gegenseitig zu erfüllen. Es ist deshalb wenig verwunderlich, dass das Bedürfnis des Menschen nach Annahme und Zugehörigkeit grundlegend ist. Nehmen wir uns als Individuum einfach, was wir wollen, kann das, wie wir wissen, durchaus Gewalt erzeugen. Gleichermaßen ist es notwendig, Rücksicht zu nehmen und anzuerkennen, was alle anderen Beteiligten brauchen. Kooperation statt Konkurrenz als Voraussetzung, um ein erfülltes Leben in Gemeinschaft leben zu können.

Konkurrenzverhalten kann als Strategie und Ausdruck des Wunsches verstanden werden, gesehen und gewürdigt zu werden. So werden Bedürfnisse wie Anerkennung und Wertschätzung erfüllt, was wiederum den eigenen Selbstwert stärkt und für Bindung attraktiv macht. Dabei ist es eben dieser Wettbewerb, der die eigene Empathiefähigkeit einschränkt. Der Forscher Franz de Waal (2011), der sich schon seit den 1970er Jahren mit Empathie beschäftigt, meint, dass Kooperations-, nicht Wettbewerbsfähigkeit der Schlüssel zum Erfolg der Evolution sei. Die Welt wäre ein besserer Ort, wenn der Beitrag aller hin zu mehr Miteinander und Fürsorge wachsen würde (Leocadia, 2016).

5.4.5 Die Bedeutung der Bedürfnisse in der Einfühlsamen Gesprächsführung

Die Bedürfnisse haben in der Einfühlsamen Gesprächsführung eine zentrale Bedeutung. Dabei wird ein Bedingungszusammenhang zwischen den Gefühlen und Bedürfnissen gesehen. Die Gefühle werden als „*Tore zu den Bedürfnissen*" oder als „*Meldesystem*" für Bedürfnisse betrachtet. „Gefühle geben Auskunft über die Bedürfnislage" (Rosenberg & Seils, 2004, S. 17), durch sie werden die Bedürfnisse sichtbar und erkennbar. Bedürfnisse werden daher als Ursache für Gefühle betrachtet, sodass das Bewusstwerden über die eigenen Bedürfnisse die Übernahme von Verantwortung für die eigenen Gefühle und Wünsche erleichtert. Erst die Klarheit über die eigenen Bedürfnisse ermöglicht es einer Person, bewusst ihre Bedürfnisse zu reflektieren, zu „kontrollieren" und mit den Bedürfnissen anderer Personen zu koordinieren.

Bei der dritten Komponente, der Klärung der Bedürfnisse, geht es um das Wesentliche der Einfühlsamen Gesprächsführung:

- die Bedürfnisse, die hinter den Gefühlen stehen, zu erkennen
- sie konkret und nuanciert zu benennen sowie
- sie zu würdigen.

Bedürfnisse repräsentieren das, worum es den Menschen wirklich geht. Sie sind der zugrundeliegende Antrieb für jegliches menschliches Verhalten. Durch sie offenbart sich das Leben, sie sind etwas Schönes und Wertvolles, der nicht enden wollende Fluss des Lebens. Die Verbundenheit mit den eigenen Bedürfnissen schafft Klarheit für das, was wir selbst brauchen, und ermöglicht uns, selbstbestimmt und eigenverantwortlich zu handeln. Autonomie basiert maßgeblich auf der Klarheit der eigenen Bedürfnisse.

Achtung: Wenn sich unsere Bedürfnisse nicht erfüllen, dann tendieren wir schnell dazu darüber nachzudenken, was andere Menschen falsch gemacht haben.

Ein Mensch, der nicht weiß, was ihn antreibt, also welche seiner Bedürfnisse hinter seinem Verhalten stehen, neigt bei Konflikten dazu, sein Gegenüber oder sich selbst für seine unangenehmen Gefühle verantwortlich zu machen. Dabei haben wir grundsätzlich vier Möglichkeiten, um bei einem Konflikt zu reagieren, wie das nachfolgende Beispiel zeigt.

Beispiel

Bei einer Besprechung sagt Manfred zu seinem Kollegen Michael: „*Du interessierst dich doch sowieso nur für das, was du willst. Meine Meinung und die Klienten sind dir eigentlich egal*". Michael ärgert sich und ist verunsichert über Manfred's Aussage. Michael hat jetzt zwei bekannte Varianten, um damit umzugehen:

a. Michael kann sich selbst die Schuld geben und vielleicht so reagieren: „*Tut mir leid, ich hätte rücksichtsvoller sein sollen. ... Ja, du hast ganz recht, ich habe selbst schuld, warum bin ich auch so forsch ... Wie konnte ich nur ... dabei wollte ich doch nur ... wie blöd war ich doch wieder ... Entschuldigung*".
b. Er könnte aber auch die zweite (bekanntere) Reaktionsmöglichkeit wählen und dem Gesprächspartner die Schuld geben und antworten: „*Du bist doch selbstsüchtig und solltest dich besser an die eigene Nase fassen ... So eine Frechheit, nichts tun und sich dann hinterher beschweren ... Du willst immer dasselbe und das ist so unrealistisch*".

Wenn wir beginnen, uns für die Gefühle und Bedürfnisse der Menschen zu interessieren, gibt es noch zwei weitere Varianten für Michael, um zu reagieren:

c. Michael könnte auf sich schauen, seine Gefühle und Bedürfnisse in diesem Moment betrachten (= Selbstklärung/Selbstempathie) und zu dem Ergebnis kommen: „*Ich bin gerade ärgerlich und frustriert* (Gefühle), *weil mir Fairness wichtig ist und meine gute Absicht gesehen wird* (Bedürfnisse)".
d. Er könnte auf sein Gegenüber schauen (= Empathie) und Manfred fragen, was diesen gerade umtreibt, dessen Gefühle und Bedürfnisse in diesem Moment betrachten und bspw. fragen: „*Bist du gerade ärgerlich, weil dir Beteiligung und Austausch wichtig sind?*"

In der Einfühlsamen Gesprächsführung geht es darum, selbst die Verantwortung für die eigenen Gefühle zu übernehmen, anstatt sich (im Beispiel Variante a) oder andere zu beschuldigen oder zu beschämen (im Beispiel Variante b). Es wird anerkannt, dass der Konfliktpartner zwar der Auslöser ist, jedoch die eigenen Bedürfnisse die Ursache für die eigenen Gefühle sind.

Bedürfnisse werden von uns Menschen durch einzelne oder eine Abfolge von Handlungen befriedigt. Selbst wenn man Dinge tut, die man eigentlich gar nicht will oder soll, gibt es dennoch *„gute Gründe"*, also Bedürfnisse, weshalb man dies tut, sonst würde man es ja lassen. Doch was sind diese *„guten Gründe"*? Wie kann man diese Gründe erkennen, die hinter dem Verhalten eines Menschen stehen? Und: Kann die Kenntnis um diese Bedürfnisse oder *„guten Gründe"*, unterstützend wirken, um ein Bewerten und Beurteilen zumindest zu verlangsamen? Wenn wir einen Menschen beurteilen, betrachten wir ihn auf der Ebene seines Verhaltens (Strategien) und den daraus resultierenden Konsequenzen. Diese Bewertung der Strategien findet auf der Grundlage der eigenen Normen, Werte und Erwartungen statt, welche sich abhängig von unserer Kultur, Glaubensvorstellung und politischen Ausrichtung unterscheiden.

> Zwar haben wir Menschen alle die gleichen Bedürfnisse, aber wir haben unterschiedliche Vorgehensweisen oder Strategien, um uns diese Bedürfnisse zu erfüllen.

Es sind eben die Strategien, die zu Unverständnis bis hin zu Konflikten zwischen Menschen führen. Sprechen wir hingegen von unseren Bedürfnissen, nutzen wir eine *„menschliche Sprache"*, die eine Verbindung zwischen den Interaktionspartnern ermöglicht. Bei der Einfühlsamen Gesprächsführung ist es von zentraler Bedeutung, zwischen einer Strategie (Verhalten, Handlung, Aktivität, Wunsch) und den dahinterstehenden handlungsauslösenden Bedürfnissen einer Person, also den motivationalen Aspekten, zu unterscheiden. Diese Unterscheidungsfähigkeit stellt eine wesentliche Voraussetzung für eine treffende Exploration von Bedürfnissen dar.

In der Einfühlsamen Gesprächsführung richtet sich die Aufmerksamkeit auf die Bedürfnisse („guten Gründe") einer Person und nicht auf ihr Verhalten (Handlung). Die Bedürfnisse schaffen Klarheit, welche unbefriedigten Bedürfnisse hinter einem möglicherweise als problematisch erlebten Verhalten (Lösungsversuche) stehen. Eine solche einsichtsorientierte Vorgehensweise richtet den Blickwinkel auf das Verbindende (Bedürfnisse) anstelle des Trennenden (Verhalten). Darüber zu sprechen, was jemand braucht (Bedürfnisse), anstelle von dem, was mit dem anderen nicht stimmt (Verhalten).

In der Mystik des Islam formulierte der Sufi-Poet Dschalāl ad-Dīn Muhammad Rūmī, kurz Rumi (1207–1273) diese Erkenntnis so:

> „Jenseits von richtig und falsch liegt ein Ort. Dort treffen wir uns". (Rumi)

Doch gestatten wir uns, diesen Ort zu betreten oder erliegen wir, wie einst Eva im Paradies, der Verlockung vom Baum der Erkenntnis zu kosten, um zu erkennen und zu urteilen, was Gut und Böse ist? Gibt es diesen Ort wirklich? Bedürfnisse können dieser Ort sein, an dem ein Verstehen möglich wird. Gelingt es, die Person mit ihren zugrunde liegenden Bedürfnissen zu sehen, entsteht Verständnis, ohne einverstanden sein zu müssen, was authentische Annahme erleichtert und Mitgefühl ermöglicht.

Im empathischen Prozess wird die Person bei ihrem inneren Such- und Klärungsprozess unterstützt, um die hinter dem Verhalten liegenden Bedürfnisse explorieren zu können – ein Balanceakt zwischen hilfreicher Anregung und wohlwollender Akzeptanz.

Wenn wir mit anderen Menschen über ihre Bedürfnisse sprechen, „dann bedeutet das nicht, dass uns gefallen muss, was sie tun. Es bedeutet auch nicht, dass wir freizügig und grenzenlos sein müssen oder dass wir unsere Bedürfnisse oder Werte aufgeben" (Rosenberg, 2005, S. 20). Empathie und Annahme bedeuten keinesfalls Gleichgültigkeit oder Beliebigkeit.

Die Bedürfnisse konkret in eine Kommunikationsmethode aufzunehmen und diese als zentralen Aspekt in die Kommunikation einzubeziehen, stellt gegenüber anderen Kommunikationsmodellen den größten Unterschied dar. Bedürfnisse sind sozusagen das Herz der Einfühlsamen Gesprächsführung. Sie wirken wie eine Brücke zwischen sich Selbst und Anderen, da sie Klarheit, Verstehen und Annahme ermöglichen.

Bedürfniskenntnis und Bedürfnisbejahung

> „Es genügt nicht, dass die Bedürfnisse befriedigt werden, die Anerkennung dieser Bedürfnisse ist gleichermaßen wichtig" (Kast, 2003, S. 57)

In der Einfühlsamen Gesprächsführung werden die Gefühle und Bedürfnisse eines Menschen als gegeben angesehen. Lebensqualität kann sich für den Menschen entwickeln, wenn er seine Bedürfnisse kennt und über möglichst viele und wirkungsvolle Strategien zu ihrer Erfüllung verfügt. Dies schafft für ihn die Möglichkeit, flexibel Strategien situationsangepasst einzusetzen.

Gleichwohl gibt es Menschen, die in ihrem Leben sehr früh gelernt haben, dass es unnütz, unangemessen oder gar gefährlich ist, die eigenen Bedürfnisse zu äußern. Daher ist es bei der Anwendung des empathischen Prozesses verständlich, dass manche Menschen Zeit brauchen, die eigenen Bedürfnisse zu entdecken oder den Mut zu finden, sie zu erkennen und sie schließlich in Worte zu fassen. Es gilt in diesem Prozess die alte Weisheit: „*Es zeigt sich, was sich zeigen darf*". Manchmal gelingt es den Menschen nicht selbst Klarheit zu bekommen, welche Bedürfnisse unbefriedigt sind, sodass sie Unterstützung benötigen. Im empathischen Prozess werden daher Bedürfnisse nicht nur erfragt, sondern auch angeboten. So können neben bewussten, aber noch nicht ausgesprochenen Bedürfnissen, auch vorbewusste Bedürfnisse ins Bewusstsein vorrücken. Beim Explorieren der Bedürfnisse wird nichts Neues gefunden oder erfunden, sondern bereits vorhandene Bedürfnisse werden herausgearbeitet und benannt.

Neben der Bedürfniskenntnis ist die Bedürfnisbejahung, also die Einsicht wichtig, dass ein Mensch Bedürfnisse hat und haben darf, auch wenn diese von der Umwelt abweichend oder nicht erwünscht sind (Bitschnau, 2008). So kann der empathische Prozess zu einem inneren Umdenken führen, indem die eigenen Bedürfnisse sich auf der verinnerlichten Bewertungsskala von unangemessen hin zu legitim und schließlich weiter zu wertvoll und das Leben bereichernd entwickeln dürfen. Eine wohlwollende Haltung gegenüber den eigenen Bedürfnissen zu entfalten, ist eine wichtige Voraussetzung, um für die eigenen Bedürfnisse einzustehen und Wege zu ihrer Erfüllung zu finden.

5.4.6 Vorgehen: Komponente 3 – Bedürfnisse explorieren und verbalisieren

Ziel – Klarheit gewinnen: Einfühlsame Gesprächsführung kann Menschen unterstützen, sich über die Bedeutungen ihres Erlebens und Verhaltens in Zusammenhang mit ihren Bedürfnissen klarer zu werden. Bei der dritten Komponente der Einfühlsamen Gesprächsführung werden die hinter den Gefühlen stehenden Bedürfnisse der Person exploriert. Dieser innere, unterstützte Suchprozess ist von großer Bedeutung. Er ermöglicht es der Person, zunehmend stärker mit dem, was sie selbst antreibt, in Verbindung zu kommen und fördert so eine veränderte Selbstwahrnehmung. Anstelle des in Gesprächen häufigen pragmatischen Automatismus von Problemidentifizierung mit anschließender Problemlösungssuche geht es darum, die Aufmerksamkeit sehr fokussiert auf die aktuellen Bedürfnisse zu richten und dies so lange, bis die zutreffenden Bedürfnisse sprachlich eindeutig und nuanciert formuliert sind. Sind die zutreffenden Bedürfnisse benannt, werden in der Regel Zeichen von Entspannung bei der Person sichtbar. Dies kann sich z. B. in einem ruhigeren Sprechen, dem Schweigen, einem Seufzen und nicht selten auch durch Zeichen von Berührung bemerkbar machen.

Ziel – Verantwortung übernehmen: Der Klient wird durch die Einfühlsame Gesprächsführung darin unterstützt zu klären, was er braucht, anstatt zu klären, was der Konfliktpartner falsch macht, tun oder lassen sollte oder wie das Problem zu lösen wäre. *„Ich weiß nicht, was ich brauche, aber ich weiß, dass das gemein ist, was mein Partner da mit mir macht“* oder *„Ich bin wütend, weil du immer nur machst, was du willst“*. Hier wird der Konfliktpartner für die eigenen Gefühle verantwortlich gemacht *„Ich bin …, weil* Du … *machst“*. Bei solchen Aussagen ist leicht zu erkennen, dass hier der Fokus nach außen (auf den Konfliktpartner) statt nach innen (auf sich selbst) gerichtet ist und entsprechend ist der Klient von seinen Bedürfnissen getrennt. Da ist viel Aufmerksamkeit gefordert. In der Einfühlsamen Gesprächsführung wird die Verantwortung für die eigenen Gefühle übernommen, ohne andere verletzen oder beschuldigen zu müssen. Eine Kommunikation, die hilft, mit sich selbst und mit anderen in Verbindung zu kommen.

Schlüsselunterscheidung: Bedürfnis vs. Strategie. Bedürfnisse repräsentieren, was Menschen zum Leben brauchen. Mit Strategien versuchen wir uns diese Bedürfnisse zu erfüllen. Strategien sind demnach Lösungsversuche, um uns unsere Bedürfnisse zu erfüllen.

Bevor wir zu einer Lösungsstrategie kommen, geht es zuerst darum, mit den eigenen Bedürfnissen in Verbindung zu sein. Diese Klarheit erhöht die Chance, geeignete Strategien zu finden, die das betreffende Bedürfnis erfüllen helfen.

Hinweise zur praktischen Umsetzung

Um den Klienten darin zu unterstützen, seine Bedürfnisse zu erkunden, kann es notwendig werden, ganz unterschiedliche Vorgehensweisen zu wählen. Hier eine Auswahl:

a. **Bedürfnisse direkt erfragen**: Sie können den Prozess einleiten, indem Sie die Person direkt nach ihren Bedürfnissen fragen. Denken Sie daran, zunächst die Verbindung von Gefühl und Bedürfnis zu kommunizieren. Die sprachliche Formel hierzu lautet: *„Fühlen* Sie sich …, weil Sie … *brauchen“*, z. B.: *„Sind Sie ärgerlich* (Gefühl), *weil Ihnen Beteiligung* (Bedürfnis) *wichtig ist“*. Im weiteren Verlauf des Gespräches kann es ausreichen, wenn Sie direkt nach den Bedürfnissen fragen. Dabei können folgende Fragen hilfreich sein:
   „Sind Sie ärgerlich (Gefühl), …:
   - … weil Ihnen was wichtig ist?“
   - … weil Sie was brauchen?“
   - … weil es Ihnen um was geht?“
   - „Was soll sich für Sie erfüllen?“

b. So unterstützen Sie die Person darin, aus dem *„Ich bin ..., weil* **du***...tust/lässt*" ein „Ich bin *..., weil ich ... brauche*" zu machen und damit, ihre Gefühle mit ihren Bedürfnissen zu verbinden. Manchmal äußert die Person dann ein Bedürfnis. Manchmal formuliert sie aber einen erneuten Vorwurf oder schlägt gleich eine konkrete Lösungsstrategie vor, was der Konfliktpartner tun oder lassen soll. Hier ist es sehr wichtig darauf zu achten, bei den Bedürfnissen der Person zu bleiben und sich darauf zu konzentrieren. Setzen Sie also die Suche nach den Bedürfnissen der Person fort.

c. **Durch Umkehrung zum Bedürfnis**: Hat die Person einen Vorwurf oder eine negative Formulierung gewählt, sagt sie uns, was sie nicht will, z.B. *„Ich ärgere mich, weil ich von meiner Partnerin so bloßgestellt werde*" oder *„Ich möchte nicht hintergangen und betrogen werden*", dann können Sie nach dem Gegenteil, also dem fragen, was sich die Person in einer Beziehung wünscht. Um sich dem Bedürfnis der Person anzunähern, sind Fragen hilfreich, wie: *„Was wäre denn das Gegenteil von bloßgestellt (... hintergangen ... betrogen)?*". So unterstützen Sie die Person darin, ihr Denken auf das zu richten, was sie braucht, also auf sich selbst, anstatt was ihr Gegenüber falsch gemacht hat.

d. **Bedürfnisse anbieten**: Es gibt Menschen und Situationen, bei denen es einer Person sehr schwerfällt, ihre eigenen Bedürfnisse zu benennen. Hier können Sie Angebote machen und eigene Vermutungen äußern. Dies geschieht in Form einer Frage, etwa wie: *„Macht Sie das traurig, weil Sie Anerkennung* (Bedürfnis) *bräuchten?*". Bleiben wir beim vorherigen Beispiel, dass die Person sagt: *„Ich bin wütend, weil ich nicht hintergangen und betrogen werden möchte*". Dann kann es unterstützend sein, wenn Sie Angebote machen, z.B.: *„Sind Sie wütend* (Gefühl), *weil Ihnen Respekt oder Ehrlichkeit* (Bedürfnisse) *wichtig sind?*" Lassen Sie der Person nun Zeit zum Abwägen, ob dies für sie zutreffend ist.

e. **Bedürfnisse präzisieren und nuancieren**: Sind ein oder einige Bedürfnisse gefunden, können Sie den Prozess intensivieren, indem Sie aus den genannten Bedürfnissen weitere Bedürfnisse ableiten. Das könnte sich so anhören: *„Sie sagten, Ihnen sind Respekt und Ehrlichkeit wichtig. Was erfüllt sich für Sie dadurch in Ihrer Partnerschaft?*" Bei solch vertiefenden Fragen braucht die Person Zeit. Es könnten Bedürfnisse genannt werden, z.B. *„Verlässlichkeit", „Zuverlässigkeit"* oder *„ernst genommen werden*". Eine Vertiefung bei den Bedürfnissen schafft mehr Klarheit, was die Person Besonderes braucht. Nicht selten berichten Menschen nach diesem Prozess davon, dass sie sich selbst dabei sehr nahe waren. Manchmal geht es dabei um kleinste Nuancen oder um eine ganz andere Richtung – Sie könnten eine andere Facette, eine neue erweiterte Sichtweise anbieten. Beim vorherigen Beispiel bleibend, könnte sich das so anhören: *„Sie haben eben gesagt, dass Sie wütend (Gefühl) sind, weil Sie in der Beziehung auf Respekt und Ehrlichkeit Wert legen. Ich würde Ihnen gerne noch zwei weitere Bedürfnisse anbieten und Sie prüfen, ob Ihnen das auch wichtig ist: Sind Sie auch traurig oder ohnmächtig, weil es Ihnen um „Verbundenheit" oder „Nähe und Geborgenheit" in einer Beziehung geht?"* Wie Sie sehen, wurden drei neue Bedürfnisse angeboten und es ist nun eine Herausforderung für die Person, bei sich selbst zu prüfen, ob diese neue Facette zu ihrem inneren Bild passt oder nicht. Denken Sie daran, Sie formulieren ein respektvolles Angebot, das die Person jederzeit ablehnen darf und auch ablehnt, wenn es ihr nicht passend erscheint.

f. **Strategien in Bedürfnisse umwandeln**: Immer wieder werden anstatt der erfragten Bedürfnisse gleich Lösungsstrategien oder Wünsche genannt. Fragen Sie hier ganz einfach danach, was sich für ihr Gegenüber durch das Erwünschte erfüllt. Beispiel: Der Klient sagt: *„Ich möchte, dass mein Partner am Wochenende auch einmal auf meine Wünsche eingeht, ohne dass ich darum kämpfen muss"*. Hier wird ein Verhalten (Strategie) vorgeschlagen, aber kein Bedürfnis genannt. Die *„Forschungsfrage"* an die Person wäre: *„Was erfüllt sich für Sie, wenn Ihr Partner auf Ihre Wünsche eingeht, ohne dass Sie dafür so kämpfen müssen?"*.

Um der Person einen Überblick über ihre aktuellen Gefühle und Bedürfnisse zu geben sowie zur Ergebnissicherung, kann es hilfreich sein, wenn Sie die Gefühle und Bedürfnisse der Person aufschreiben. Informieren Sie die Person darüber und schreiben Sie so, dass die Person das Geschriebene mitverfolgen kann. Nach dem Gespräch übergeben Sie der Person das Blatt. Zwischendurch sollten Sie die Bedürfnisse der Person wiederholen. Dies bringt Wertschätzung zum Ausdruck und signalisiert der Person „Ich habe verstanden". Achten Sie bei der praktischen Umsetzung darauf, dass Bedürfnisse gesucht werden und eben keine Strategien (Lösungen).

Ich habe die Erfahrung gemacht, dass es für Menschen sehr eindrucksvoll und berührend ist, wenn sie die eigenen Bedürfnisse hinter ihren teilweise starken Gefühlen erkennen können. Sie erleben, dass das Benennen der Gefühle und Bedürfnisse eine unvergleichliche Qualität des Kontakts mit sich und anderen ermöglicht. Jetzt braucht es Zeit und Ruhe, um die Bedürfnisse wirken zu lassen und seinem inneren Erleben näher zu kommen. Nicht selten wirkt die Person dann ruhig und nachdenklich. Überlassen Sie es dann ihr, wann weitergesprochen wird.

5.4.7 Praxisbeispiel zur 3. Komponente: Bedürfnisse

An dieser Stelle wird in **Tabelle 5-13** (Weg zu den Bedürfnissen) das Praxisbeispiel mit der jungen Frau fortgeführt.

Bitte beachten Sie, wie der Helfende/Therapeut die Klientin zu den Bedürfnissen führt und sich nicht von geäußerten Gedanken irritieren lässt oder darauf eingeht. Nun geht es darum, die Bedürfnisse zu finden, die sich hinter den Gefühlen der Klientin verbergen.

Zunächst zur Erinnerung der letzte Satz der jungen Frau in **Tabelle 5-9 (Kap. 5.3.17)** bei der Klärung ihrer Gefühle: *„Ich bin so wütend und fühle mich so hilflos"*.

Und so geht es weiter – Weg zu den Bedürfnissen.

Sie finden ein zweites Praxisbeispiel im Anhang (**Kap. 8**).

Tabelle 5-13: Weg zu den Bedürfnissen (Quelle: Eigendarstellung).

Komponente/Schritt 3: Weg zu den BEDÜRFNISSEN		
	Dialog	**Erläuterungen**
Helfer/ Therapeut	Sie fühlen sich wütend und hilflos, weil Sie was ... bräuchten?	Helfer fragt jetzt nach den Bedürfnissen.
Klientin	Na, dass er auch mal was im Haushalt macht. Ich bin doch nicht seine Putzfrau oder Mutter.	Es werden keine Bedürfnisse genannt. Person geht direkt zur Lösung: *„er auch mal was im Haushalt macht"*.
Helfer	Was würde sich für Sie erfüllen, wenn Ihr Partner etwas im Haushalt macht?	Helfer hat nun zwei Möglichkeiten: 1. Er kann fragen, was sich für die Person erfüllt, wenn der Partner etwas im Haushalt macht, oder 2. eine Gegenteilfrage zu der Aussage „Putzfrau": (Was wäre denn das Gegenteil von „seine Putzfrau sein?"). Wir entscheiden uns für die Variante 1. Zu Variante 2 können wir später noch zurückkommen.
Klientin	Dass ich nicht alles allein machen muss.	Sagt, was sie nicht will, anstatt was sie will.
Helfer	Heißt das, dass Ihnen Hilfe und Unterstützung (B) wichtig wären?	Fragt nach den Bedürfnissen (B).
Klientin	Ja, aber auch, dass ich ihn nicht immer dazu drängen muss.	Sagt, was sie nicht will, anstatt was sie will.
Helfer	Was wäre denn das Gegenteil von „jemanden drängen" müssen?	Diesmal versucht es der Helfer mit einer Gegenteilfrage, um Klarheit zu schaffen, was sie möchte.

Tabelle 5-13: *Fortsetzung*

Komponente/Schritt 3: Weg zu den BEDÜRFNISSEN		
	Dialog	**Erläuterungen**
Klientin	Dass er es selbstständig macht.	
Helfer	So etwas wie Freiwilligkeit (B) und Achtsamkeit (B), was gerade zu tun ist?	
Klientin	Ja, genau.	
Helfer	Und dann wäre es gut?	
Klientin	Ja und Nein, er wird zeitlich nie so viel machen können, wie ich und da würde ich mir wünschen, dass er das sieht, was ich alles für uns tue.	
Helfer	Geht es Ihnen auch darum, dass der Beitrag, den Sie leisten, gesehen (B) und gewürdigt (B) wird?	
Klientin	Ja, das trifft es ziemlich genau.	
Helfer	Ich würde es gerne zusammenfassen. Wenn Sie mir dann bitte sagen, ob das so passt: Ich habe es hier auf dem Blatt für Sie notiert. Sie sagten, Sie fühlen sich wütend und hilflos (Gefühle), weil Ihnen zum einen Unterstützung, Freiwilligkeit, und Achtsamkeit wichtig sind und Sie sich gleichzeitig wünschen, dass Ihr Beitrag in Ihrer Beziehung gesehen und gewürdigt, also wertgeschätzt wird?	Gefühle und Bedürfnisse verbunden darstellen. Erst, wenn die Bedürfnisse der Klientin benannt sind, wiederholt der Helfer ihre Aussage, um dies zu bestätigen und zu würdigen.
Klientin	Ja, darum geht es mir.	
Helfer	Dann würde ich Ihnen einen Vorschlag machen: Sie nehmen diese Liste mit Ihren Bedürfnissen mit und überlegen sich bis zum nächsten Mal, was Sie konkret tun könnten, damit diese Bedürfnisse zukünftig für Sie in Erfüllung gehen. Ist das in Ordnung?	Der Helfer führt nun von den Bedürfnissen zu den Strategien, bzw. Handlungen, mit denen sich die Bedürfnisse der Klientin erfüllen lassen. Es ist wichtig, dass die Klientin selbst eine Vorstellung hat, wodurch ihre Bedürfnisse erfüllt werden können.
Klientin	Ja, das klingt spannend. Wird aber sicher anstrengend.	

5.4.8 Übung – Bedürfnisse

Übung zu Komponente 3 – Bedürfnisse

Sie sollten jetzt das neue Wissen zu Bedürfnissen selbst anwenden und Ihr eigenes Vorgehen reflektieren. Nehmen Sie hierzu die Anleitung und die Übungsblätter „Einfühlsame Gesprächsführung“ aus dem Anhang zur Hand.

Bearbeiten Sie dort die Übung 4 (Kap. 8.4).

6 Die Perspektive der Bewältigung

Dieses Kapitel führt in die zweite Phase bei der Problembewältigung ein: die bewältigungsorientierte Perspektive. Sie beschreibt den Unterschied zwischen Bedürfnis und Strategie, geht auf die Vielzahl von Erfüllungsmöglichkeiten von Bedürfnissen ein und erklärt die drei möglichen Vorgehensweisen zur Bedürfnisbefriedigung: Regulation, Annahme/Akzeptanz und professioneller Intervention.

6.1 Einführung

Die Einfühlsame Gesprächsführung unterscheidet zwei Perspektiven (Phasen) bei einer Problembewältigung. Eine *beziehungs- und klärungsorientierte Perspektive* („*erste Phase*") zum Beziehungsaufbau und zur Problemklärung. Die sich darauf aufbauende *bewältigungsorientierte Perspektive* („*zweite Phase*") beschäftigt sich mit der Frage, wie Bedürfnisse erfüllt und bestehende Problemlagen bewältigt werden können.

Auch während dieser „*zweiten* Phase" kann situationsabhängig ein Integrieren des empathischen Prozesses notwendig werden. Helfendes Handeln wechselt daher zwischen beiden Perspektiven, dargestellt in **Abbildung 6-1**.

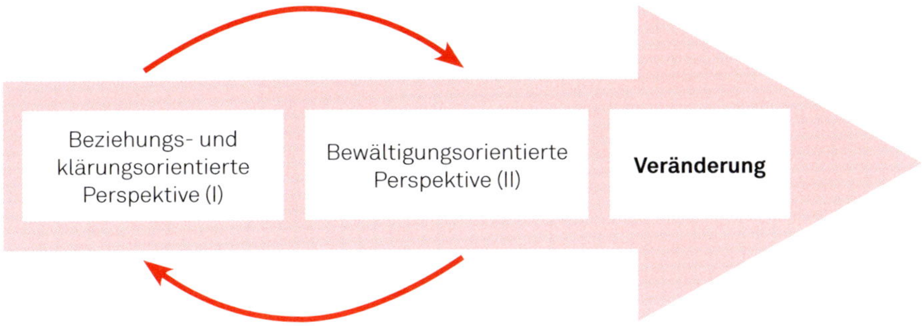

Abbildung 6-1: Perspektiven der Einfühlsamen Gesprächsführung (Quelle: Eigendarstellung).

Grundsätzlich können bei der *bewältigungsorientierten Phase* drei unterschiedliche Vorgehensweisen in Betracht kommen, wie **Abbildung 6-2** verdeutlicht: Erstens eine Handlung zur direkten Bedürfnisbefriedigung (also Regulation), zweitens die Annahme (Akzeptanz) einer unveränderlichen Situation und drittens spezifische Interventionen, um adäquate Strategien zur Bedürfnisbefriedigung zu entwickeln. Diese Interventionen können einzeln oder gleichzeitig zur Anwendung kommen.

Eine Übersicht, mit welchen sprachlichen Mustern in der beziehungs- und klärungsorientierten Perspektive gearbeitet werden kann und wie der Zusammenhang zur bewältigungsorientierten Perspektive ist, zeigt **Tabelle 6-1**.

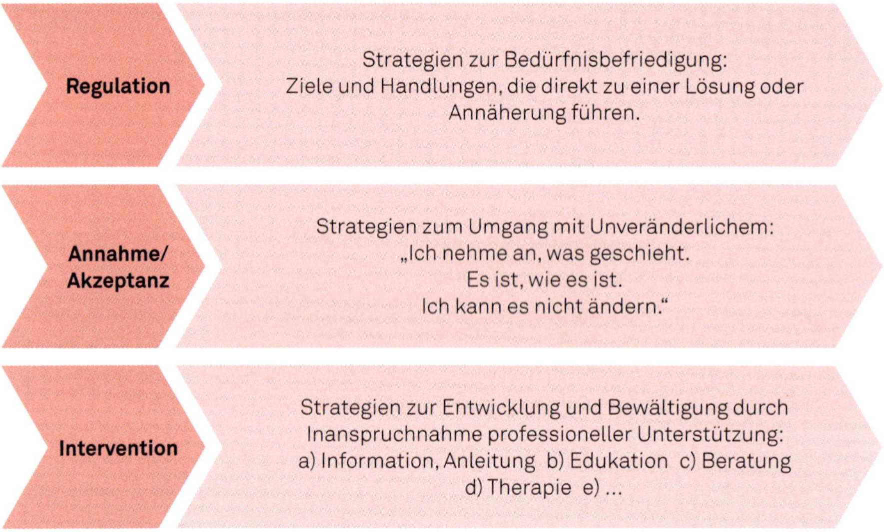

Abbildung 6-2: Strategien bei der bewältigungsorientierten Perspektive (Quelle: Eigendarstellung).

Tabelle 6-1: Anwendung der Perspektiven bei der Einfühlsamen GF (Quelle: Eigendarstellung).

Beziehungs- und klärungsorientierte Perspektive (*„erste Phase“*) (Empathischer Prozess)		
	Selbstempathie (ICH) Selbstklärung	**Empathie (DU) Einfühlung in den Anderen**
1. Schritt – Beobachtung	Wenn ich sehe/höre …	Wenn Du siehst/hörst …
2. Schritt – Gefühl	Fühle ich mich …	Fühlst Du dich dann …?
3. Schritt – Bedürfnis	Weil ich … brauche Weil mir … wichtig ist	Weil Du … brauchst? Weil Dir … wichtig ist?
Bewältigungsorientierte Perspektive (*„zweite Phase“*)		
Regulation	Strategien zur Bedürfnisbefriedigung: Ziele und Handlungen, die zu einer Lösung oder Annäherung führen. Bitten.	
Annahme/Akzeptanz	*Gibt es zu allem eine Lösung? – „Ich nehme an, was geschieht. Es ist, wie es ist. Ich kann es nicht ändern.“*	
Intervention	a) Information, Anleitung, Edukation b) Beratung c) Therapie d) …	

6.2 Vom Bedürfnis zur Strategie

Der folgende Abschnitt erläutert den Unterschied von Bedürfnis und Strategie, hilft hinter dem Verhalten (den Strategien) von Menschen die Bedürfnisse zu erkennen, geht auf die Abhängigkeit von anderen Menschen zur Erfüllung etlicher Bedürfnisse ein, bietet Übungen und verdeutlicht, dass es eine Vielzahl von Erfüllungsmöglichkeiten von Bedürfnissen gibt.

6.2.1 Gleiche Bedürfnisse, aber unterschiedliche Strategien

Bedürfnisse sind von Natur aus bei allen Menschen gleich. Bedürfnisse bilden ab, was Menschen zum Leben brauchen. Um sich die Bedürfnisse zu erfüllen, wählen Menschen ständig und zumeist unbewusst Strategien, um diese durch bestimmte Handlungen (Verhalten) zu befriedigen. „Handlungen sind kein Selbstzweck, sondern stehen, entweder direkt oder über Zwischenschritte, immer im Zusammenhang mit Bedürfnissen und Lebensbedingungen der Akteure" (Bauer, 2005, S. 40). Bedürfnisse sagen noch nichts darüber aus, auf welche Art und Weise Menschen versuchen, sich ihre Bedürfnisse zu erfüllen. Alles menschliche Verhalten, auch schwieriges, problematisches, verletzendes, verzweifeltes, nicht nachvollziehbares, ethisch abzulehnendes, nicht zielführendes, inakzeptables, ... Verhalten stellt Lösungsversuche (Strategien) zur Befriedigung eigener Bedürfnisse dar.

Welche Strategien ein Mensch als sozial akzeptable Formen zur Befriedigung seiner Bedürfnisse anwendet, hängt von einer Vielzahl von Faktoren, z.B. von Werten, Kultur, Religion, Geschlecht, Bildung, politische, ökonomische, soziale, familiäre Verhältnisse und seiner jeweiligen Gruppenzugehörigkeit ab. „Zu wissen, dass ein Mensch ein Bedürfnis hat, lässt noch relativ wenig Aussagen darüber zu, welches Verhalten er zeigen wird" (Kuhl, 2010, S. 341). Strategien sind demnach eine individuelle Vorstellung oder favorisierte Art, sich ein Bedürfnis zu erfüllen (Rosenberg, 2007). Grawe bezeichnet Strategien als motivationale Schemata, „die Mittel sind, die das Individuum im Laufe seines Lebens entwickelt, um seine Grundbedürfnisse zu befriedigen und sie vor Verletzung zu schützen" (Grawe, 2004, S. 188).

In der nachfolgenden **Abbildung 6-3** werden die Merkmale zur Unterscheidung von Bedürfnissen und Strategien dargestellt.

Menschen machen schon sehr früh und lebenslang Erfahrungen bei der Anwendung ihrer Strategien zur Bedürfnisbefriedigung. So erleben sie, inwieweit ihr Verhalten (Strategien) und ihre Bemühungen erfolgreich sind, ob es sich lohnt, diese Strategien weiterzuverfolgen, Anstrengungen in Kauf zu nehmen und Hindernisse zu überwinden oder eben zu resignieren oder gleich gar nicht zu beginnen. Diese persönlichen Erfahrungen werden nicht nur ihre Tendenz zu handeln prägen, sondern auch, welche Erwartung sie zukünftig haben, ein Ziel erreichen zu können. Diese subjektive Einschätzung der Wahrscheinlichkeit wird auch als Selbstwirksamkeitserwartung bezeichnet.

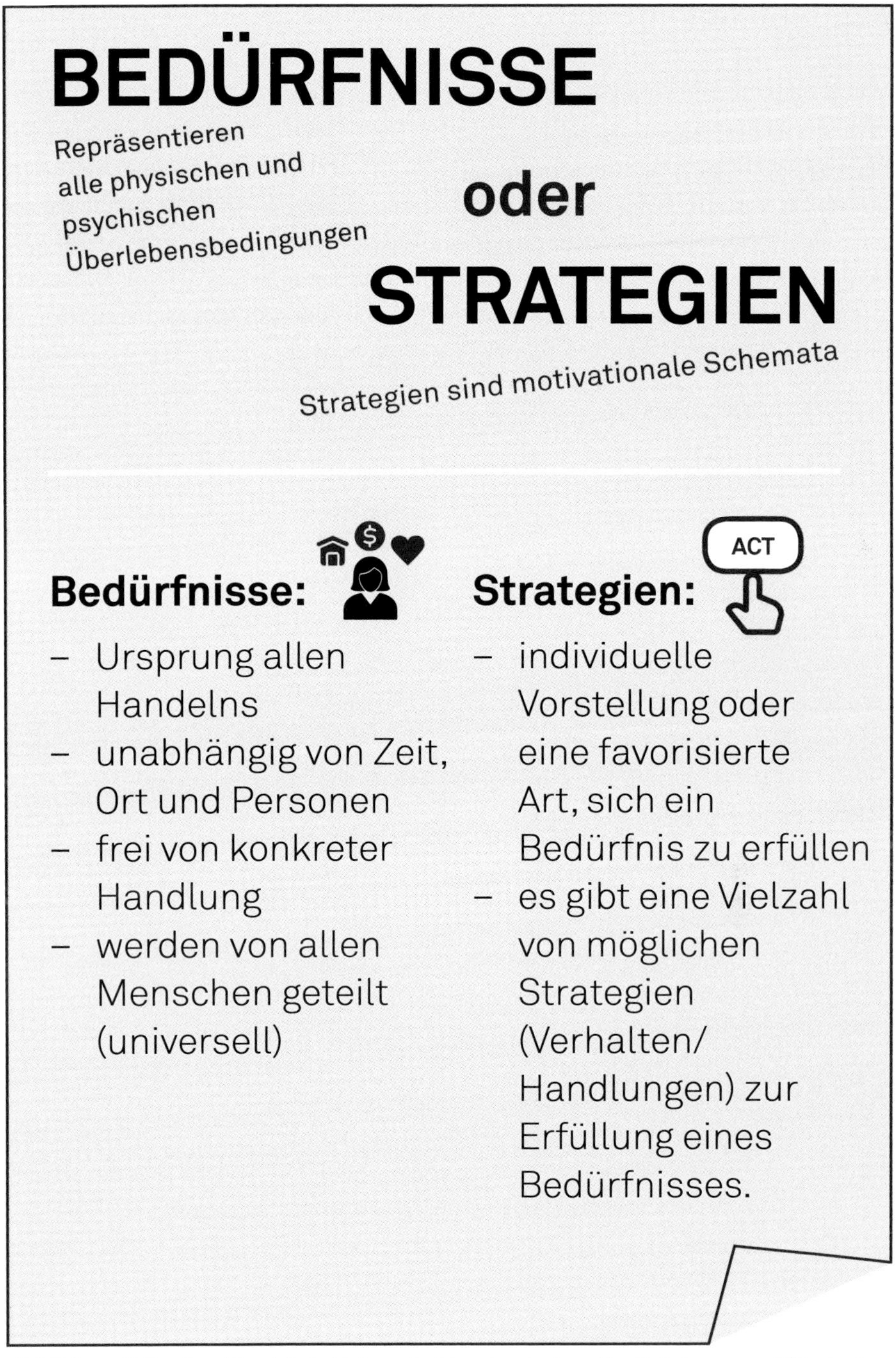

Abbildung 6-3: Kurzüberblick: Unterscheidung zwischen Bedürfnissen und Strategien (Quelle: Eigendarstellung).

6.2.2 Vom (Ver-) urteilen zum Verstehen

Während Bedürfnisse universell sind, lässt sich über die Strategien zu ihrer Erfüllung trefflich streiten, deshalb – Vorsicht: Bedürfnisse und Strategien sollten nicht verwechselt werden. Gelingt es, Bedürfnis und Strategie zu unterscheiden und dabei Bedürfnisse als allgemeingültig und Strategien zu ihrer Erfüllung als individuell, subjektiv bewertbar, wählbar und veränderbar zu betrachten, ergeben sich neue Perspektiven und Handlungsoptionen. Kritisch wird es immer dann, wenn bestimmte Strategien zur Norm, also zum gültigen Maßstab für alle erhoben werden.

Beispiel 1

Bereits ein einfaches Beispiel zeigt, dass es nicht unsere Bedürfnisse sind, die zu einem Problem werden können, sondern die Strategien, die jeder einzelne einsetzt, um sich ein Bedürfnis zu erfüllen. Während alle Menschen das Bedürfnis nach Nahrung und das dazugehörige Gefühl von Hunger kennen, ernähren sie sich auf ganz unterschiedliche Weise. Welche Strategie des Essens wohl die richtige ist: mit Fleisch, vegetarisch, vegan, Vollwert, Rohkost oder regional, saisonal, fair gehandelt, Bio, oder doch ...? Wer hat Recht?

Es macht bei Problemen oder gar Konflikten großen Sinn, innezuhalten und eben nicht auf das zu schauen, was uns unterscheidet oder trennt (Strategie), sondern darauf, was uns verbindet (Bedürfnisse), um darauf aufzubauen.

Bei der Einfühlsamen Gesprächsführung geht es nicht darum, nicht mehr zu werten und einer „Friede-Freude-Eierkuchen-Einstellung" zu folgen, die verdrängt oder beliebig mit Einstellungen oder Verhaltensweisen einverstanden ist. Vielmehr soll Klarheit darüber gewonnen werden, dass hinter dem Verhalten (Strategien, Lösungsversuche) von Menschen Bedürfnisse stehen und diese von den gezeigten Strategien zu unterscheiden sind. Sie ermöglichen ein Verstehen, um so aufrichtig miteinander in Kontakt zu kommen. Wo Verbindung entsteht, wächst die Bereitschaft dafür, Sorge zu tragen, dass die Bedürfnisse aller Beteiligten Berücksichtigung finden.

Beispiel 2

Für Strategien gibt es eine Vielzahl von Begriffen, wie etwa: Wünsche oder Ziele. Gleichzeitig ist es im alltäglichen Sprachgebrauch so, dass das Wort „*Bedürfnis*" fälschlicherweise oft gleichbedeutend mit dem Wort „*Wunsch*" oder „*Strategie*"

benutzt wird. Im nachfolgenden Praxisbeispiel wird für einen Wunsch der Begriff Bedürfnis benutzt: Eine Schülerin sagt während einer Unterrichtsstunde zum Lehrer: „*Ich hätte das Bedürfnis, eine Pause zu machen*“. Vielleicht fragen Sie sich jetzt: „*Pause machen*“ – ein Bedürfnis? Nein, eine „*Pause machen*“ ist kein Bedürfnis, sondern ein Wunsch oder eine Strategie. Doch verbergen sich hinter dem Wunsch nach einer Pause tatsächliche Bedürfnisse, wir wissen eben nicht welche. Wir könnten die Schülerin fragen, ob es ihr um Ruhe, Kontakt, Austausch, Nahrung, Bewegung oder ... geht?
Zuweilen steckt hinter einem Wunsch oder einer Strategie ein ganz anderes Bedürfnis, als der Wunsch zunächst vermuten lässt. Es macht also großen Sinn, innezuhalten und neugierig zu sein, welche Bedürfnisse sich hinter den Wünschen (Lösungsversuche zur Bedürfnisbefriedigung) von Menschen verbergen. Der Zugang zu den eigenen Bedürfnissen schafft eine Bewusstheit, die es uns ermöglicht, hierfür passende Strategien und Ziele wählen zu können.

6.2.3 Abhängigkeit von anderen Menschen bei der eigenen Bedürfniserfüllung

Einige Bedürfnisse können wir Menschen uns selbst durch passende Strategien erfüllen. Bei zahlreichen anderen Bedürfnissen, z.B. nach Zugehörigkeit, Schutz, Beteiligung oder Unterstützung, hängt die Erfüllung von anderen Menschen ab. Menschen zu finden, die uns in unseren Bestrebungen unterstützen, unsere Bedürfnisse zu erfüllen, kann zu einer Herausforderung werden, nicht selten verbunden mit intensiven Gefühlen von Enttäuschung, Ärger und Trauer. Manchen Menschen ist es ein Leichtes, andere um etwas zu bitten, anderen fällt es schwer, eine Bitte zu äußern. Dies steht in Verbindung mit den Erfahrungen, die Menschen bisher in ihrem Leben machen konnten, denn wo Bitten und Erwartungen sind, können diese auch enttäuscht werden. „Was, wenn der andere nein sagt und es eine Abfuhr gibt? Bedeutet dies ein Angewiesen sein auf den anderen, eine eigene Schwäche zu offenbaren? Er würde es doch anbieten, wenn er es wollte, und besteht überhaupt ein Anrecht darauf?“

So ist es wenig verwunderlich, dass es Menschen gibt, die eben nicht den direkten Weg wählen und andere klar um etwas bitten, stattdessen wählen sie „kilometerlange Umwege, verkleiden ihre Bitten und Sehnsüchte in Vorwürfe und Schuldzuweisungen, in Anklagen oder Beleidigungen“ (Pastor & Gens, 2004, S. 47).

6.2.4 Vielfalt von Erfüllungsmöglichkeiten eines Bedürfnisses

Im Laufe des Lebens lernen Menschen, manche Bedürfnisse zu priorisieren und andere zu unterdrücken. Zudem beginnen sie, bestimmte Strategien zur Erfüllung bestimmter Bedürfnisse zu favorisieren. Sie entwickeln Präferenzen (Vorlieben) bei der Auswahl ihrer Strategien zur Befriedigung ihrer Bedürfnisse. Dies hat zwar Vorteile, wie etwa eine gewohnte oder erfolgreiche Vorgehensweise zu kennen, dabei kulturelle oder religiöse Vorschriften zu beachten, was für Anerkennung, Sicherheit und Kontrollerleben sicher förderlich ist. Gleichzeitig bedeutet dies aber eine Reduktion der tatsächlichen Möglichkeiten, die das Leben bietet. Ein „bedürfnisorientierter Imperativ" im Sinne Kants könnte lauten: *Denke stets so, dass die Zahl deiner Strategien zur Erfüllung eines Bedürfnisses größer wird*. Funktioniert eine bekannte Strategie zur Bedürfniserfüllung nicht mehr, bereitet dies manchen Menschen erhebliche Probleme bei der Neuorientierung.

Die Rückbesinnung auf die zugrunde liegenden Bedürfnisse ermöglicht eine erweiterte Flexibilität, um geeignete Strategien zur Erfüllung der Bedürfnisse zu finden. Werden Strategien im klaren Bewusstsein der Bedürfnisse ausgewählt, sind diese wirkungsvoll und nachhaltig, da sie genau das erfüllen, wofür sie gebraucht werden.

Nicht immer sind die von den Menschen gewählten Strategien geeignet oder sozial akzeptiert, um sich ein Bedürfnis zu erfüllen. Nach einem selbst- oder fremdschädigenden Verhalten ändern sie ihre Strategie nicht, führen sie weiter fort und machen andere für das Scheitern verantwortlich. Es kann auch dazu kommen, dass sie ihre Strategie verstärken, weil sie noch nicht zu einer Bedürfnisbefriedigung geführt hat.

Beispiel 1

Sie kennen so etwas vermutlich auch aus ihrem Alltag: Es gibt derart redselige Menschen, dass ihre Mitmenschen flüchten oder sich abwenden, um ihrem Wortschwall zu entgehen. Dabei erleben diese Menschen die Distanzierung der anderen durchaus. Dies muss jedoch nicht dazu führen, dass sie sich zu kontrollieren versuchen, sondern im Gegenteil, sich noch mehr durch Worte bemühen mit dem Ergebnis, dass sich ihr Gegenüber noch stärker abwendet. Ein Teufelskreis kann beginnen. Sie verstärken ihre Bemühungen (Strategie) in der Hoffnung, dies wäre nützlich, um z. B. ihr Bedürfnis nach Kontakt oder Aufmerksamkeit zu befriedigen.

Beispiel 2

Ein zweites Beispiel bezieht sich auf ein Verhalten, das ein großer Teil der Bevölkerung zeigt, das Rauchen. Hier ist nicht selten zu hören: „Ich habe das *Bedürfnis,* eine Zigarette zu rauchen". Tatsächlich handelt es sich beim Rauchen um eine Strategie. Sie soll bestimmte Bedürfnisse erfüllen und den vielleicht schon vorhandenen Suchtdruck verringern. Als Bedürfnisse werden von Rauchenden bspw. genannt: Ruhe, Genuss, Zeit für sich haben, Gelassenheit, Entspannung, Selbstbestimmung (Freiheit), Selbstbelohnung (Anerkennung/Selbstwertschätzung), Struktur (in einem Tagesablauf), Kontakt (beim gemeinsamen Rauchen), Zugehörigkeit, ... Dies zeigt, dass nicht allein Nikotinersatzstoffe (z. B. Nikotinpflaster) anzuwenden sind, sondern zusätzlich alternative Strategien für die dahinter liegenden Bedürfnisse mit dem Einzelnen zu erörtern sind.

In der nachfolgenden **Abbildung 6-4** wird am Beispiel des Bedürfnisses nach „Ruhe" gezeigt, wie vielfältig die Strategien für ein einzelnes Bedürfnis sein können. Hat eine Person für das Bedürfnis nach Ruhe jedoch allein die Strategie des *Joggens* reserviert, wird dies bei einer Situation, die das Joggen unmöglich macht – wie eine Verletzung – womöglich zu Frustration führen. Dabei gibt es ein breites Spektrum an möglichen Strategien.

Die Liste in der **Abbildung 6-4** wäre beliebig zu erweitern, ein Bad nehmen, in die Sauna gehen, Mountainbike fahren, malen, Trompete spielen, ... hätten wir uns nicht unbewusst dazu entschlossen, einer Strategie die Exklusivrechte zu geben.

Wie gesagt, das ist ein sehr einfaches Beispiel und nicht alle, die gerne joggen, wollen dann meditieren. Wahrscheinlich würden sie um ihre geliebte Strategie

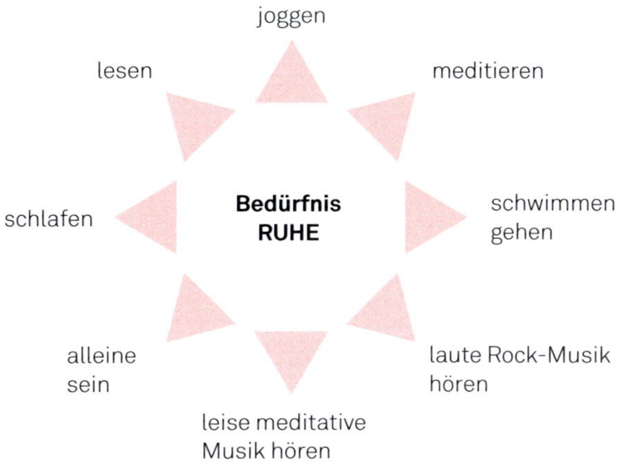

Abbildung 6-4: Vielzahl möglicher Strategien/Schemata am Beispiel des Bedürfnisses „Ruhe" (Quelle: Eigendarstellung).

trauern, was wiederum sein darf und nützlich ist, um loslassen zu können. Hilfreich ist dabei jedoch die Erkenntnis, dass es mehrere passende Strategien gibt, um ein Bedürfnis zu nähren.

Übung

Doch so einfach, wie es auf den ersten Blick scheint, ist es nicht. Bei manchen Bedürfnissen kann es richtig schwer sein, die Handlungen (Strategien) zu benennen, von denen wir denken, dass sie unsere Bedürfnisse erfüllen. Können Sie, wie bei dem erwähnten Bedürfnis Ruhe, einen genauso bunten Strauß an Handlungen aufzählen, woran Sie beispielsweise Wertschätzung erkennen können? Was müsste ein Freund, der Partner oder ein Referent bei einer Fortbildung tun, dass Sie sagen: „*Das war gerade wertschätzend*"? Was fällt Ihnen ein? Haben Sie Klarheit?

Aufgabe: Bevor Sie weiterlesen, notieren Sie sich bitte einmal kurz drei Verhaltensweisen eines Referenten, an denen Sie erkennen könnten, dass Sie gerade Wertschätzung erhalten.

Falls es Ihnen schwerfällt, befinden Sie sich nach meiner Erfahrung in guter Gesellschaft. Für viele Menschen ist es ungewohnt, ihre Wünsche klar zu formulieren. Und dann ist da ja auch noch unser Gegenüber. Stellen Sie sich vor, wie schwierig es für den Referenten sein muss zu wissen, woran Sie Wertschätzung erkennen können, um entsprechend zu handeln, so er das möchte. Ist es die Begrüßung per Handschlag, der Blickkontakt, Sie ausreden zu lassen, darauf zu achten, wann Sie sich für einen Redebeitrag gemeldet haben, einen Beitrag von Ihnen ausdrücklich zu würdigen, Sie gezielt einzubeziehen, oder ...?

Sie können diese Übung mit anderen Bedürfnissen bei verschiedenen Personen fortsetzen, wie etwa zu Liebe, Annahme oder Fürsorge. Für sich allein, in der Gruppe mit Freunden oder mit Klienten. Dies kann ein spannendes und manchmal berührendes „Spiel" sein.

6.3 Strategien zur Bedürfnisbefriedigung

Nachfolgend werden drei unterschiedliche Vorgehensweisen zur Bedürfnisbefriedigung vorgestellt. Erstens die Regulation zur direkten Bedürfnisbefriedigung mit Bitten, zweitens die Annahme bzw. Akzeptanz einer unveränderlichen Situation und drittens Hinweise zu spezifischen möglichen Interventionen im Rahmen professioneller Unterstützung. Diese Interventionen können einzeln oder gleichzeitig zur Anwendung kommen.

6.3.1 Regulation mit Beteiligung anderer Personen

Um ein Bedürfnis zu erfüllen, bei dem wir die Unterstützung durch andere Menschen brauchen, können wir eine Bitte formulieren. Um diese Form einer Bitte auszudrücken- und auch, um sie zu erfüllen – ist eine klare Vorstellung der eigenen Bedürfnisse und Ziele erforderlich. Durch eine Bitte wird Klarheit geschaffen, wie ein Bedürfnis konkret auf der Verhaltensebene verwirklicht werden soll. Mit ihr wird eine mögliche Strategie für ein Vorgehen benannt oder eine Entscheidung getroffen, die geeignet erscheint, ein aktuelles Bedürfnis zu erfüllen (Regulation). Sie macht klar, was die Absicht einer Person ist, und was sie sich von ihrem Gegenüber genau wünscht. Dabei stellt eine an den Gesprächspartner gerichtete Bitte nicht die einzig mögliche Lösung dar, sondern ist als ein Vorschlag anzusehen. Auch ein „Nein" auf eine Bitte ist eine akzeptierte Antwort, da dies zeigt, dass weitere Bedürfnisse, also auch die des Gesprächspartners, zu berücksichtigen sind.

Bitte oder Aufforderung

Besteht Klarheit darüber, mit welcher Strategie sich ein Bedürfnis durch eine andere Person erfüllen lässt, ist zu überlegen, ob eine Aufforderung oder eine Bitte an den Gesprächspartner zu richten ist. Der Unterschied zwischen einer Bitte und einer Forderung ist, dass auf eine Bitte mit „Ja" oder „Nein" geantwortet werden kann, ohne eine Konsequenz, die bei Aufforderungen häufig folgt, befürchten zu müssen.

„Bitten werden als Forderungen aufgefasst, wenn der andere davon ausgeht, dass er beschuldigt oder bestraft wird, wenn er nicht zustimmt". Marshall B. Rosenberg (2007, S. 99)

Geht es darum (in bester Absicht), den eigenen Willen durchzusetzen, um ein bestimmtes Verhalten zu erreichen, dann geht es um eine Forderung.

Ein einfaches Beispiel verdeutlicht dies. Ein Vater sagt zu seinem Sohn: *„Sebastian, geh jetzt bitte sofort ins Bett"*. Zwar taucht das Wort bitte auf, was sicher höflich gemeint ist, doch Sebastian denkt: Wenn ich das jetzt nicht mache, habe ich morgen Fernsehverbot. Eine Bitte oder eine Forderung?

Eine Forderung oder eine Bitte formulieren? Beides hat seinen Wert. Fordern wir ein Kind auf, an einer Fußgängerampel sofort stehen zu bleiben, so handeln wir aufgrund mangelnder Einsichtsfähigkeit des Kindes und aus Fürsorge, um das

Kind zu beschützen. Erklären wir es anschließend dem Kind, wird ein Lernprozess ermöglicht. Daneben gibt es Forderungen, die Konsequenzen haben können, die wir gar nicht beabsichtigen. Stellen wir etwa Forderungen an eine Kollegin, so kann es sein, dass sie eine klare Handlungsanweisung begrüßt. Vielleicht hat sie aber auch genug davon und möchte lieber selbstbestimmt und aus freien Stücken ihre Arbeit leisten oder zumindest gehört werden. Die Auswirkungen auf die Motivation ihrer Kollegin könnten erheblich sein. Es macht daher großen Sinn, die Bedürfnisse beider Personen zu klären, um dann Handlungswege zu finden, die es erlauben, beide Anliegen zu berücksichtigen.

Arten von Bitten

Es lassen sich hier drei Arten von Bitten unterscheiden:

1. **Handlungsbitte** oder Lösungsbitte. „Was soll der andere konkret tun?" Hier wird eine deutliche, beobachtbare und realistisch-verwirklichbare Handlung benannt.
   Ziel: Ein Verhalten vom Anderen erbitten, das ein bestimmtes Bedürfnis befriedigt.
2. **Beziehungsbitte** oder Klärungsbitte: „Wie ist das für Sie, wenn sie das von mir hören?"
   Ziel: Mit der anderen Person in Verbindung kommen. Jetzt geht es um die Klärung der Gefühle und Bedürfnisse des Gesprächspartners (Wie geht es ihm und was braucht er?).
3. **Verständnisbitte** oder Feedbackbitte: „Was haben Sie jetzt von mir verstanden?" „Wie kam das Gesagte bei Ihnen an?"
   Ziel: Rückmeldung vom Gegenüber bekommen und/oder Missverständnisse vermeiden: Prüfen, ob die Botschaft so angekommen ist, wie sie gemeint ist.

Aussichtsreiche Bitten formulieren

Bei der praktischen Umsetzung von Bitten gibt es ein paar klassische Stolpersteine. Bitten sind eine Möglichkeit, um andere Menschen dafür zu gewinnen, uns bei der Erfüllung der eigenen Bedürfnisse zu unterstützen. Wichtig ist, dass die „Bitten" klare Informationen für die Umsetzung auf der Strategieebene sind, um konkret kurz- und mittelfristige Ziele zur Erfüllung der Bedürfnisse planen zu können.

Beim Formulieren einer möglichst aussichtsreichen Bitte ist es von zentraler Bedeutung, dass sie so formuliert wird, dass sie genau zu dem Bedürfnis passt, das befriedigt werden soll. Wird außerdem bei einer Bitte das dazugehörige Bedürfnis benannt, kann das die Kooperationsbereitschaft des Gesprächspartners verbessern. Sagen Sie einer Person, worum es Ihnen geht, kann die Person Sie besser verstehen, was wiederum die Wahrscheinlichkeit erhöht, dass sie bereit ist, die Bitte zu erfüllen. In **Tabelle 6-2** finden Sie Kriterien und Beispiele, um aus-

Tabelle 6-2: Aussichtsreiche Bitten formulieren (Quelle: Eigendarstellung).

Kriterien für klare Bitten	Beispiele für eine Handlungssprache
Positiv formuliert: Annäherungs- statt Vermeidungsziele formulieren. Bitten sollen in einer positiven Handlungssprache ausgedrückt werden: Sagen Sie, was Sie wollen, anstatt was Sie nicht wollen.	*„Gehe auf dem Gehweg"*, anstatt *„Geh nicht auf der Straße."* *„Ich möchte mit Dir über unser gemeinsames Wochenende sprechen"*, anstatt *„schau nicht ständig in Dein Handy."*
Konkret: Bitten sollen präzise die Ziele oder Handlungen beschreiben: Formulieren Sie eine konkret beobachtbare, realistische Handlung (Zeit, Ort, Person).	*„Ich möchte Dich bitten, heute Abend gegen 20 Uhr mit mir ins Kino zu gehen"* *„Ich möchte Sie bitten, bis morgen 17 Uhr den vollständigen Abschlussbericht vorzulegen."*
Überprüfbar: die Ziele sollen beobachtbar sein, „messbar", es wird deutlich, woran man merkt, dass sie erreicht sind. Bitten sind wenig erfolgreich, wenn sie Gefühle statt Verhalten erbitten, sie vage und abstrakt sind oder Vergleiche enthalten.	*„Ich möchte Dich bitten, mich einmal in der Woche mit etwas zu überraschen, zum Beispiel indem Du für uns kochst."* anstatt „Ich möchte, dass *ich bei unserem Zusammensein mehr Freude erlebe."* (Gefühle erbeten) *„Ich möchte, dass wir einen Küchenplan machen"*, anstatt *„Ich möchte, dass Du mich unterstützt."* (vage und abstrakt) *„Ich möchte, dass Du heute Dein Zimmer aufräumst"*, anstatt *„Ich möchte, dass Du genauso ordentlich bist wie deine Schwester."* (Vergleich).

sichtsreiche und handlungswirksame Bitten zu formulieren, die die Chance erhöhen, dass Bitten auch erfüllt werden (können).

Sind die Bitten komplexer oder umfangreicher, kann es sehr hilfreich sein, gemeinsam einen Handlungsplan zu entwerfen zu dem ein Konsens besteht. Darin wären die Ziele und Aufgaben der Beteiligten schriftlich festzuhalten. Um Fortschritte oder auch die Zielerreichung überprüfen zu können, sind folgende Aspekte unterstützend:

- **Beeinflussbar:** Die beschriebenen Ziele sollten, wann immer möglich, unter eigener Kontrolle stehen. Ziele sollen erreichbar sein und von einem selbst beeinflussbar. Setze ich Ziele, die ich nicht beeinflussen kann, sollte klar sein: Das ist in meiner Hand und das liegt beim anderen.
- **Prioritäten setzen:** Was ist dringend, was kann warten?
- **Chancen und Risiken:** Sie sollten vor der Entscheidung geprüft werden. Werden die Ziele von den Beteiligten akzeptiert (angemessen, attraktiv, abgestimmt, ausführbar, aber vielleicht auch herausfordernd und anspruchsvoll)?

Welche Auswirkungen hat das auf meine Umwelt (Familie, Freunde, Kollegen)? Wie werden sie sich dazu verhalten? Mit welchen Widerständen muss ich rechnen? Was oder wer könnte mich behindern? Wie gehe ich damit um?
- **Ressourcen:** Welche persönlichen Ressourcen wie Fähigkeiten oder Erfahrungen habe ich? Wer hilft mir? Wen oder was benötigen wir dazu? Wie verwende ich die mir zur Verfügung stehenden Ressourcen?
- **Check Zielerreichung:** Woran merke ich, dass ich das Ziel erreicht habe? Wie fühlt sich die Zielerreichung an? Hat sich an den Zielen etwas geändert, muss ich gegebenenfalls Ziele *korrigieren?*

Sind andere Menschen beim Erfüllen eigener Bedürfnisse beteiligt, ist beim Formulieren der Strategien darauf zu achten, dass sie der eigenen Kontrolle unterliegen. Handlungswirksame Strategien (Bitten, Ziele), deren Umsetzung nicht der eigenen Kontrolle unterliegen, unterstützen weder das Kontrollerleben noch eine Selbstwirksamkeitserfahrung des Klienten. Wollen wir Menschen stärken, ist aber genau dies hilfreich.

Beispiel

Für eine Bewerbung könnten sich selbstgesteckte Ziele, die der eigenen Kontrolle unterliegen, z.B. so anhören: *„Ich werde mich auf das anstehende Bewerbungsgespräch bis zum 01.04. des Jahres vorbereiten. Dazu gehört Kleidung auswählen, Informationen über das Unternehmen sammeln, sorgfältig eine Bewerbungsmappe zusammenstellen, pünktlich sein, eine auf das Stellenprofil passende Bewerbung fertigen, …“*, anstatt zu sagen: *„Ich werde mich so gut auf das Bewerbungsgespräch vorbereiten, dass ich die Stelle bekomme“.*

Übung – Bitten/Strategien

Jetzt können Sie das neue Wissen selbst anwenden und Ihr eigenes Vorgehen reflektieren. Nehmen Sie hierzu die Anleitung und die Übungsblätter „Einfühlsame Gesprächsführung“ aus dem Anhang zur Hand.
Bearbeiten Sie dort die Übung 5 (Kap. 8-4).

Wertschätzung und Dank ausdrücken

Der Paartherapeut Hans Jellouschek schreibt zu wichtigen Beziehungsfragen in seinem Buch „Was die Liebe braucht“, dass es für jeden bedeutend ist, Dinge zu tun, die sein Selbstwertgefühl stärken (Jellouschek, 2009). Dazu zählen für ihn besonders:

- Eigene Aufgaben zu haben, die Erfolgserlebnisse wie Anerkennung mit sich bringen, und
- eigene Beziehungen zu unterhalten, in denen man seinen Wert immer wieder positiv widergespiegelt bekommt.

Wie aber geht das, „einen Wert positiv spiegeln" oder Anerkennung zum Ausdruck bringen? Woran kann jeder einzelne von uns erkennen, dass er gerade Wertschätzung erfährt? Häufig haben Aussagen, in denen Wertschätzung zum Ausdruck gebracht werden soll, die Form einer (positiven oder negativen) Bewertung und manchmal steckt auch eine Absicht dahinter. Was ist vom Sprechenden beabsichtigt? Anerkennung oder „manipulative Streicheleinheiten", auch Belohnung genannt? Jemandem auf die Schulter zu klopfen und ihm zu sagen, dass er etwas gut gemacht hat, ist das Ergebnis einer Bewertung: eine Anerkennung für etwas, das geleistet und nach eigener Meinung bzw. eigenem Maßstab für richtig und gut befunden wurde. So ist Anerkennung eben immer auch ein Urteil über andere. In **Tabelle 6-3** wird gezeigt, dass sich das ganz unterschiedlich anhören kann.

Bei den eigenen Maßstäben zu sein, heißt bei sich selbst zu sein. Empathie hingegen würde bedeuten, beim Gegenüber zu sein, bei seinem Erleben, seinen Gefühlen und Bedürfnissen. Bewertungen mit Belohnung oder Bestrafung (gerne auch als positive oder negative Verstärkung bezeichnet) blockieren eine empathische Würdigung.

Tabelle 6-3: Bewertungen als Belohnung (Anerkennung) (Quelle: Eigendarstellung).

Mutter/Kind (in Anlehnung an Struwwelpeter)	„Du hast heute brav Deinen Teller leer gegessen."(= Bewertung). „Dafür darfst Du Dir wünschen, was es morgen zum Essen gibt." (= Belohnung)
Ehefrau/Ehemann	„Es war nett von Dir, dass Du einkaufen gegangen bist."
Pflegende/Klient	„Sie sind ein höflicher Mensch. Sie haben Ihrem Mitpatienten Ihre Zeitung angeboten."
Fremde in der Straßenbahn	„Das ist sehr freundlich von Ihnen, dass Sie mir den Sitzplatz anbieten."
Chef/Mitarbeiter	„Sie sind sehr schnell und akkurat bei der Arbeit. Sie sind einer meiner besten Mitarbeiter."
Chef/Mitarbeiter	„Sie sind mit der neuen Aufgabe völlig überfordert. Auch, wenn es Ihnen nicht passt, ab morgen gehen Sie wieder an Ihre alte Arbeit."

Nicht selten steht hinter dieser Form von Anerkennung, Lob oder Komplimenten eine Absicht, etwa, dass das erwünschte Verhalten erneut gezeigt wird. Ein wenig mag das an Dressur erinnern. Doch Menschen handeln ja in guter Absicht. In beruflichen und schulischen Kontexten wird behauptet, dass, wenn man Menschen lobe, dies ihre Leistung steigere. Rosenberg (2007) sieht darin einen kurzfristigen Effekt, da sobald die Manipulation bemerkt würde, es wieder zum Leistungsabfall käme.

Einfühlsame Gesprächsführung unterstützt darin Dank auszudrücken oder Wertschätzung zu kommunizieren, indem etwas empathisch gewürdigt wird. Es geht darum, dem Gesprächspartner zum Ausdruck zu bringen, was unser Leben bereichert hat, also etwas zu feiern und nicht etwas zu bekommen oder das Verhalten eines anderen zu bewerten. Die drei Bestandteile der empathischen Anerkennung und Würdigung sind (Rosenberg, 2007):

1. die Handlung zu benennen, die zum eigenen Wohlbefinden beigetragen hat (*Beobachtung*),
2. die *Bedürfnisse,* die erfüllt wurden und
3. die *Gefühle,* die ich dadurch habe.

Beispiel

Ein solches „Danke“ kann sich im privaten Bereich so anhören:

Die Partnerin sagt: „*Als ich gestern nach Haus kam, hast du mein Lieblingsessen für uns gekocht* (Beobachtung). *Ich war überrascht und erfreut* (Gefühle), *weil ich da Fürsorge und Wohlwollen erlebt habe* (Bedürfnisse). *Danke*“.

Ein Lob (bewerten) hört sich hingegen ganz anders an:

Die Partnerin sagt: „Ich finde es total nett, *dass du gestern für mich gekocht hast. Das war echt schön von dir. Du hast das richtig super gemacht*“.

Ein Beispiel aus dem beruflichen Alltag: Ein Klient steht am Eingang einer forensischen Krankenhausstation und trägt sich, nachdem er von der Arbeitstherapie zurückkommt, in die Anwesenheitsliste ein. Direkt neben dem Tisch, auf dem die Anwesenheitsliste liegt, steht eine Pflegerin der Station, zu der er sagt: „*Ich komme gerade vom Arbeiten. Volle zwei Stunden habe ich durchgehalten. Zum ersten Mal.*“ (Er lächelt dabei).

Variante 1 – bewerten, loben

Die Pflegerin sagt daraufhin zu ihm:

„*Das haben Sie gut gemacht. Schön, dass Sie das geschafft haben. Da bin ich jetzt richtig stolz auf Sie*“.

Eine andere Variante: „*Sehen Sie, wenn Sie sich ein bisschen anstrengen, dann schaffen Sie das auch*“. „*Ein bisschen guter Wille und es klappt*“.

Variante 2 – empathisch würdigen (also: Beobachtung-Gefühl-Bedürfnis):
Die Pflegerin sagt zu ihm:
„Sie haben zwei volle Stunden in der Arbeitstherapie mitgearbeitet, wie Sie es vereinbart haben (Beobachtung). *Sind Sie jetzt froh und freuen sich* (Gefühl), *dass Sie so lange durchgehalten haben und Sie merken, dass es vorwärts* (Bedürfnis nach Entwicklung) *geht?"*
Eine erweiterte Variante: *„... und Sie vielleicht auch so etwas, wie „auf-Augenhöhe-sein"* (Bedürfnis nach Gleichwertigkeit) *und Respekt bei den Mitpatienten erlebt haben?"*
Sie können leicht erkennen, dass es zwei unterschiedliche Herangehensweisen sind. Bei Variante 1 ist die Pflegerin bei sich (ihren Vorstellungen und Werten), bei Variante 2 beim Klienten (seinen Gefühlen und Bedürfnissen). Hier hat der Klient die Möglichkeit zu erkennen, was ihn erfreut und welche Bedürfnisse sich bei ihm erfüllen. Gleichzeitig eine Gesprächspartnerin zu erleben, die ihn zu verstehen sucht, anstatt ihn zu bewerten.
Die Schwierigkeit ist, dass Sie bei Variante 2 gedanklich beim Klienten sein müssen und überlegen, welche Gefühle und Bedürfnisse er gerade hat, anstatt Ihre eigene Einschätzung (Bewertung/Lob) zu äußern. Scheuen Sie sich nicht, nachzufragen und Angebote zu machen. Auch für den Klienten ist dies ein Prozess hin zu mehr Klarheit, was ihn gerade bewegt.
Ich würde dafür plädieren, nicht die eine oder andere Variante für falsch oder richtig bzw. besser oder schlechter anzusehen, sondern die unterschiedliche Qualität zu erkennen, sodass Sie als helfender Experte situationsangepasst und mit unterschiedlichen Strategien die Klienten in ihrer Entwicklung unterstützen können.

6.3.2 Annahme/Akzeptanz

Unveränderliches annehmen

Zu menschlichem Leben gehören auch lebensverändernde Krisen (wie Krankheit, Arbeitslosigkeit, Trennung, Tod) oder Enttäuschungen zu durchleben. Große Herausforderungen, denen man gegenübersteht und die es zu bewältigen gilt. Akzeptanz unterstützt die Bewältigung.

Annehmen oder akzeptieren bedeutet so etwas wie bejahen oder etwas hinnehmen und billigen, so wie es ist. Zu akzeptieren ist ein aktiver Prozess und beruht auf Freiwilligkeit. Annehmen anstelle von ablehnen. Das annehmen, was ich nicht ändern kann, im Kleinen wie ein verschütteter Espresso oder im Großen wie der

Verlust eines geliebten Menschen. Akzeptanz ermöglicht das Erleben und Aushalten von dem, was gerade ist, so wie es ist, einschließlich der eigenen Reaktion darauf. Es ermöglicht uns mit einem Problem umzugehen, das nicht gelöst werden kann, weil es bereits stattgefunden hat oder sich dem eigenen Einfluss entzieht.

Es gibt therapeutische Ansätze, die in der (radikalen) Akzeptanz einen wichtigen Schwerpunkt sehen, z.B. die Akzeptanz- und Commitment Therapie (ACT) oder die dialektisch-behaviorale Therapie (DBT).

Trost spenden

Trost will Unterstützung und Linderung schenken. Etwas, das den Schmerz aushalten lässt und dabei hilft. Gleichzeitig kann es sein, dass die Trostspendende selbst erst einmal betroffen und verunsichert sein kann, da die Situation vielleicht mit den eigenen Ängsten konfrontiert.

Trost heißt die Erfahrung zu machen, dass jemand da ist, man nicht allein ist. Trösten heißt nicht, sofort eine Lösung parat zu haben. Trösten heißt zunächst einfach: da sein. Da darf es auch erst mal still werden. Trost kann Halt geben, etwa durch Körperkontakt, wie das Halten der Hand. Oder in den Arm genommen zu werden (so Sie mit der Person vertraut sind). Eine Geste der Berührung, die zeigt: Ich bin für dich da. So wird Zuwendung erfahrbar. Andere erleben Trost und Halt in einer Selbsthilfegruppe, in der sie erleben, dass es auch andere gibt, denen es ähnlich geht.

Wer unterstützen möchte, sollte sich frei machen von der Vorstellung, etwas verändern zu wollen. Wenn jemand leidet, dann braucht er nicht unsere Lösungsvorschläge, sondern einfach uns als Person. Geben Sie dem Betroffenen zu verstehen, dass die Trauer, das Weinen und die dazugehörenden Gefühle (Angst, Wut) sein dürfen.

Tröstende Worte für den Betroffenen? Wer gerade niedergeschlagen ist, erlebt sich durch beschwichtigende oder verharmlosende Floskeln wie „Kopf hoch wird schon wieder“, „Ich kann verstehen, wie du dich fühlst“ oder „In jeder Krise steckt eine Chance“, wohl eher unverstanden und nicht ernst genommen. Dasselbe kann für gutgemeinte Ratschläge gelten, wie „Du musst jetzt nach vorne schauen“ oder „Das Leben geht weiter“. Besser: ehrliche Anteilnahme, authentisch sein und zuhören, wie: „Ich weiß gar nicht, was ich sagen soll, mir fehlen die Worte“, „Erzähl, wie es dir geht“ oder „Was brauchst du gerade?“.

Und doch: Es gibt keine Vorgehensweise für das „erfolgreiche Trösten“. Denn Trost kann für jeden etwas anderes sein: Schweigen, Gespräche, Abwechslung (Ablenkung), praktische Unterstützung (einkaufen gehen), ... Trost hat viele Seiten, gehen Sie daher auf die Bedürfnisse des Betroffenen ein.

6.3.3 Interventionen – professionelle Unterstützung

Probleme und Krisen gehören zum natürlichen Verlauf eines Lebens. Wenn die eigenen Gedanken und Gefühle die Lebensqualität einschränken, man überfordert ist und allein nicht weiterkommt, kann professioneller Unterstützungsbedarf entstehen. Die Angehörigen der Gesundheits-, Erziehungs- und Sozialberufe leisten solche Unterstützung, z.B. mittels Therapie, Beratung, Education oder Coaching, um Entwicklung und Veränderung zu fördern. Dabei besteht die Gefahr, dass ein ausschließlich störungsspezifischer oder psychopathologischer Blick auf den Klienten mit einer alleinigen oberflächlichen Symptomkorrektur verbunden ist.

Der Klarheit folgend, dass es keine Techniken gibt, um Menschen zu verändern, wenn sie es gar nicht wollen und in Anerkennung des wohl bedeutendsten allgemeinen Wirkfaktors in der Psychotherapie – die Beziehung, wurde hier eine beziehungsbasierte Vorgehensweise vorgestellt. Sie kann bei Prozessen Anwendung finden, bei denen professioneller Unterstützungsbedarf besteht. Ein solcher beziehungsbasierter Prozess beinhaltet zwei Phasen, dargestellt in **Abbildung 6-5**:

1. Eine *beziehungs- und klärungsorientierte Phase* sowie eine darauf aufbauende
2. *bewältigungsorientierte Phase.*

Oder kurz gesagt: Connection before Correction. Will man Veränderungsprozesse mobilisieren, können wir die Erfahrung machen, dass allein eine beziehungs- und klärungsorientierte Perspektive („erste Phase“) nicht ausreicht. Wir begleiten Menschen, die bei ihrer Verhaltensplanung und -steuerung teils erheblich reduzierte Möglichkeiten haben. Hier braucht es Experten, die den Klienten unterstützen, Lösungen zu finden und Verhaltens- und Handlungsoptionen zu erweitern. Um Entwicklungs-, Anpassungs- und Veränderungsprozesse mit den Klienten zu initiieren und zu begleiten, werden bei der „*bewältigungsorientierten Phase*“ („*zweite* Phase“) spezifische Methoden und Interventionen angeboten, die den berufsspezifischen Kompetenzen entsprechen. Hier kann es unter Beteiligung mehrerer Experten unterschiedlicher psychosozialer Berufe zu einer Arbeitsteilung kommen.

Wichtig ist das Verständnis, dass der Klient ein Unterstützungsangebot erst „*wahrnehmen*“ kann, wenn er selbst Klarheit über seine Gefühle, Bedürfnisse und Wünsche hat (Neue Selbstwahrnehmung, Selbstverstehen) und diese gehört und ernst genommen (validiert) wurden (Fremdverstehen).

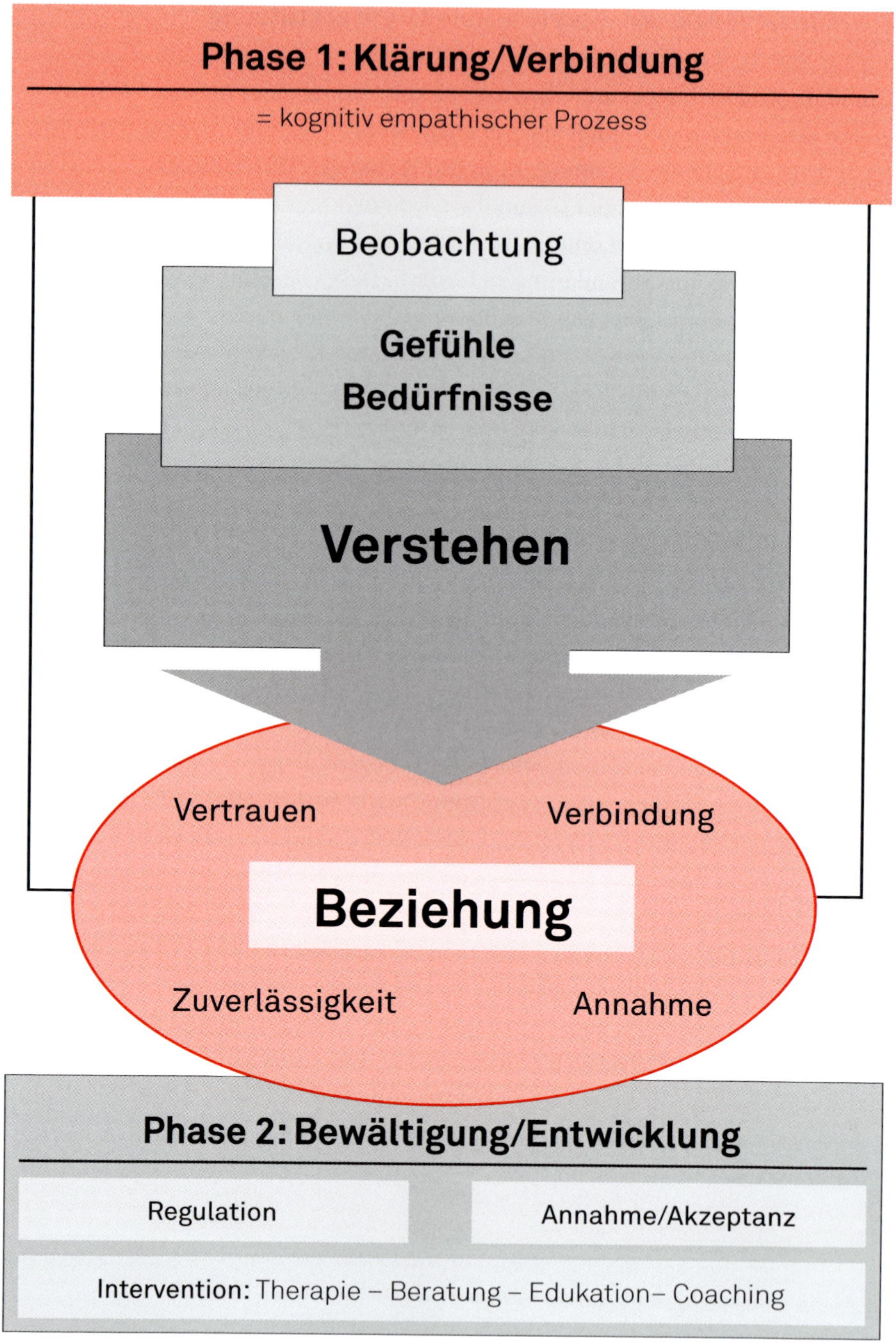

Abbildung 6-5: Die beiden Phasen beziehungsbasierter Arbeit (Quelle: Eigendarstellung).

Erfährt der Klient Annahme (Akzeptanz) kann er sich öffnen (Vertrauen) und auf einen Prozess der Problembearbeitung bei der bewältigungsorientierten Phase einlassen.

Die Klienten können durch die veränderte Selbstwahrnehmung erkennen, dass sie es wert sind, an einer Veränderung ihrer Situation zu arbeiten und so eine Steigerung des Selbstwerts entwickeln.

Beziehung kann selbst schon als ein wirkungsaktives Mittel verstanden werden. Gleichzeitig kann Beziehung als eine Voraussetzung sowie als ein Bestandteil wirkungsvoller professioneller Intervention gelten, wie bei Therapie, Edukation oder Beratung.

Es werden Klienten unterstützt, die vorübergehend oder dauerhaft in ihrer Entwicklung oder der Bewältigung ihrer Probleme Bedarf haben. Hier geht es darum, professionelle Strategien (Interventionen) anzuwenden, die den Klienten bei einer Problemlösung bzw. Bewältigung der Schwierigkeiten unterstützen. Deshalb kann diese Phase auch als „*lösungsorientierte Phase*" bezeichnet werden. Manchmal ist das Ziel dieser Phase, die Klienten darin zu unterstützen, eine Krise zu durchleben oder eine Änderungsmotivation aufzubauen.

Die „*bewältigungsorientierte Phase*" kann auch eine kritisch auflösende Seite mit einem „symptomfokussierten Blick" haben, bei der unterschiedliche Methoden zur Anwendung kommen können. In diesem Buch sollen keine der vielen spezifischen Methoden (Interventionen) einzelner psychosozialer Berufe (Medizin, Psychologie, Pflege, Pädagogik) vorgestellt werden. Dafür steht mit den spezifischen Beratungs- und Edukationsmodellen ein breites berufliches Wissen zur Verfügung. Es gibt bereits therapeutische Ansätze, die in der Integration der Gefühle und Bedürfnisse einen wichtigen Schwerpunkt sehen, z.B. die Schematherapie, das Zürcher Ressourcen Modell (ZRM) oder die Dialektisch-behaviorale Therapie (DBT).

7 Fazit und Ausblick

Die Angehörigen der Gesundheits-, Erziehungs- und Sozialberufe begleiten Menschen in Entwicklungs- und Veränderungsprozessen. Am Anfang solcher Prozesse steht die Entwicklung einer emotionalen Sicherheit zwischen den agierenden Personen. Nicht selten sind die Klienten verletzte oder verletzbare, irritierte oder irritierbare Menschen, die manchmal ängstlich, verunsichert oder traurig sind. Diese Wesensmerkmale repräsentieren weder Krankheitsbilder, noch beschreiben sie einen Menschen vollständig. Es sind Menschen, die sich – wie alle Menschen – eine Verbindung mit ihrem Gegenüber wünschen, bei dem sie Vertrauen, Annahme und mehr noch, sich als Mensch und nicht als Klient erleben können.

In der Beziehung mit den Klienten wird den beruflichen Akteuren nicht selten der Schutz ihrer „Anbefohlenen" ausdrücklich als Aufgabe zugesprochen – „und zwar unter faktischen Bedingungen asymmetrischer, nicht-reziproker Interaktionsverhältnisse, die wiederrum vielfältige Gefahren wie die des Machtmissbrauchs, der Bevormundung, der Manipulation und Täuschung mit sich bringen" (Remmers, 2010, S. 50). Daher ist die Frage bedeutungsvoll, an was sich die professionellen Akteure bei ihrem Handeln und der darin eingebetteten Gesprächsführung orientieren. Sie begleiten Menschen nicht einfach nach ihren Vorstellungen, sondern nach ihrem jeweiligen beruflichen Ethos. Dabei respektieren und integrieren sie bei ihrem Vorgehen die Autonomie und Lebenspraxis ihrer Klienten, um so eine fein austarierte Balance der Interessen beider Interaktionspartner zu erreichen. Der Umfang an unterstützendem und steuerndem Einfluss muss immer wieder neu überprüft werden. Hier bewegen sie sich auf einem schmalen Grat zwischen zwei Abgründen, die heißen: Bevormundung und Vernachlässigung. Bindung kann als das Aufsuchen und Aufrechterhalten von Nähe zu einer anderen Person verstanden werden (Bowlby, 1975). Sie ist als Grundlage für eine beziehungsbasierte Arbeit und als übergreifender Wirkfaktor aller therapeutischen Interventionen zu begreifen. Professionelles Helfen, also therapieren, pflegen, behandeln, erziehen, begleiten, ... heißt zuallererst in eine Beziehung treten, die auch als „sichere Basis" fungiert. „Alles wirkliche Leben ist Beziehung" (Buber, 1923, S. 15) und erst „in Begegnungen kann der Mensch sich ganz verwirklichen" (Buber, 1923, S. 38). Beziehung stiftet die emotionale Sicherheit, ohne die Entwicklung und Veränderung für uns Menschen nur schwer möglich ist. Sie ist ein wichtiges Element, das uns psychisch und physisch gesund sein lässt. Die Angehörigen der Gesundheits-, Erziehungs- und Sozialberufe brauchen deshalb klare Vorstellungen und Strategien, wie Beziehung im Zusammenleben und -arbeiten von uns Menschen gelingen kann. Dabei ist eine Gesprächsführung notwendig, die nicht darauf blickt, was uns vom anderen unterscheidet, sondern die als Grundlage nach dem Verbindenden sucht, um darauf aufzubauen.

Empathische Kompetenz ist als bedeutende Fähigkeit professionellen Handelns anzuerkennen, um die Qualität der interpersonalen Beziehungen im Berufsalltag zwischen allen Beteiligten zu verbessern. Um eine Einfühlsame Gesprächsführung in die Praxis zu integrieren, genügt es nicht, Empathie und Wertschätzung als Appell zu formulieren. Eine empathische oder einfühlsame Vorgehensweise ist nicht durch einen punktuellen und schnellen kognitiven Transfer einiger Bildungsinhalte zu erreichen. Es braucht hierfür systematische und spezifische Entwicklungsformate, die helfen die instrumentellen Kompetenzen einer kognitiven Empathie aufzubauen. Gleichzeitig ist es erforderlich, die Reflektion und Entwicklung der eigenen Person (Haltung, Einstellungen, Ethos) als eine berufliche Verantwortung zu verstehen, zu der es gehört zu wachsen, zu lernen und sich zu entwickeln. So kann es gelingen, eine entsprechende Haltung zu entwickeln und eine empathische Gesprächsführung anwenden zu können.

Für den Einzelnen ist es mit dem Erlernen der Einfühlsamen Gesprächsführung wie mit dem Tanzen lernen: Man kann sie nur durch praktisches Tun, verbunden mit einer korrigierenden und tragenden Unterstützung anderer lernen. Dies braucht Zeit, Geduld und folglich Ressourcen.

Neben der Kompetenz des Einzelnen ist ein Rahmen um Empathie, Annahme, Vertrauen und Verbundenheit grundlegend. Um ihn zu erschaffen, müssen die bestehenden Strukturen und Abläufe reflektiert und nötigenfalls modifiziert werden. Um das Ziel einer beziehungsfördernden Kultur zu realisieren, braucht es eine entsprechende systematische Personal- und gleichzeitig eine Organisationsentwicklung mit einer angepassten Gestaltung der Strukturen, Konzepte, Methoden und Regeln.

Die Einfühlsame Gesprächsführung bietet den Angehörigen der psychosozialen Berufe eine Erfolg versprechende Vorgehensweise und Impulse zu einer erforderlichen Haltung, um qualitätsvolle Beziehungen zu den Klienten aufzubauen und zu erhalten. Einfühlsame Gesprächsführung schafft die Basis für ein wirksames professionelles Handeln.

8 Anhang

8.1 Schlüsselunterscheidungen

Die Erläuterungen zu Schlüsselunterscheidungen sollen dazu dienen, einige Begriffe der Einfühlsamen Gesprächsführung genauer zu erläutern, um mehr Klarheit darüber zu erhalten, worin der Unterschied zwischen diesen Begrifflichkeiten besteht. Dies kann unterstützend sein, um die eigene Kommunikation und Absichten dahingehend zu beleuchten, ob sie sich in einem verbindenden (beziehungsfördernden) oder trennenden Bewusstsein vollziehen. Gleichzeitig wird klarer, ob man gerade bei sich (Selbstklärung) oder bei seinem Gegenüber (Empathie) ist.

Hier in **Tabelle 8-1** eine reduzierte Auswahl von Schlüsselunterscheidungen, orientiert an Rosenberg (2007) und Larsson und Hoffmann (2013).

Tabelle 8-1: Schlüsselunterscheidungen (Quelle: Eigendarstellung in Anlehnung an Rosenberg, 2007).

Intellektuelles Verstehen • richtet sich häufig auf ein Verstehen der Vergangenheit. • es werden Fragen gestellt, um Informationen für das eigene Verstehen zu erhalten.	**Einfühlende Reaktion** • Konzentration auf das, was jetzt gerade in der anderen Person vorgeht. • Gegenwärtigkeit, Präsenz, Hier sein.
Einfühlung • volle Aufmerksamkeit bei der anderen Person. • keine eigenen Gefühle oder Gedanken.	**Mitleid** (Sympathie) • Es kommt zu einer eigenen Betroffenheit. • Es werden eigene Gefühle ausgelöst, was darauf hindeutet, dass ich von der anderen Person weg bin, weil eigene Erlebnisse oder Bedürfnisse aktuell werden.
Beobachtung • Beschreibung einer Sinnesempfindung: Was habe ich gehört, gesehen, gerochen, geschmeckt, ... • Sehen und hören könnten durch eine Videokamera aufgezeichnet werden.	**Bewertung** • Die Sinnesempfindung wird interpretiert und bewertet. • Es werden Eigenschaften der beobachteten Person oder des Ereignisses geäußert und Schlüsse daraus gezogen.
Gefühle • Beschreibung meines Zustandes, wie es mir jetzt geht, was ich spüre, wie zum Beispiel: „Ich bin ärgerlich“.	**Gedanken** • Interpretationen über die unseren Gefühlen zugrundeliegenden Ursachen. „Ich habe das Gefühl, ich werde hier überhaupt nicht akzeptiert“.
Eigene Verantwortung für Gefühle • Ursache meiner Gefühle sind meine Bedürfnisse.	**Verantwortung für meine Gefühle hat der andere** • Ursache meiner Gefühle ist das Verhalten der anderen.
Auslöser/Stimulus von Gefühlen • Stimuli sind Impulse aus unserer Umwelt oder von unseren Gedanken. Sie „triggern“ bei uns Gefühle, die uns darüber informieren, ob Bedürfnisse gerade erfüllt oder nicht erfüllt werden.	**Ursache von Gefühlen** • Ursache unserer Gefühle sind die eigenen Bedürfnisse. Was wir fühlen, hängt davon ab, welche Auswirkungen der wahrgenommene Stimulus auf unsere Bedürfnisse hat.
Bedürfnisse • Beschreibung, was ich brauche, was mich antreibt und was ich mit allen Menschen teile.	**Strategien** • Beschreibung, welche Handlungen ich kenne oder bevorzuge, um mir ein Bedürfnis zu erfüllen.

Tabelle 8-1: *Fortsetzung*

Bitten (Wunsch) • einen anderen bitten, dass er etwas Bestimmtes tut oder lässt. • Wer eine Bitte formuliert, handelt in dem Bewusstsein, dass es mehrere Möglichkeiten gibt, um Bedürfnisse zu erfüllen. • Baut auf freiwilliger Kooperation auf. Wertschätzung bleibt auch bei einer Ablehnung erhalten. (Win-win-Situation)	**Forderungen** (Erwartungen) • Wir formulieren, dass der andere etwas Bestimmtes tun oder lassen soll (Dominanzstrategie). • Erfüllt sich die Forderung nicht, wird ein Sanktionssystem genutzt (Drohungen, Belohnungen, ...). • Da die Kooperation unfreiwillig ist wirkt sie nicht nachhaltig und führt zu unangenehmen Gefühlen. (Loose-loose-Situation)
Empathie • Aufmerksamkeit ist ganz bei der anderen Person, was sie fühlt und braucht.	**Sympathie** • Aufmerksamkeit wechselt zwischen mir und der anderen Person hin und her. • Mein Interesse ist auf das gerichtet, was der andere in mir auslöst. • Ich berichte auch über eigene Erfahrungen.
Liebe als Gefühl (Gefühlswortschatz) • Es wird der eigene Zustand beschrieben, etwa durch Gefühle wie: froh, warm, wohlig oder glücklich, wenn ein oder mehrere Bedürfnisse erfüllt sind. Entsprechend können sich Gefühle auch verändern und sind deshalb nicht beständig.	**Liebe als Bedürfnis** (Bedürfniswortschatz) • Es wird beschrieben, was man braucht, jeder assoziiert mit dem Bedürfnis nach Liebe (Sammelbegriff für ein individuelles Set von Bedürfnissen) etwas andere Bedürfnisse, wie: Nähe, Verbundenheit, Geborgenheit, Verständnis, Vertrauen, Wertschätzung oder Zärtlichkeit. Das Bedürfnis nach Liebe ist konstanter als das Gefühl.
Wertschätzung • Menschliches Leben hat aus sich heraus wert, weil es existiert (und nicht, weil es etwas Bestimmtes tut oder lässt).	**Anerkennung** • Erwünschtes Verhalten wurde gezeigt (Du-Botschaft). • Bestimmtes Verhaltes soll wiederholt werden (Manipulation).
Bedauern Aus heutiger Sicht würde ich anders handeln. Fokus: in Kontakt mit den Bedürfnissen des Gegenübers kommen (welche Bedürfnisse des anderen wurden durch unser Verhalten nicht erfüllt?). Wiedergutmachung: Ausgleich durch die Würdigung der Bedürfnisse des Gegenübers und den Willen, zukünftig die Bedürfnisse beider zu berücksichtigen.	**Entschuldigen** Es gibt einen Täter und ein Opfer. Der Blickwinkel ist auf die Frage „Wer ist schuld?“ gerichtet. Fokus: Moralisches Denken. Wiedergutmachung: Schuldanerkennung und Sühne (Strafe) durch bereuen, sich schämen, Erkenntnis schlecht zu sein.
Verstehen Bezieht sich auf die Ursache des Handelns, also die Bedürfnisse des Gegenübers.	**Zustimmen** Bezieht sich auf das Verhalten des Gegenübers, seine konkreten Strategien und Handlungen.

8.2 Praxisbeispiele

8.2.1 Praxisbeispiel 1

Eine Frau, Mitte 20, berichtet von Problemen in ihrer Beziehung.
Abkürzungen: Gefühle (G) und Bedürfnisse (B).

Tabelle 8-2: Weg zu einer Beobachtung (Quelle: Eigendarstellung).

Komponente/Schritt 1: Weg zu einer BEOBACHTUNG:		
	Dialog	**Erläuterungen**
Helfer/ Therapeuten	Was ist das Problem?	
Klientin	Mein Partner macht nie was im Haushalt. Er ist zu allem zu faul und behandelt mich wie seine Putzfrau. Immer muss ich alles allein machen. Ich habe es so satt. Am liebsten würde ich manchmal alles stehen und liegen lassen.	Klient bewertet und urteilt.
Helfer	Können Sie sich an eine Situation in den letzten Tagen erinnern, in der Ihnen dieser Gedanke durch den Kopf ging?	Helfer führt zu einer konkreten erlebten Situation.
Klientin	Das ist jeden Tag so. Immer. Nie macht er was, ohne dass ich ihn dränge.	Verallgemeinerung, um anzuklagen: Immer, nie.
Helfer	Also auch gestern?	Helfer fragt nach konkreter Situation.
Klientin	Ja, natürlich.	
Helfer	Wann gestern und was konnten Sie genau sehen oder hören, als Sie dachten: „*Wieder mache ich alles im Haushalt*?“	Helfer führt zu einer Beobachtung (beobachtbare Fakten).
Klientin	Mmh, gestern Abend, als ich nach Hause kam und die Sauerei in der Küche gesehen habe und er faul vor dem Fernseher saß.	Bewertung („*Sauerei, faul*“) der Situation, keine Beobachtung wird geäußert.
Helfer	Wann gestern Abend?	Führt von der Bewertung zu einer Beobachtung.

Tabelle 8-2: *Fortsetzung*

Komponente/Schritt 1: Weg zu einer BEOBACHTUNG:		
	Dialog	**Erläuterungen**
Klientin	So gegen 20 Uhr, als ich von der Spätschicht kam.	
Helfer	Als Sie gestern Abend gegen 20 Uhr von der Spätschicht kamen, haben Sie in der Küche *was* gesehen, dass Sie dachten, *so eine Sauerei*?	Führt von der Bewertung zu einer Beobachtung.
Klientin	Na, das ganze schmutzige Geschirr, die Flaschen vom Vorabend und die unausgeräumte Geschirrspülmaschine.	
Helfer	Als Sie gestern Abend gegen 20 Uhr von der Spätschicht kamen, haben Sie in der Küche schmutziges Geschirr, die Flaschen vom Vorabend und die unausgeräumte Geschirrspülmaschine gesehen. Gleichzeitig konnten Sie sehen, wie ihr Partner vor dem Fernseher saß?	Wiederholt die vollständige Beobachtung.
Klientin	Ja, ganz genau.	

Tabelle 8-3: Weg zu den Gefühlen (Quelle: Eigendarstellung).

Komponente/Schritt 2: Weg zu den GEFÜHLEN:		
	Dialog	**Erläuterungen**
Helfer	Wie geht es Ihnen jetzt, wenn Sie an gestern Abend zurückdenken?	Helfer fragt jetzt nach den Gefühlen.
Klientin	Na ja, ich habe das Gefühl, dass er eben ziemlich *faul* und *verwöhnt* ist. Stimmt doch, oder?	Die Klientin spricht nicht über ihren Zustand (Gefühle), sondern bewertet das Verhalten ihres Partners (*faul, verwöhnt*).
Helfer	Mmh, das ist Ihr Eindruck. Wie fühlen Sie sich dabei?	
Klientin	Ich verstehe ihn nicht. Er könnte auch ganz anders.	Es werden keine Gefühle genannt.

Tabelle 8-3: *Fortsetzung*

Komponente/Schritt 2: Weg zu den GEFÜHLEN:		
	Dialog	**Erläuterungen**
Helfer	Und wie geht es Ihnen damit?	Ganz schön schwierig, zu den Gefühlen zu kommen.
Klientin	Ich fühle mich *ausgenutzt* und *missachtet*. Er wird schon noch sehen, was er davon hat, mich so zu behandeln.	Keine Gefühle – Klientin ist nicht bei sich, sondern bei dem, was der Partner tut (klärt Täter-Opfer).
Helfer	Und wie *fühlt* sich das an, wenn Sie *denken*, dass Sie ausgenutzt und missachtet werden?	Helfer nimmt die Begriffe auf, macht aber klar, dass es Gedanken und nicht Gefühle sind.
Klientin	Ich bin so *wütend* (G) und fühle mich so *hilflos (G)*.	Jetzt ist die Klientin bei sich und sagt, wie es ihr geht.
Helfer	Sie fühlen sich wütend und hilflos.	Helfer wiederholt die Gefühle der Klientin (und davor eben nicht die Bewertungen und Interpretationen der Klientin).

Tabelle 8-4: Wege zu den Bedürfnissen (Quelle: Eigendarstellung).

Komponente/Schritt 3: Weg zu den BEDÜRFNISSEN:		
	Dialog	**Erläuterungen**
Helfer/ Therapeut	Sie fühlen sich wütend und hilflos, weil Sie was ... bräuchten?	Helfer fragt jetzt nach den Bedürfnissen
Klientin	Na, dass er auch mal was im Haushalt macht. Ich bin doch nicht seine Putzfrau oder Mutter.	Es werden keine Bedürfnisse genannt. Person geht direkt zur Lösung: „*... er auch mal was im Haushalt macht*“.
Helfer	Was würde sich für Sie erfüllen, wenn Ihr Partner etwas im Haushalt macht?	Helfer hat nun zwei Möglichkeiten: 1. Er kann fragen, was sich für die Person erfüllt, wenn der Partner etwas im Haushalt macht, oder 2. eine Gegenteilfrage zu der Aussage „Putzfrau“: (Was wäre denn das Gegenteil von „seiner Putzfrau sein“?). Wir entscheiden uns für die Variante 1. Zu Variante 2 können wir gegebenenfalls später noch zurückkommen.

Tabelle 8-4: *Fortsetzung*

Komponente/Schritt 3: Weg zu den BEDÜRFNISSEN:		
	Dialog	**Erläuterungen**
Klientin	Dass ich nicht alles allein machen muss.	Sagt, was sie nicht will, anstatt was sie will.
Helfer:	Heißt das, dass Ihnen Hilfe und Unterstützung (B) wichtig wären?	Fragt nach den Bedürfnissen.
Klientin	Ja, aber auch, dass ich ihn nicht immer dazu drängen muss.	Sagt was sie nicht will, anstatt was sie will.
Helfer	Was wäre denn das Gegenteil von „jemanden drängen" müssen?	Diesmal versucht es der Helfer mit einer Gegenteilfrage, um Klarheit zu schaffen, was sie möchte.
Klientin	Dass er es selbständig macht.	
Helfer	So etwas wie Freiwilligkeit (B) und Achtsamkeit (B) was gerade zu tun ist?	
Klientin	Ja genau.	
Helfer	Und dann wäre es gut?	
Klientin	Ja und Nein, er wird zeitlich nie so viel machen können wie ich und da würde ich mir wünschen, dass er das sieht, was ich alles für uns tue.	
Helfer	Geht es Ihnen auch darum, dass der Beitrag, den Sie leisten, gesehen (B) und gewürdigt (B) wird?	
Klientin	Ja, das trifft es ziemlich genau.	
Helfer	Ich würde es gerne zusammenfassen. Wenn Sie mir dann bitte sagen, ob das so passt: Ich habe es hier auf dem Blatt für Sie notiert. Sie sagten, Sie fühlen sich wütend und	Gefühle und Bedürfnisse verbunden darstellen.

Tabelle 8-4: *Fortsetzung*

Komponente/Schritt 3: Weg zu den BEDÜRFNISSEN:		
	Dialog	**Erläuterungen**
	hilflos (Gefühle), weil Ihnen zum einen Unterstützung, Freiwilligkeit und Achtsamkeit wichtig sind und Sie sich gleichzeitig wünschen, dass Ihr Beitrag in Ihrer Beziehung gesehen und gewürdigt, also wertgeschätzt wird?	
Klientin	Ja, darum geht es mir.	
Helfer	Dann würde ich Ihnen einen Vorschlag machen: Sie nehmen diese Liste mit Ihren Bedürfnissen mit und überlegen sich bis zum nächsten Mal, was Sie konkret tun könnten, damit diese Bedürfnisse zukünftig für Sie in Erfüllung gehen. Ich mache Ihnen zu Wertschätzung ein konkretes Beispiel, was Sie überlegen könnten: Was müsste Ihr Partner konkret tun, dass Sie dazu sagen: Das war Wertschätzung für mich. Woran genau könnten Sie Wertschätzung erkennen? Ist das in Ordnung?	Der Helfer führt nun von den Bedürfnissen zu den Strategien, bzw. Handlungen, mit denen sich die Bedürfnisse der Klientin erfüllen lassen. Es ist wichtig, dass die Klientin selbst eine Vorstellung hat, wodurch ihre Bedürfnisse erfüllt werden können.
Klientin	Ja, das klingt spannend. Wird aber sicher anstrengend.	

8.2.2 Praxisbeispiel 2

Ein Mann Mitte dreißig berichtet von Problemen mit seiner Frau.
Abkürzungen: Gefühle (G) und Bedürfnisse (B).

Tabelle 8-5: Weg zu einer Beobachtung (Quelle: Eigendarstellung).

Komponente/Schritt 1: Weg zu einer BEOBACHTUNG:		
	Dialog	**Erläuterungen**
Helfer/ Therapeut	Was ist das Problem?	
Klient	Ich weiß in meiner Beziehung nicht mehr, was ich tun soll. Meine Frau amüsiert sich ständig mit anderen Männern. Selbst wenn wir gemeinsam weggehen. Es ist so verletzend und nicht mehr zum Aushalten.	
Helfer	Erinnern Sie sich, wann das das letzte Mal vorgekommen ist?	Helfer führt zu einer konkreten erlebten Situation.
Klient	Fast jedes Mal, wenn wir weg sind.	Verallgemeinerung
Helfer	Wann genau das letzte Mal?	Konkrete Situation
Klient	Vor zwei Wochen, als wir auf einem Faschingsball im Sternen waren. Kaum waren wir dort, schon ging es los. Ich habe mich in Grund und Boden geschämt.	
Helfer	Was konnten Sie genau sehen oder hören, wo Sie dachten: *Wieder amüsiert sie sich mit anderen Männern*?	Führt zu einer Beobachtung (beobachtbare Fakten)
Klient	Sie ging an die Theke, um etwas zu trinken zu holen und schäkerte dann mit zwei Männern rum. Ich bin ihr doch völlig egal.	Bewertung („*schäkert, völlig egal*"), nicht Beobachtung wird geäußert.
Helfer	Woran konnten Sie erkennen, dass Ihre Frau mit den beiden Männern schäkert?	Führt von der Bewertung zu einer Beobachtung.

Tabelle 8-5: *Fortsetzung*

Komponente/Schritt 1: Weg zu einer BEOBACHTUNG:		
	Dialog	**Erläuterungen**
Klient	Na, sie steht an der Theke und lacht mit den beiden.	
Helfer	Ich würde das gerne wiederholen, das scheint Ihnen sehr wichtig zu sein: Sie waren vor zwei Wochen mit Ihrer Frau auf einem Faschingsball im Sternen und als Ihre Frau Getränke an der Theke holte, konnten Sie sehen, wie sie mit zwei Männern dort lachte.	Wiederholt die vollständige Beobachtung
Klient	So ist es.	

Tabelle 8-6: Weg zu den Gefühlen (Quelle: Eigendarstellung).

Komponente/Schritt 2: Weg zu den GEFÜHLEN:		
	Dialog	**Erläuterungen**
Helfer/ Therapeut	Wie geht es Ihnen jetzt, wenn Sie an diese Situation zurückdenken?	Fragt nach den Gefühlen im Hier und Jetzt.
Klient	Na ja, ich habe das Gefühl, dass es ihr ziemlich egal ist. Hauptsache, sie kommt auf ihre Kosten.	Der Klient spricht nicht über seinen Zustand (Gefühle), sondern bewertet das Verhalten seiner Partnerin (*kommt auf ihre Kosten*).
Helfer	Wenn Sie denken, dass es ihr egal ist, wie geht es Ihnen da?	Fragt erneut nach den aktuellen Gefühlen.
Klient	Ich fühle mich total verarscht.	Kein Gefühl, sondern Fehlverhalten der Partnerin wird geäußert.
Helfer	Wie fühlt sich das bei Ihnen an, wenn Sie denken, dass Sie verarscht werden?	Macht deutlich, dass ein Gedanke genannt wurde.
Klient	Ich weiß es auch nicht. Es ist so schlimm.	Klient findet gerade keine Worte.
Helfer	Dann biete ich Ihnen jetzt Gefühle an und Sie sagen mir, was am besten zu Ihrem Zustand gerade passt. Ist das o.k.?	

Tabelle 8-6: *Fortsetzung*

Komponente/Schritt 2: Weg zu den GEFÜHLEN:		
	Dialog	**Erläuterungen**
Klient	Ja.	
Helfer	Gehen Ihre Gefühle eher in die Richtung: „*Ich bin ärgerlich, wütend*“ oder ist es eher so etwas wie: „*Ich bin besorgt und habe Angst*?“	Helfer macht Angebote und spricht zwei Formen von Gefühlen an: Ärger und Angst. Er hätte auch noch nach Trauer fragen können – oder macht Sie das eher traurig?
Klient	Ja, das passt ganz gut: Ich bin wütend und besorgt, wie das weitergehen soll.	
Helfer	Heißt das neben „*Ich bin wütend und besorgt*“, gibt es auch ein „*Ich fühle mich ohnmächtig und hilflos*“?	Wie das weitergehen soll, könnte auf Kontrollerleben (B) hinweisen, deshalb die Frage nach dem Gefühl von Ohnmacht.
Klient	Ja, so ist es, das ist wirklich schlimm.	

Tabelle 8-7: Weg zu den Bedürfnissen (Quelle: Eigendarstellung).

Komponente/Schritt 3: Weg zu den BEDÜRFNISSEN:		
	Dialog	**Erläuterungen**
Helfer/ Therapeut	Sie sagen, das Ganze ist sehr schmerzhaft für Sie und Sie sind wütend, besorgt und hilflos, weil Ihnen *was* genau wichtig wäre in Ihrer Beziehung?	Wiederholt die Gefühle und führt zu den Bedürfnissen.
Klient	Dass sie endlich damit aufhört.	Klient ist beim Verhalten der Partnerin und nicht bei seinen Bedürfnissen.
Helfer	Was würde es für Sie bedeuten, wenn sie damit aufhört?	
Klient	Dass Sie mich nicht mehr wie einen Depp behandelt.	Sagt was er nicht will, anstatt was er braucht.
Helfer	Was ist das Gegenteil von einem Depp und was erfüllt sich dadurch für Sie?	Der Helfer versucht, mit einer Gegenteilfrage Klarheit zu schaffen was der Klient möchte.

Tabelle 8-7: *Fortsetzung*

Komponente/Schritt 3: Weg zu den BEDÜRFNISSEN:		
	Dialog	**Erläuterungen**
Klient	Mmh. Oh je, das Gegenteil von einem Depp? Schwierig. Wenn man mit jemandem etwas anfangen kann, wenn man beachtet wird und respektiert?	
Helfer	Heißt das, es geht Ihnen um so etwas wie Gesehen werden (B) und Respekt (B) in Ihrer Beziehung?	
Klient	Ja allerdings, das ist doch das mindeste, was man von seiner Partnerin erwarten darf.	Bestätigt, gleichzeitig macht er deutlich, dass noch weitere Bedürfnisse da sind.
Helfer	Es geht Ihnen also um Aufmerksamkeit und Wertschätzung?	Variiert Gesehen werden zu Aufmerksamkeit und vertieft Respekt zu Wertschätzung.
Klient	Ja, genau das wäre mir wichtig.	Spricht ruhiger
Helfer	Wäre es dann gut oder ist da noch etwas?	
Klient	Schon, ich weiß ja nicht, was mit den anderen Männern ist.	Spricht ein weiteres Problem an.
Helfer	Sind Sie verunsichert oder besorgt, weil Ihnen unklar ist, wie weit das geht?	Der Prozess beginnt von vorn. Gefühle und Bedürfnisse. Es werden Angebote gemacht.
Klient	Mmh. Schlimm, nicht wahr.	Bestätigt.
Helfer	Hätten Sie gerne Klarheit (B) und Offenheit (B)?	Bietet Bedürfnisse an.
Klient	Ja. Es ist doch traurig, wie es um unsere Beziehung steht.	
Helfer	Sind Sie traurig, weil Beziehung für Sie so etwas bedeutet wie Verlässlichkeit (B) und Vertrauen (B) ... und vielleicht auch Geborgenheit (B)?	

Tabelle 8-7: *Fortsetzung*

Komponente/Schritt 3: Weg zu den BEDÜRFNISSEN:		
	Dialog	**Erläuterungen**
Klient	Das vermisse ich sehr.	Klient ist berührt, hat Tränen in den Augen. Er ist jetzt mit sehr zentralen Bedürfnissen von sich verbunden und spürt, wie wichtig ihm das ist. Nach einiger Zeit antwortet er.
Helfer	Verbundenheit und ein Miteinander sollen Platz in Ihrer Beziehung bekommen?	Erweitert die genannten Bedürfnisse.
Klient	Ja, das wäre mir so wichtig.	Ist ganz bei sich und hat klar, was er braucht.
Helfer	Ja, das scheint große Bedeutung für Sie zu haben, um eine Beziehung zu führen, die Ihnen wertvoll ist.	Helfer bestätigt und würdigt die Bedürfnisse des Klienten, ohne sie selbst zu bewerten.
Helfer	Schauen Sie, ich habe Ihre Bedürfnisse, die Sie eben nannten, aufgeschrieben. Ich würde Sie jetzt gerne mit Ihnen kurz anschauen. Dann würde ich Sie bitten, bis zu unserem nächsten Treffen zu überlegen, was Sie tun können, damit sich Ihre Bedürfnisse erfüllen. Ist das so o.k. für Sie?	

8.3 Übungsblätter Einfühlsame Gesprächsführung

Übung 1: Problemdarstellung
Erinnern Sie sich an eine (moderate) berufliche und private Konfliktsituation, bei der Sie mit dem Verhalten Ihres Gegenübers nicht einverstanden waren. Nehmen Sie eine tatsächlich von Ihnen erlebte Situation, wo Sie sich an den Konfliktpartner erinnern und beantworten Sie **schriftlich** die Fragen in den Kästchen dazu.

Problemsituation 1 – aus Ihrem beruflichen Bereich: Beschreiben Sie eine persönliche Erfahrung, z. B. mit Klienten, Angehörigen oder Kollegen.

Tabelle 8-8: Persönliche Erfahrung aus dem beruflichen Bereich (Eigendarstellung).

1a Wie fühlen *Sie* sich?
1b Was ist vorgefallen? Situation vorstellen, Ihre Beobachtung.
1c Was wollen Sie? Was brauchen Sie?

Problemsituation 2 – aus Ihrem privaten Bereich: Beschreiben Sie eine persönliche Erfahrung, z. B. mit dem Partner, Eltern, Kindern oder Freunden.

Tabelle 8-9: Persönliche Erfahrung aus dem privaten Bereich (Eigendarstellung).

2a Wie fühlen Sie sich?
2b Was ist vorgefallen? Situation vorstellen, Ihre Beobachtung.
2c Was wollen Sie? Was brauchen Sie?

Übung 2: Eine Beobachtung formulieren

1. Bitte prüfen Sie Ihre Eintragungen aus Übung 1 unter: **1b und 2b**. Was haben Sie notiert? Eine Beobachtung oder eine Bewertung? In der Regel werden hier Bewertungen gemacht.
2. Formulieren Sie nun diese Bewertungen in Beobachtungen um. Beachten Sie dabei die Empfehlungen im Buch. Notieren Sie es schriftlich!

Tabelle 8-10: Beobachtung formulieren (Eigendarstellung).

1.1 Beobachtung zu Problemsituation 1:
2.1 Beobachtung zu Problemsituation 2:

Übung 3: Gefühle ausdrücken

1. Bitte prüfen Sie Ihre Eintragungen aus Übung 1 unter: **1a und 2a**. Was haben Sie notiert? Ein Gefühl oder ein Gedanke? Häufig werden hier Gedanken und Bewertungen beschrieben.
2. Beschreiben Sie nun Ihren Zustand. Schauen Sie sich Ihre notierte Beobachtung unter **1.1 beziehungsweise 2.1** an. Achten Sie darauf, dass Sie Gefühle und nicht Gedanken notieren. Wie fühlen Sie sich jetzt, wenn Sie an die Situation zurückdenken?

Tabelle 8-11: Gefühle ausdrücken (Eigendarstellung).

1.2 Ihre Gefühle zu Problemsituation 1: „Ich bin ...“
2.2 Ihre Gefühle zu Problemsituation 2: „Ich bin ...“

Übung 4: Bedürfnisse benennen

1. Bitte prüfen Sie Ihre Eintragungen aus Übung 1 unter: **1c und 2c**. Was haben Sie notiert? Bedürfnisse oder Strategien?

2. Welche Bedürfnisse haben Sie jetzt, die erfüllt werden sollen? Achten Sie darauf, dass Sie Bedürfnisse und nicht Strategien notieren. Es können mehrere Bedürfnisse sein!

Tabelle 8-12: Bedürfnisse benennen (Eigendarstellung).

1.3 Ihre Bedürfnisse zu Problemsituation 1:
2.3 Ihre Bedürfnisse zu Problemsituation 2:

Übung 5: Bitten beziehungsweise Strategien finden

1. Bitte prüfen sie zunächst ihre Eintragungen in Übung 4 (siehe oben) bei den Bedürfnissen unter **1.3 und 2.3**. Was haben Sie für Bedürfnisse notiert?
2. Mit welchen Bitten beziehungsweise Strategien können Sie sich Ihre Bedürfnisse erfüllen? Beziehungsweise welche Bitten können Sie an andere richten, um Sie zu unterstützen?

Tabelle 8-13: Passende Strategien finden (Eigendarstellung).

1.4 Ihre Bitten/Strategien zu Problemsituation 1:
2.4 Ihre Bitten/Strategien zu Problemsituation 2:

Literaturverzeichnis

Achtziger, A. & Gollwitzer, P. M. (2010). Motivation und Volition im Handlungsverlauf. In J. Heckhausen & K. Heckhausen (Hrsg.), *Motivation und Handeln* (S. 309–335). Springer. https://doi.org/10.1007/978-3-642-12693-2_12

Adams, N. & Grieder, D. M. (2005). *Treatment planning for person-centered care: The road to mental health and addiction recovery*. Elsevier Academic Press.

Akerjordet, K. & Severinsson, E. (2004). Emotional intelligence in mental health nurses talking about practice. *International Journal of Mental Health Nursing, 13*, 164–170. https://doi.org/10.1111/j.1440-0979.2004.0328.x

Allmen, F. von (2016). *Die Freiheit entdecken*. Norbu.

Altmann, T., Schönefeld, V. & Roth, M. (2015). Evaluation of an empathy training program to prevent emotional maladjustment symptoms in social professions. *Psychology, 6*, 1893–1904. https://doi.org/10.4236/psych.2015.614187

Angermeyer, M. C., Holzinger, A., Kilian, R. & Matschinger, H. (2001). Quality of life – as defined by schizophrenic patients and psychiatrists. *International Journal of Social Psychiatry, 47*(2), 34–42. https://doi.org/10.1177/002076400104700203

Arendt, H. (1970). *Macht und Gewalt*. Piper.

Argyle, M. (1988). *Bodily Communication* (2nd ed.). Methuen & Co.

Asay, T. P. & Lambert, M. J. (2001). Empirische Argumente für die allen Therapien gemeinsamen Faktoren: Quantitative Ergebnisse. In M. A. Hubble, B. L. Duncan & S. D. Miller (Hrsg.), *So wirkt Psychotherapie. Empirische Ergebnisse und praktische Folgerungen* (S. 41–82). Modernes Lernen.

Bamberger, G. G. (2010). *Lösungsorientierte Beratung*. Beltz Verlag.

Barno, S. (2012). Emotionsregulation und Psychopathologie. *Psychologische Rundschau, 63*(2), 111–124. https://doi.org/10.1026/0033-3042/a000119

Bauer, J. (2005). *Warum ich fühle was du fühlst*. Hoffmann und Campe.

Bauer, J. (2006). *Prinzip Menschlichkeit – Warum wir von Natur aus kooperieren*. Hoffmann und Campe.

Bauer, J. (2010). *Das kooperative Gen*. Heyne.

Baumeister, R. F. & Leary, M. R. (1995). The need to belong: Desire for interpersonal attachments as a fundamental human motivation. *Psychological Bulletin, 117*, 494–529. https://doi.org/10.1037/0033-2909.117.3.497

Benecke, C. (2014). *Klinische Psychologie und Psychotherapie*. Kohlhammer. https://doi.org/10.17433/978-3-17-024968-4

Berking, M. (2010). *Training emotionaler Kompetenzen*. Springer. https://doi.org/10.1007/978-3-642-05230-9

Berking, M. & Wupperman, P. (2012). Emotion regulation and mental health: recent findings, current challenges, and future directions. *Current Opinion in Psychiatry, 25*(2), 128–134. https://doi.org/10.1097/YCO.0b013e3283503669

Bird, G., Silani, G., Brindley, R., White, S., Frith, U. & Singer, T. (2010). Empathic brain responses in insula are modulated by levels of alexithymia but not autism. *Brain, 133*(5), 1515–1525. https://doi.org/10.1093/brain/awq060

Bitschnau, C.I. (2008). *Die Sprache der Giraffen*. Junfermann.

Bloom, P. (2015, 17. Dezember). Empathie blendet aus. *Zeit Online*. Zugriff am 15. Juli 2024 unter https://www.zeit.de/2015/49/psychologie-empathie-terror-mitgefuehl-interview

Bohart, A.C. & Tallmann, K. (2010). Clients: The Neglected Common Factor in Psychotherapy. In B.L. Duncan, S.D. Miller, B.E. Wampold & M.L. Hubble (Hrsg.), *The heart & soul of change: Delivering what works in therapy* (2. ed., pp. 83–111). American Psychological Association. https://doi.org/10.1037/12075-003

Bohm, D. (2008). *Der Dialog*. Klett-Cotta.

Bowlby, J. (1975). *Bindung. Eine Analyse der Mutter-Kind-Beziehung*. Kindler.

Brisch, K.H. (2013). *Bindungsstörungen. Von der Bindungstheorie zur Therapie*. Klett-Cotta.

Buber, M. (1923). *Ich und du*. Insel.

Cahill, J., Barkham, M., Hardy, G., Gilbody, S., Richards, D., Bower, P., Audin, K. & Connell, J. (2008). A review and critical appraisal of measures of therapist-patient interactions in mental health settings. *Health Technology Assessment, 12*(24), 3–47. https://doi.org/10.3310/hta12240

Clark, N. (2015, February 19). Stephen Hawking: Aggression could destroy us all. *Independent*. Zugriff am 27. April 2024 unter https://www.independent.co.uk/news/science/stephen-hawking-aggression-could-destroy-us-10057658.html

Clore, G.L. & Ortony, A. (2000). Cognition in emotion: Always, sometimes, or never? In R.D. Lane & L. Nadel (Eds.), *Cognitive neuroscience of emotion* (S. 24–61). Oxford University Press.

Cunico, L., Sartori, R., Marognolli, O. & Meneghini, A.M. (2012). Developing empathy in nursing students: a cohort longitudinal study. *Journal of Clinical nursing, 21*(13–14), 2016–2025. https://doi.org/10.1111/j.1365-2702.2012.04105.x

Damasio, A.R. (1997). *Descartes' Irrtum*. List.

Damasio, A.R. (2001). *Ich fühle, also bin ich. Die Entschlüsselung des Bewusstseins*. List.

Decety, J. & Jackson, P.L. (2004). The functional architecture of human empathy. *Behavioral and Cognitive Neuroscience Reviews, 3*(2), 71–100. https://doi.org/10.1177/1534582304267187

Deci, E.L. & Ryan, R.M. (1985). *Intrinsic motivation and self-determination in human behavior*. Plenum Press. https://doi.org/10.1007/978-1-4899-2271-7

Deci, E.L. & Ryan, R.M. (1993). Die Selbstbestimmungstheorie der Motivation und ihre Bedeutung für die Pädagogik. *Zeitschrift für Pädagogik, 39*(2), 223–238.

de Waal, F. (2011). *Das Prinzip Empathie: Was wir von der Natur für eine bessere Gesellschaft lernen können*. Carl Hanser.

Dilts, R.B., Hallbom, T. & Smith, S. (1998). *Identität, Glaubenssysteme und Gesundheit. Höhere Ebenen der NLP-Veränderungsarbeit*. Junfermann.

Dörr, M. & Müller, B. (2012). *Einleitung: Nähe und Distanz als Strukturen der Professionalität pädagogischer Arbeitsfelder*. Beltz, Juventa.

Dunbar, R.I.M. & Shultz, S. (2007). Evolution in social brain. *Science, 5843*(317), 1344–1347. https://doi.org/10.1126/science.1145463

Eisler, R. (2005). *Kelch und Schwert*. Arbor.

Ekman, P. (2007). *Gefühle lesen*. Spektrum Akademischer Verlag.

Elliot, R., Bohart, A.C., Watson, J.C. & Greenberg, L.S. (2011). Empathy. *Psychotherapy, 48*(1), 43–49. https://doi.org/10.1037/a0022187

Ellis, A. (2008). *Grundlagen und Methoden der Rational-Emotiven Verhaltenstherapie* (2. Aufl.). Klett-Cotta.

Epiktet (2014). *Handbüchlein der Moral*. Reclam.

Epstein, S. (1990). Cognitive-experiential self-theory. In L. Pervin (Ed.), *Handbook of Personality theory and research* (p. 165–192). Guilford Press.

Foerster, H. von (1985). Das Konstruieren einer Wirklichkeit. In P. Watzlawick (Hrsg.), *Die erfundene Wirklichkeit* (S. 39–60). Piper.

Foerster, H. von & Pörksen, B. (2013). *Wahrheit ist die Erfindung eines Lügners* (10. Aufl.). Carl-Auer.

Frank, J. D. & Frank, J. B. (1993). *Persuasion and healing: A comparative study of psychotherapy* (3rd ed.). Johns Hopkins University Press.

Frijda, N. H. (1986). *The Emotions*. Cambridge University Press.

Frijda, N. H. (2000). The psychologists point of view. In M. Lewis, J. M. Haviland (Eds.), *Handbook of Emotions*. Guilford Press.

Gassner, B. (2006). *Empathie in der Pädagogik. Theorien, Implikationen, Bedeutung, Umsetzung*. Inauguraldissertation, Ruprecht-Karls-Universität, Heidelberg. Zugriff am 15. Juli 2024 unter http://www.ub.uni-heidelberg.de/archiv/7224

Gilbert, P. (2011). *Mitgefühl*. Arbor.

Gilbert, P. (2013). Der Fluss des Lebens. Ein Evolutionsmodell des Mitgefühls. In T. Singer & M. Bolz (Hrsg.), *Mitgefühl. In Alltag und Forschung* (S. 130–153). Max Planck Society. Zugriff 15. Juli 2024 unter http://www.compassion-training.org/?lang=de&page=home

Gordon, T. (1974). *Familienkonferenz*. Hoffmann und Campe.

Gordon, T. (2014). *Die neue Familienkonferenz*. Heyne.

Grawe, K. (1998). *Psychologische Psychotherapie*. Hogrefe.

Grawe, K. (2004). *Neuropsychotherapie*. Hogrefe.

Hanson, R. & Mendius, R. (2013). *Das Gehirn des Buddha*. Arbor.

Hayes, S. C., Strosahl, K. D. & Wilson, K. G. (1999). *Acceptance and commitment therapy. An experiential approach to behavior change*. Guilford Press.

Herriger, N. (2002). *Empowerment in der Sozialen Arbeit. Eine Einführung*. Kohlhammer.

Hojat, M., Vergare, M. J., Maxwell, K., Brainard, G., Herrine, S. K., Isenberg, G. A., Veloski, J. & Gonnella, J. S. (2009). The devil is in the third year: A longitudinal study of erosion of empathy in medical school. *Academic Medicine, 84*(11), 1182–1191. https://doi.org/10.1097/ACM.0b013e3181b17e55

Hojat, M. (2016). *Empathy in health professions education and client care*. Springer.

Holodynski, M. (2006). *Emotionen. Entwicklung und Regulation*. Springer.

Hubble, M. A., Duncan, B. L. & Miller, S. D. (Hrsg.). (2001). *So wirkt Psychotherapie. Empirische Ergebnisse und praktische Folgerungen*. Verlag Modernes Lernen.

Hüther, G. (2014). *Was wir sind und was wir sein könnten*. Fischer Taschenbuch.

Hüther, G. & Spannbauer, C. (2012). *Connectedness. Warum wir ein neues Weltbild brauchen*. Huber.

Insel, T. & Fernald, R. (2004). How the brain processes social information: Searching for the social brain. *Annual Review of Neuroscience, 27*, 697–722. https://doi.org/10.1146/annurev.neuro.27.070203.144148

Jellouschek, H. (2009). *Was die Liebe braucht*. Kreuz.

Kabat-Zinn, J. (2010). *Im Alltag Ruhe finden*. Knauer.

Kahneman, D. (2012). *Schnelles Denken, Langsames Denken*. Siedler.

Kalicki, B. (2003). Attribution in Partnerschaften. In I. Grau & H. W. Bierhoff (Hrsg.), *Sozialpsychologie der Partnerschaft* (S. 377–402). Springer. https://doi.org/10.1007/978-3-642-55590-9_14

Kast, V. (2003). *Trotz allem Ich*. Herder.

Kegan, R. (1994). *Die Entwicklungsstufen des Selbst: Fortschritte und Krisen im menschlichen Leben* (3. Aufl.). Kindt.

Kemmerling, A. (2011). Vertrauen und Verlass. In K. Sonntag (Hrsg.), *Vertrauen* (S. 129–148). Universitätsverlag Winter.

Klemperer, D. (2015). Editorial. Klientenbeteiligung zur Verbesserung der Versorgungsqualität. *Deutsches Ärzteblatt, 112*(40), 663–664.

Kuhl, J. (2010). Individuelle Unterschiede in der Selbststeuerung. In J. Heckhausen & K. Heckhausen (Hrsg.), *Motivation und Handeln* (4. Aufl., S. 337–363). Springer. https://doi.org/10.1007/978-3-642-12693-2_13

Kraus, B. & Krieger, W. (2014). Zur Einführung – Die Reflexion Sozialer Arbeit im Lichte von Theorien zur Macht. In B. Kraus & W. Krieger (Hrsg.), *Macht in der Sozialen Arbeit* (S. 9–28). Jacobs Verlag.

Kring, A.M. & Sloan, D.M. (2010). *Emotion regulation and psychopathology: A transdiagnostic approach to etiology and treatment*. Guilford Press.

Krishnamurti, J. (2007). *Einbruch in die Freiheit*. Lotos.

Lambert, M.J. (1992). Psychotherapy outcome research: Implications for integrative and eclectic therapists. In J.C. Norcross & M.R. Goldfried (Hrsg.), *Handbook of psychotherapy integration* (pp. 94–129). Basic Books.

Lambert, M.J. & Barley, D.E. (2002). Research summary on the therapeutic relationship and psychotherapy outcome. In J.C. Norcross (Hrsg.), *Psychotherapy relationships that work* (pp. 17–32). Oxford University Press.

Larsson, L. & Hoffmann, K. (2013). *42 Schlüsselunterscheidungen in der GFK*. Junfermann.

Leary, M.R. (2001). Toward a conceptualization of interpersonal rejection. In M.R. Leary (Ed.), *Interpersonal rejection* (pp. 3–20). Oxford University Press.

LeDoux, J.E. (1998). *Das Netz der Gefühle: Wie Emotionen entstehen*. Hanser.

LeDoux, J.E. (2001). *Das Netz der Gefühle: Wie Emotionen entstehen*. Deutscher Taschenbuch Verlag.

Leocadia, P. (2016). *Empathie? Schadet nie!*. Die Welt. Zugriff am 1.11.2024 unter https://www.welt.de/print/welt_kompakt/print_wissen/article152666474/Empathie-Schadet-nie.html

Liekam, S. (2004). *Empathie als Fundament pädagogischer Professionalität*. Inaugural-Dissertation, Ludwig-Maximilians-Universität, München. Zugriff am 15. Juli 2024 unter https://edoc.ub.uni-muenchen.de/2514/1/Liekam_Stefan.pdf

Linehan, M.M. (1993). *Cognitive-behavioral treatment of borderline personality*. Guilford Press.

Luhmann, N. (2005). *Soziologische Aufklärung*. Springer.

Lutz, W. (2010). Was ist Psychotherapie? – Grundlagen und Modelle. In W. Lutz (Hrsg.), *Lehrbuch Psychotherapie* (S. 25–47). Huber.

McDougall, W. (2003). *An Introduction to Social Psychology*. Dover Publications. (Originalquelle veröffentlicht in 1908).

Marx, B.P., Heidt, J.M. & Gold, S.D. (2005). Perceived uncontrollability and unpredictability, self-regulation, and sexual revictimization. *Review of General Psychology, 9*, 67–90. https://doi.org/10.1037/1089-2680.9.1.67

Maslow, A.H. (2008). *Motivation und Persönlichkeit*. Rowohlt Taschenbuch. (Originalarbeit veröffentlicht in 1954)

Max-Neef, M. (1992). Developement and human needs. In P. Ekins & M. Max-Neef (Hrsg.), *Real Life Economics* (S. 181–214). Routledge Verlag.

Megens, Y.& Meijel, B.K.G. van (2006). Quality of live for long stay patients of psychiatric hospitals: a literatur study. *Journal of Psychiatric and Mental Health Nursing, 13*(6), 704–712. https://doi.org/10.1111/j.1365-2850.2006.01018.x

Meifert, M. (2003). *Vertrauensmanagement in Unternehmen. Eine empirische Studie über Vertrauen zwischen Angestellten und ihren Führungskräften*. Rainer Hampp. https://doi.org/10.1177/239700220301700411

Melle, T. (2016). *Die Welt im Rücken*. Rowohlt.

Meyer, W.U., Reisenzein, R. & Schützwohl, A. (2001). *Einführung in die Emotionspsychologie. Band I: Die Emotionstheorien von Watson, James und Schachter* (2. Aufl.). Huber.

Modiano, P. (2013). *Im Café der verlorenen Jugend*. Carl Hanser.

Müller, G. & Hoffmann, K. (2002). *Systemisches Coaching. Handbuch für die Beratungspraxis*. Carl-Auer-Systeme.

Murray, H.A. (1938). *Explorations In Personality*. Oxford University Press.

Ozcan, C.T., Oflaz, F. & Sutcu Cicek, H. (2010). Empathy: the effects of undergraduate nursing education in Turkey. *International Nursing Review, 57*(4), 493–499. https://doi.org/10.1111/j.1466-7657.2010.00832.x

Pastor, S. & Gens, K.D. (2004). *Ich höre was, das du nicht sagst*. Junfermann.

Pohlmann, M. (2005). *Beziehung pflegen – Eine phänomenologische Untersuchung der Beziehung zwischen Klienten und beruflich Pflegenden im Krankenhaus*. Huber.

Remmers, H. (2010). Moral als Mantel menschlicher Versehrbarkeiten, Bausteine einer Ethik helfender Berufe. In H. Remmers & H. Kohlen (Hrsg.), *Bioethics, Care and Gender. Herausforderungen für Medizin, Pflege und Politik* (S. 43–64). Universitätsverlag Osnabrück, V&R Unipress.

Respect Research Group. (2017). *Respekt*. Universität Hamburg. https://www.respectresearchgroup.org/respekt.html

Rogers, C.R. (1973). *Entwicklung der Persönlichkeit. Psychotherapie aus der Sicht eines Therapeuten*. Klett-Cotta. (Original erschienen 1961)

Rogers, C.R. (1987). *Der neue Mensch* (3. Aufl.). Klett-Cotta.

Rogers, C.R. (2007). *Therapeut und Klient* (19. Aufl.). Fischer.

Rogers, C.R. & Rosenberg, R.L. (2005). *Die Person als Mittelpunkt der Wirklichkeit* (2. Aufl.). Klett-Cotta.

Rosenberg, M.B. & Seils, G. (2004). *Konflikte lösen durch Gewaltfreie Kommunikation*. Herder Spektrum.

Rosenberg, M.B. (2005). *Kinder einfühlend ins Leben begleiten: Elternschaft im Licht der Gewaltfreien Kommunikation* (3. Aufl.). Junfermann.

Rosenberg, M.B. (2007). *Gewaltfreie Kommunikation* (7. Aufl.). Junfermann.

Roth, G. (1996). *Das Gehirn und seine Wirklichkeit. Kognitive Neurobiologie und ihre philosophischen Konsequenzen*. Suhrkamp.

Roth, G. & Strüber, N. (2014). *Wie das Gehirn die Seele macht*. Klett-Cotta.

Sachse, R. (2016). *Therapeutische Beziehungsgestaltung*. Hogrefe. https://doi.org/10.1026/02718-000

Sauter, D., Abderhalden, C., Needham, I. & Wolff, S. (Hrsg.). (2023). *Lehrbuch Psychiatrische Pflege* (4. Aufl.). Hogrefe. https://doi.org/10.1024/85673-000

Scheffer, D. & Heckhausen, H. (2010). Eigenschaftstheorien der Motivation. In J. Heckhausen & H. Heckhausen (Hrsg.), *Motivation und Handeln* (3. Aufl., S. 45–72). Springer Medizin. https://doi.org/10.1007/978-3-642-12693-2_3

Schirmer, U.B. & Schall, M. (2015). Verbesserung der Empathiefähigkeit durch ein Trainingsprogramm „Einfühlsame Gesprächsführung". *Pflegewissenschaft, 17*(1), 19–27.

Schnabel, U. (2009). Was ist Realität? *ZEIT Wissen*, 1. Zugriff am 27.04.2025 von https://www.zeit.de/zeit-wissen/2009/01/Titelstrecke-Frage1-Realitaet

Schmookler, A. (1988). *Out of Weakness: Healing the wounds that drive us to war*. Bantam.

Schröck, R. (2003). Interaktionen zwischen Pflegenden und Klienten. *Pflege, 16*(1), 17–25. https://doi.org/10.1024/1012-5302.16.1.17

Schulz von Thun, F. (2004). *Miteinander Reden 2*. Rowohlt.

Seager, M. (2012). Psychische Sicherheit: ein Konzept das in der Suizidprävention fehlt. In S. Briggs, A. Lemma & W. Crouch (Hrsg.), *Suizid und Suizidalität. Psychoanalytische Behandlung, Prävention und Therapie*. Brandes & Apsel.

Sherman, J.J. & Cramer, A. (2005). Measurement of changes in empathy during dental school. *Journal of Dental Education, 69*(3), 338–345. https://doi.org/10.1002/j.0022-0337.2005.69.3.tb03920.x
Siegel, D.J. (2010). *Wie wir werden die wir sind.* Junfermann.
Singer, T. & Klimecki, O.M. (2014). Empathy and Compassion. *Current Biology, 24*(18), R875-R878. https://doi.org/10.1016/j.cub.2014.06.054
Slepian, M.L., Kirby, J.N. & Kalokerinos, e.K. (2020). Shame, guilt, and secrets on the mind. *Emotion, 20*(2), 323–328. https://doi.org/10.1037/emo0000542
Staemmler, F.M. (2009). *Das Geheimnis des Anderen – Empathie in der Psychotherapie.* Klett-Cotta.
Stahl, B. & Goldstein, E. (2010). *Stressbewältigung und Achtsamkeit. Das MBSR-Praxisbuch.* Arbor-Verlag.
Statista. (2024). *Statistiken zum Thema Soziale Netzwerke.* Veröffentlicht von Statista Research Department, 04.06.2024. Zugriff am 14.07.2024 unter: https://de.statista.com/themen/1842/soziale-netzwerke/
Storch, M. & Tschacher, W. (2014). *Embodied Communication. Kommunikation beginnt im Körper – nicht im Kopf.* Huber.
Storch, M. & Krause, F. (2011). *Selbstmanagement – ressourcenorientiert.* Hogrefe.
Thiersch, H. (2012). Nähe und Distanz in der Sozialen Arbeit. In M. Dörr, & B. Müller (Hrsg.), *Nähe und Distanz. Ein Spannungsfeld pädagogischer Professionalität.* Beltz Juventa.
Trabert, G. & Waller, H. (2022). *Sozialmedizin. Grundlagen und Praxis* (8. Aufl.). Kohlhammer.
Vereinte Nationen. (2023). *Allgemeine Erklärung der Menschenrechte. Deutsch und Englisch.* Gröls Verlag.
Wampold, B.E. (2001). *The great psychotherapy debate: Models, methods and findings.* Lawrence Erlbaum, Publishers.
Wampold, B.E. (2010). The Research Evidence for Common Factors Models: A Historically Situated Perspective. In B.L. Duncan, S.D. Miller, B.E. Wampold & M.A. Hubble (Eds.), *The Heart and Soul of Change* (2nd ed., pp. 49–81). APA Press. https://doi.org/10.1037/12075-002
Watson, J. (1996). *Pflege: Wissenschaft und menschliche Zuwendung.* Verlag Hans Huber.
Weiss, R.S. (1973). *Loneliness: The Experience of Emotional and Social Isolation.* MIT Press.
Wertheimer, J. & Birbaumer, N. (2016). *Vertrauen. Ein riskantes Gefühl.* Ecowin.
Young, J.E., Klosko, J.S. & Weishaar, M.E. (2005). *Schematherapie.* Junfermann.
Zimmermann, P. (2007). Bindungsentwicklung im Lebenslauf. In M. Hasselhorn & W. Schneider (Hrsg.), *Handbuch der Entwicklungspsychologie* (S. 326–335). Hogrefe.
Zuaboni, G., Abderhalden, C., Schulz, M. & Winter, A. (Hrsg.). (2012). *Recovery praktisch!.* Verlag Universitäre Psychiatrische Dienste. Zugriff am 15. Juli 2024 unter https://promentesana.ch/assets/files/2_Selbstbestimmt-genesen/1_Grundlagen-zur-Genesung/Recovery_praktisch_Schulungsunterlagen.pdf

Weiterführende Literatur

Buber, M. (1984). *Das dialogische Prinzip.* Schneider.
Loeb, A.J. (Ed.). (1996). *The wit and wisdom of Mark Twain.* Barnes & Noble.

Autor

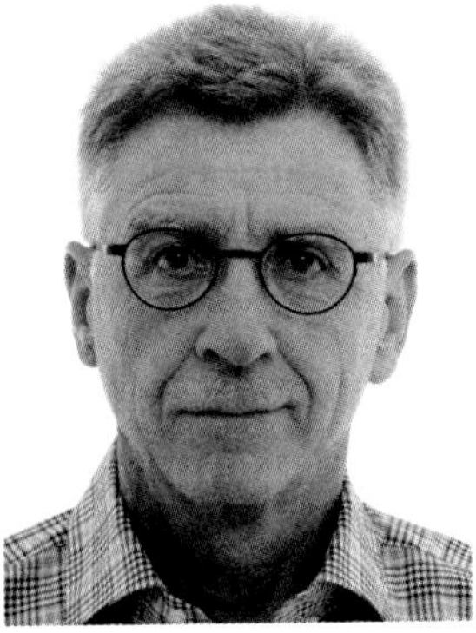

Uwe Bernd Schirmer. Dr. biol. Hum., Dipl. Pflegepädagoge, langjährige Leitungserfahrung in den Bereichen Bildung, Coaching und Entwicklung von Mitarbeitenden der Gesundheits-, Erziehungs- und Sozialberufe. Aufgabenschwerpunkt in psychiatrischen und psychosomatischen Einrichtungen. Forschungsschwerpunkte: Empathie, Gesprächsführung und Patientenedukation. Aktuell als freiberuflicher Trainer und Coach tätig.

E-Mail: Uwe.Schirmer@ZfP-Zentrum.de

Sachwortverzeichnis

A

ABC- Modell von Ellis 119
Abgrenzung 78
Abhängigkeit vs. Selbständigkeit 43
Ablehnungskomponente 37
Abwehrmechanismus 84
Acetylcholin 131
Achtsamkeit 83
Adhärenz 74
Adrenalin 131
Akzeptanz 20, 37, 74, 197
Amygdala 61, 63
Anerkennung 24, 37, 168, 173, 195
Angst 136
Angst-/Furchtreaktion 63
Annahme 15, 22, 38, 43, 74, 90, 197
Anpassung 77
Antipathie 55
Arbeitsverständnis 68, 83
Ärger 136
Attributionen 114, 117
Augenhöhe 40, 85, 87, 91
Ausblick u. Fazit 203
Autonomie 73, 76

B

Bauer, J. 22
Bedürfnisbefriedigung 132, 157, 181
- Abhängigkeit von anderen 187
- Annahme/Akzeptanz 197
- Beispiel Ruhebedürfnis 189
- Bitten 191
- Erfüllungsmöglichkeiten 188
- Interventionen 199
- Regulation mit Personenbeteiligung 191
- Strategien 190
- Strategien, unterschiedliche 184
- Verstehen 186
Bedürfnisexpression 157
Bedürfnispyramide 162
Bedürfnisse 67, 71, 90, 99, 102, 111, 113, 156
- Anbieten 176
- Arten u. Kategorien 161
- ausgewählte 167
- Bedeutung in der GF 170
- Benennen 86
- Definition 159
- Erfragung, direkte 175
- Explorieren u. Verbalisieren 174
- Kenntnis und Bejahung 173
- Merkmale, gemeinsame 159
- Motivbildung 157
- physiologische/psychische 165
- Praxisbeispiel 178
- Präzisieren/Nuancieren 176
- Prioritäten/Widerstreit 159
- Steuerung/Gehirn 158
- Strategien umwandeln 177
- Umkehrung 176
- Verbalisieren 164
- Wirksamwerden 161
Belohnung 24
Belohnungssystem 158

Beobachtung 111, 113, 114, 196
- Anwendung in der GF 122
- Formulieren 119, 125
- objektive/subjektive 122
- Praxisbeispiel 126
- und Bewertung 122
Berufe, psychosoziale 19
- Ebenen 39
- Einfluss nehmen 41
Beteiligung 87
Bevormundung 39, 203
Bewältigbarkeit 167
Bewältigungsperspektive 181
Bewertung 55, 63, 83, 101, 122
Bewertung als Belohnung 195
Bewusstheit 90
Beziehung 15
- asymmetrische 42
- Ebenen 39
- Einflussnahme 41
- Elemente 33
- helfende 15
- Herausforderung 37
- in Berufen, psychosoziale 19
- persönliche 30
- professionell therapeutische 28
- qualitätsvolle 24, 33
- Stärkung 90
- Stellenwert 22
- vertrauensvolle 20, 34
Beziehungsbitte 192
Beziehungserfahrungen 32, 44
Beziehungsgestaltung 28
Beziehungshypothesen 32
Beziehungsverständnis 32
Bindung 15, 22, 46, 73, 76, 164
Bindungserfahrungen 30
Bitten 68, 191
- Arten 192
- Formulieren 192
Blackout, empathischer 103
Burnout 57

C

Cognitive-Experiential Self-Theory 164
Connection before Correction 15, 49, 91, 199
Cortex, präfrontaler 62, 63

D

Dabeisein 17
Dank ausdrücken 194
DBT 23
Deci, E. I. 164
Denken 60
Distanz 30, 56, 73, 78
Dopamin 45, 131

E

Einfühlsame Gesprächsführung 17, 31, 32, 67
- Anwendung 111
- Anwendungsaspekte, unterstützende 83
- Einführung 67
- Grundannahmen 72
- Grundlagen 68
Einfühlungsvermögen 51
Einzel-/Sozialwesen 71
Ellis, A. 119
Emotion 130
Emotionspsychologie 131
Emotionsregulation u. Beschwerden, psychische 141
Empathie 15, 20, 26, 44, 51, 90, 113, 204
- als Reflex 58
- Arbeitsdefinition 53
- Grenzen 56
- Lernen 59
- Risiken 57
Empathie, affektive 51, 52, 53, 57
Empathiefähigkeit 16, 17, 21, 51
- Entwickeln 59
Empathie, kognitive 51, 52, 54, 56, 94, 97, 99
Empathie-Prozess 95, 181
- Einflüsse, wechselseitige 102
- Empathie verwirklichen 96
- Erfahrungen, angenehme 105
- Komponenten 111
- Medikamenteneinnahme/Beispiel 106
- Mythos 97
- Reaktion, empathische/nicht-empathische 102
- Vorgehen/Überblick 101
Endorphine 45
Erfahrungen, negative 64

F

Fake-Gefühle 150
Fokussierung auf d. Klienten 86
Freiheit 42, 46, 70, 71, 76, 117, 118
Fremdannahme 23
Fremdbestimmtheit 43
Fremdverstehen 94, 100, 199
Fühlen 60
Führung 77
Fürsorge 15

G

Geborgenheit 46
Gedächtnis 61
Gedanken 147, 149
Gefühle 56, 67, 90, 102, 111, 113, 128, 196
- angenehme 136
- Benennen 86
- Bewältigung/Regulation 141
- eigene 56
- Einstellung, eigene 140
- Entstehung 131
- Entwicklung 130
- Explorieren u. Verbalisieren 152
- Formen 135
- Funktionen 132
- Gefühle u. Emotion 130
- Gehirn 61
- Informieren/Lenken 143
- intensive 88
- Körperreaktionen 134
- neutrale 136
- Praxisbeispiel 154
- Schein-Gefühle 149
- unangenehme 56, 58, 64, 102, 136, 141
- und Gedanken 147
- Verantwortungsübernahme 144
- Verbalisieren 138
- Worte 139
- Wortschatz 129

Gehirn 45, 60, 115, 130, 158
- altes/neues 63
- Entwicklung 60
- Regulation im Gehirn 63

Gene 65
Gespräche, standardisierte 48
Gesprächspsychotherapie, klientenzentrierte 20
Gewaltfreie Kommunikation 16, 67
Grawe, K. 163, 184
Großhirn 62
Grundbedürfnisse 162, 164
Grundemotionen 61
Güte 73

H

Haltung, innere 68
Haltung-Wort-Diskrepanz 38
Handlungsbitte 192
Hanson, R. 55
Hawking, St. 55
Hierarchie vs. Verbindung 43
Hirnstamm 63
Hoffnung 73, 78
Hormone 45, 64
Hypothalamus 61, 63

I

Ich, unsichtbares 70
Imperativ, bedürfnisorientierter 188
Innenperspektive, subjektiv erlebte 54
Intellektualisierung 58

J

Jellouschek, H. 194

K

Kahnemann, D. 64
Kant, I. 188
Kindheitserfahrungen 45
Klarheit 84, 88, 90, 91, 174
Klassifikationssysteme 39
Kognition 140
Kommunikation 15, 20, 90
- beziehungsfördernde 46
- empathische 17
- hierarchisch geprägte 21
- Kompetenz 68
- nonverbale 49
- trennende/verbindende 47

- Ziele 48
- Ziele bei Klienten 48
Kompetenz 168
Konformität vs. Vielfalt 43
Kongruenz 20
Konkurrenzverhalten 169
Konkurrenz vs. Kooperation 43
Kontaktbedürfnis 168
Kontrollerleben 167
Kooperation 22, 24
Kooperationsbereitschaft, fehlende 41
Körpersprache 49, 85, 135

L

Lebendigkeit 168
Linehan, M. 22
Luhmann, N. 167

M

Macht, konsensuelle 42
Machtmissbrauch 203
Machtungleichverteilung 42
Machtverhältnisse 41
Mandat, doppeltes 44
Manipulation 58, 203
Maslow, A. H. 69, 161
Menschenbild 70
Menschenliebe 73
Menschsein/Ebenen 71
Mentalisierung 52, 54
Missbrauch 58
Mitgefühl 15, 52, 57
Mitleid 55
Motivation 161
Motivationssystem 22
Motivationstheorie 161

N

Nähe 25, 29, 30, 56, 58, 68, 73, 78
Nähe-Distanz-Konflikt 78, 80, 81
need to belong-Theorie 164
Neocortex 62
Nervensystem 60
Neurobiologie 60
Neuronen 60
Neuroplastizität 60
Neurotransmitter 63, 130, 132
Noncompliance 41
Noradrenalin 131
Notfallreaktion 64

O

Objektivität 73, 74
Offenheit 58, 73, 77, 83, 118
Opioide 45
Ordnung/Struktur 73, 77
Orientierung 73, 76, 167
Oxytocin 45

P

Person wichtig nehmen 91
Perspektiven 91
- bewältigungsorientierte 95, 181, 182, 199
- beziehungsorientierte 93, 181, 199
- Connection/Correction 91
- Überblick 95
Perspektivenübernahme 52, 54
Pflegediagnosen 39
Präsenz 58, 73, 85, 97
Praxisbeispiele 208, 213
Primäremotionen 136
Problemaktualisierung 122
Projektion 84
Pseudogefühle 149
Psychotherapieforschung 25, 26

R

Regelhaftigkeit, ausgeprägte 77
Resonanz 24
Respekt 74, 168
Rogers, C. R. 20, 22
Rosenberg, M. B. 16, 67, 196
Rubikon-Modell 163
Ryan, R. M. 164

S

Säugergehirn 61
Schemata, motivationale 184

Schlüsselkompetenz 59
Schlüsselunterscheidungen 205
Schuld u. Scham 137
Schulz von Thun, F. 160
Schwestermotive 160
Selbst-Andere-Differenzierung 53
Selbstannahme 22, 23, 94
Selbstbeobachtung 75
Selbstberuhigung 45
Selbstbestimmung 43, 68, 73, 76, 87, 168
Selbstbestimmungstheorie 164
Selbstempathie 102, 113, 121
Selbsterfahrung 59
Selbstklärung 56, 57, 102, 121
Selbstlosigkeit 56
Selbstreflexion 59
Selbstverständnis 21
Selbstverstehen 99, 100, 199
Selbstwahrnehmung 94, 98, 102, 199
Selbstwert 74
Selbstwertgefühl 194
Selbstwirksamkeit 45
Selbstwirksamkeitserwartung 184
Sensitivität 86
Serotonin 131
Setting 88
Sexualität 168
Shared decision-making 42
Sicherheit 167
Sinneswahrnehmungen 60
Sinnhaftigkeit 167
Sprache 47, 88, 138
Sprachmelodie 49
Stammhirn 61
Stimmcharakteristik 49
Stresshormonspiegel, erhöhter 64
Subjektivität 68, 73, 74
Sympathie 55
System, limbisches 61, 63, 130

T

Täuschung 203
Technisierung 58
Theory of Mind 50
Toleranz 37
Trost 55, 198

U

Überlebensverhalten 62
Übertragung, unbewusste 84
Übung 59
- Bedürfnisse 180
- Beobachtung 126
- Bitten 194
- Gefühle Bennen/Erfragen 155
- Gefühle u. Körperreaktionen 135
- Konflikte, eigene 59
- Leseexperiment 116
- WEK-Notfallprogramm 121
- Wortschatz Gefühle 129
Übungsblätter 218
Unterstützung, professionelle 199
Unterwerfung 77
Ursachen-Wirkungs-Denken 118
Urvertrauen 35, 44

V

Veränderungsbereitschaft, erhöhte 43
Verantwortung 73, 76, 144
Verantwortungsübernahme 175
Verbundenheit 15, 44, 168
Verhaltenserwartungen 24
Verhaltensweisen, herausfordernde 37, 56
Verlangsamung 86
Verlässlichkeit 35, 91
Vernachlässigung 39, 203
Verständlichkeit 88
Verständnis 37
Verständnisbitte 192
Verstehbarkeit 167
Verstehen 38, 74, 88, 105, 111, 186
Vertrauen 15, 34, 44, 91, 201
Vertrauensvorschuss 36
Vertrauenswürdigkeit 36
Vorhersehbarkeit 167

W

Wahrnehmung 114, 117
Wahrnehmung, selektive 116
Wärme 55
Weinen 89
Werte 68, 73, 161
Werte/Entwicklungsquadrat 160

Werthaltung 16, 45
Wertschätzung 20, 24, 38, 58, 73, 74, 90, 168, 204
- ausdrücken 194
Wirkfaktoren, allgemeine/psychische 26
Wirkfaktorenforschung 43
Wissen, erlerntes 65
Wohlergehen, beitragen zum 169
Wohlwollen 55, 58
Würdigung 196
Wut 121, 136

Z

Zufriedenheit 45
Zugehörigkeit 29
Zuhören 21
Zuneigung 168
Zuversicht 73, 78
Zuwendung 24

Anzeigen